中《ちゅう》・高生《こうせい》

超《ちょう》絵《え》解《かい》

心《こころ》と体《からだ》はこんな

JN004630

ストレスの取扱説明書《とりあつかいせつめいしょ》

脳科学《のうかがく》でここまでわかった！
ストレスと体《からだ》の関係《かんけい》

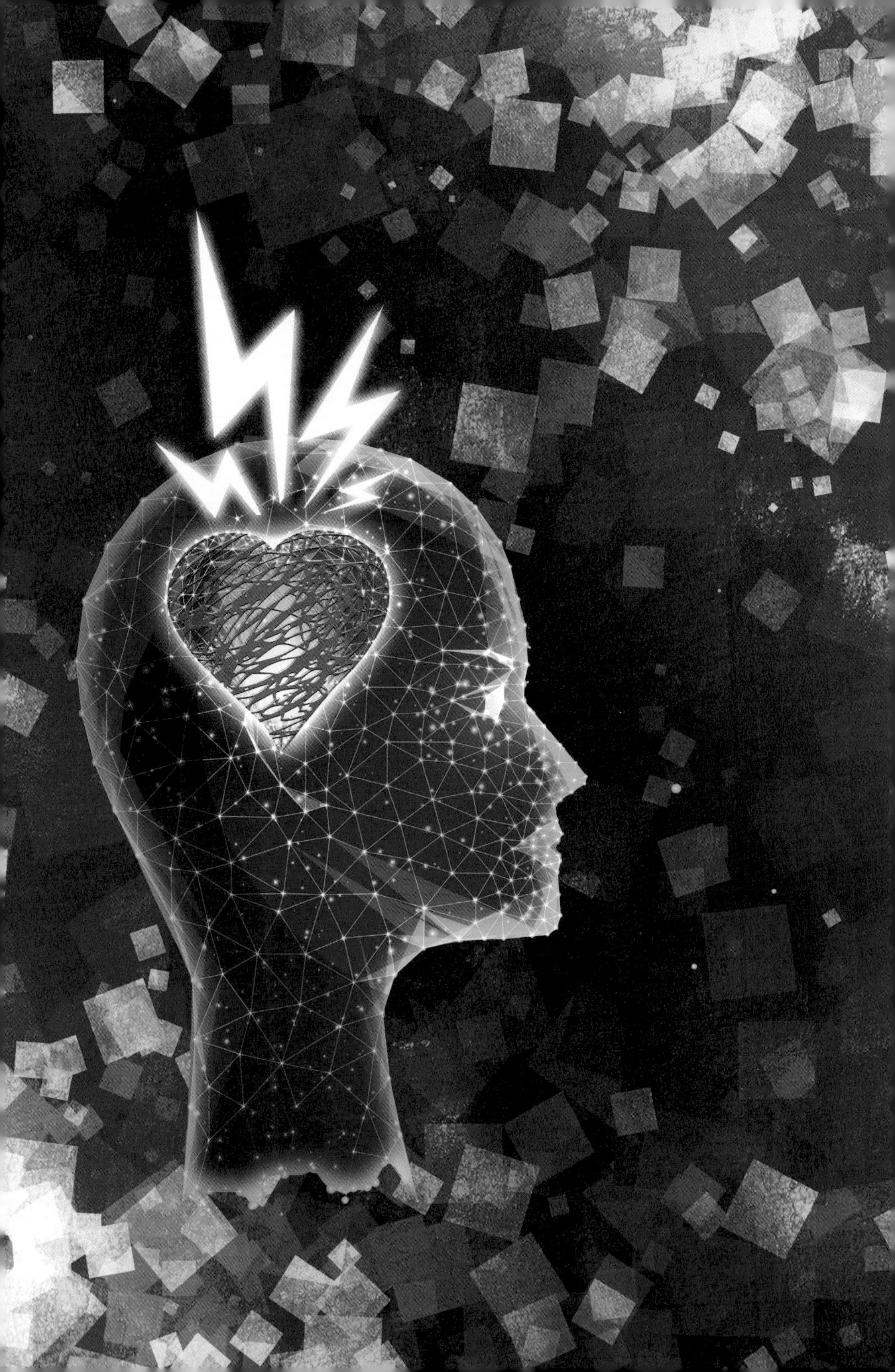

はじめに

満員電車《まんいんでんしゃ》の中《なか》，学校《がっこう》の試験《しけん》，友人関係《ゆうじんかんけい》など，私《わたし》たちは日常《にちじょう》のさまざまな場面《ばめん》や状況《じょうきょう》でストレスを感《かん》じています。2019 年《ねん》に厚生労働省《こうせいろうどうしょう》が行《おこな》った調査《ちょうさ》によると，12 歳以上《さいいじょう》の二人《ふたり》に一人《ひとり》はストレスを実感《じっかん》しているという結果《けっか》が出《で》ており，ストレスが心身《しんしん》や社会《しゃかい》におよぼす悪影響《あくえいきょう》が懸念《けねん》されています。

抱《かか》えているストレスがそれほど大《おお》きくない場合《ばあい》は，体《からだ》を休《やす》めることで心身《しんしん》を回復《かいふく》させることができます。しかし，ストレスがいくつも重《かさ》なり，その状態《じょうたい》がつづいてしまうと，胃痛《いつう》や頭痛《ずつう》，皮膚《ひふ》の異常《いじょう》，さらにはうつ病《びょう》や不安障害《ふあんしょうがい》などの病気《びょうき》が引《ひ》きおこされるリスクが高《たか》まります。

この本《ほん》では，最新脳科学《さいしんのうかがく》をもとにストレス発生《はっせい》のメカニズムや心身《しんしん》におよぼす影響《えいきょう》を，わかりやすいイラストや画像《がぞう》とともにやさしく解説《かいせつ》していきます。そして，科学的《かがくてき》に認《みと》められたストレス軽減法《けいげんほう》や，ストレスと上手《じょうず》につきあっていくための具体的《ぐたいてき》な方法《ほうほう》を紹介《しょうかい》します。

少《すこ》しでもストレスに悩《なや》んでいるという人《ひと》は，ぜひご覧《らん》ください。

4 ストレスとの上手《じょうず》なつきあい方《かた》

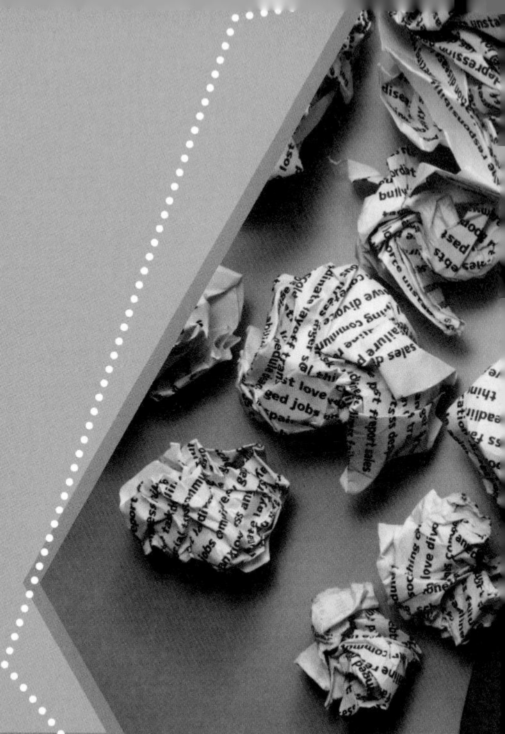

1

そもそも ストレスって何《なん》だろう

「ストレス」という言葉《ことば》は，年齢《ねんれい》・性別《せいべつ》を問《と》わず日常《にちじょう》的《てき》に使《つか》われています。そもそもストレスとは何《なん》なのでしょう。私《わたし》たちの心《こころ》と体《からだ》は，なぜこのようなものを感《かん》じ取《と》るのでしょうか？　1章《しょう》では，ストレスの役割《やくわり》や原因《げんいん》，症状《しょうじょう》などを，さまざまな側面《そくめん》からみていきます。

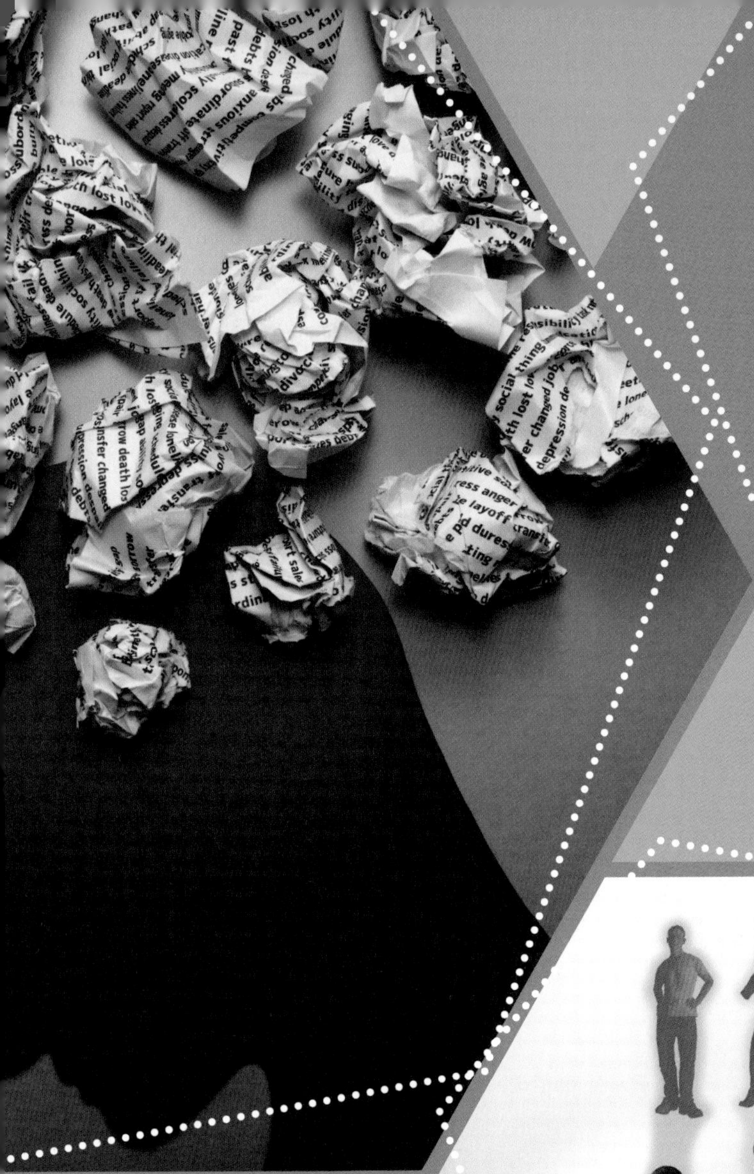

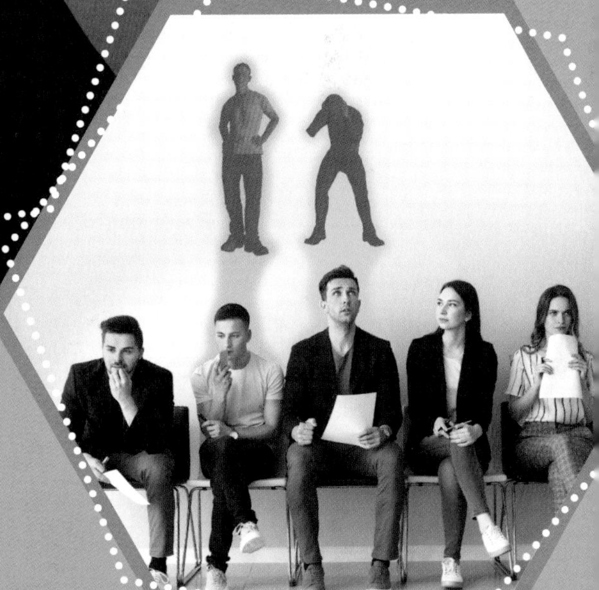

ストレスへの反応《はんのう》は，生《い》きるための本能《ほんのう》

私《わたし》たちは「ストレス」を感《かん》じるとイライラや不安《ふあん》を経験《けいけん》します。なぜ，このような反応《はんのう》を示《しめ》してしまうのでしょうか。

人類《じんるい》は，およそ700万年前《まんねんまえ》に誕生《たんじょう》したと考《かんが》えられています。どう猛《もう》な肉食動物《にくしょくどうぶつ》がいる環境《かんきょう》では，人類《じんるい》はあまりにも非力《ひりき》で，つねにまわりの物音《ものおと》や気配《けはい》に気《き》を配《くば》りながら生《い》きていました。

そして運悪《うんわる》く天敵《てんてき》にみつかった場合《ばあい》は，命《いのち》がけで戦《たたか》うか，逃《に》げだす必要《ひつよう》がありました。このときに体《からだ》の中《なか》でおこる反応《はんのう》が，「ストレス反応《はんのう》」です。

私《わたし》たちの体《からだ》はストレスにさらされると，さまざまな反応《はんのう》を示《しめ》します。心拍数《しんぱくすう》や血圧《けつあつ》，体温《たいおん》が上昇《じょうしょう》し，血糖値《けっとうち》も上《あ》がり，体全体《からだぜんたい》がいつでも動《うご》ける状態《じょうたい》になります。**こうしたストレス反応《はんのう》は，人類《じんるい》の進化《しんか》の過程《かてい》で，身《み》を守《まも》るための大切《たいせつ》な手段《しゅだん》として獲得《かくとく》されたと考《かんが》えられています。ストレスに反応《はんのう》しやすい人《ひと》は，それだけ生《い》き残《のこ》る確率《かくりつ》が高《たか》かったのです**。

つまりストレス反応《はんのう》は，私《わたし》たちのDNAに刻《きざ》まれた，生存《せいぞん》のための本能《ほんのう》なのです。

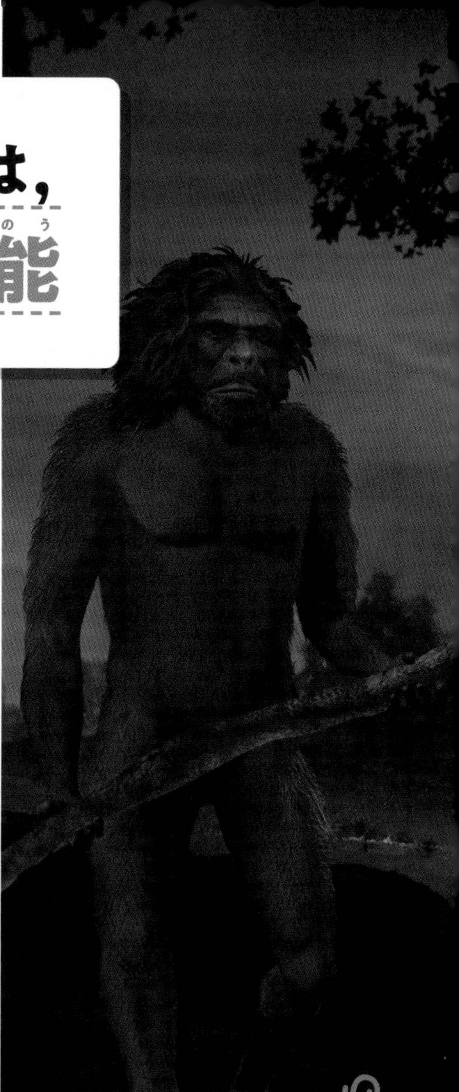

進化《しんか》の過程《かてい》でストレス反応《はんのう》を獲得《かくとく》

人類《じんるい》は，天敵《てんてき》から身《み》を守《まも》る手段《しゅだん》としてストレス反応《はんのう》を獲得《かくとく》しました。対人関係《たいじんかんけい》で抱《いだ》く不安《ふあん》やストレスは，集団《しゅうだん》からはじきだされることが命《いのち》の危険《きけん》につながることを，本能的《ほんのうてき》に感《かん》じ取《と》っているからだと考《かんが》えられています。

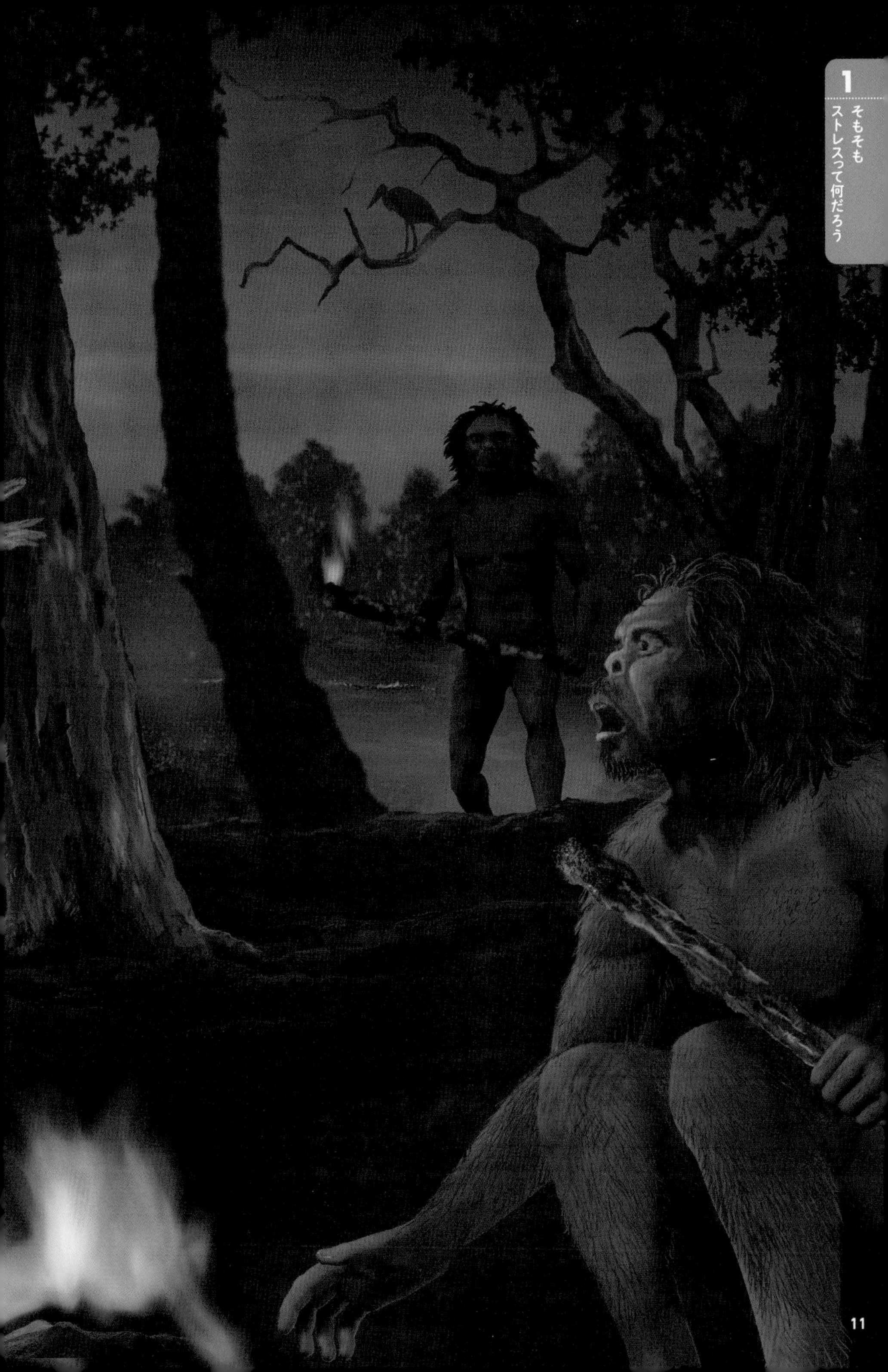

「ストレス」には，二《ふた》つの意味《いみ》がある

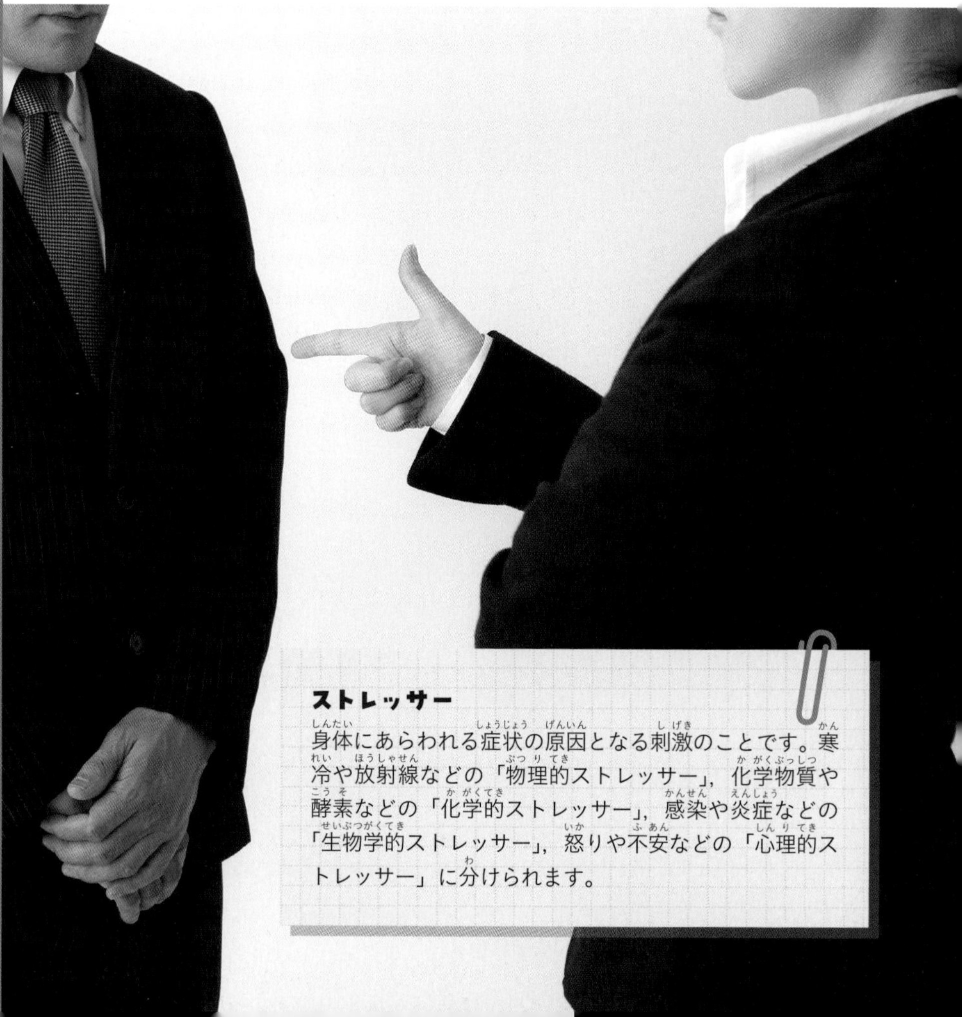

ストレッサー

身体《しんたい》にあらわれる症状《しょうじょう》の原因《げんいん》となる刺激《しげき》のことです。寒《かん》冷《れい》や放射線《ほうしゃせん》などの「物理的《ぶつりてき》ストレッサー」，化学物質《かがくぶっしつ》や酵素《こうそ》などの「化学的《かがくてき》ストレッサー」，感染《かんせん》や炎症《えんしょう》などの「生物学的《せいぶつがくてき》ストレッサー」，怒《いか》りや不安《ふあん》などの「心理的《しんりてき》ストレッサー」に分《わ》けられます。

「ストレス」はもともと物理学《ぶつりがく》の用語《ようご》で，物体表面《ぶったいひょうめん》に加《くわ》えられる圧力《あつりょく》を示《しめ》す言葉《ことば》でした。それを人間《にんげん》に当《あ》てはめて使《つか》いはじめたのは，アメリカの生理学者《せいりがくしゃ》ウォルター・キャノン（1871～1945）や，カナダの生理学者《せいりがくしゃ》ハンス・セリエ（1907～1982）だといわれています。

セリエは，ラットに電気《でんき》ショックをあたえたり，せまい場所《ばしょ》に閉《と》じこめたりすると，「胃腸《いちょう》の荒《あ》れ」などの共通《きょうつう》した症状《しょうじょう》があらわれることを発見《はっけん》しました。セリエは，この共通《きょうつう》した症状《しょうじょう》の原因《げんいん》となる物理的《ぶつりてき》・精神的《せいしんてき》な刺激《しげき》を「ストレッサー」，身体《しんたい》に生《しょう》じる症状《しょうじょう》を「ストレス反応《はんのう》」と名《な》づけました。

よく「ストレスで肩《かた》がこる」などといいますが，私《わたし》たちが使《つか》うストレスという言葉《ことば》には，「ストレッサー」と「ストレス反応《はんのう》」の両方《りょうほう》の意味《いみ》が含《ふく》まれているのです。

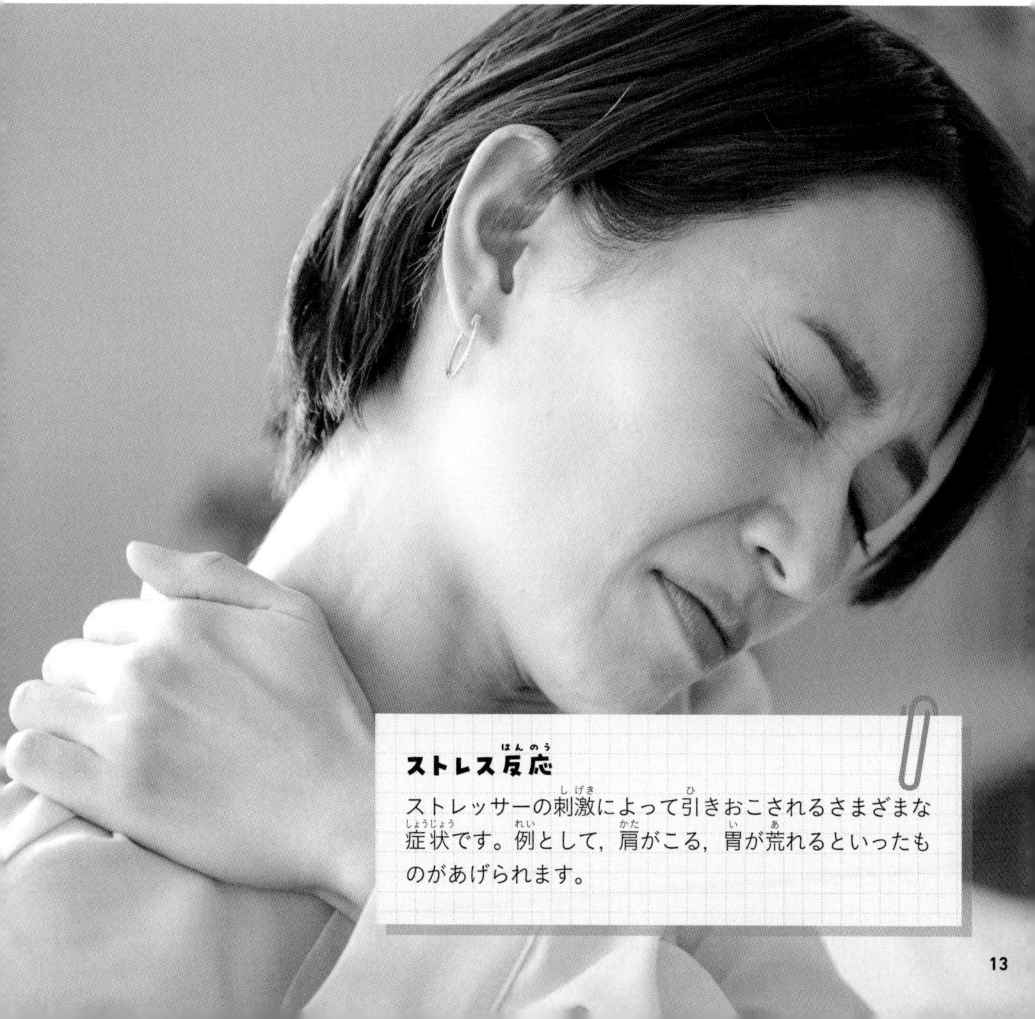

ストレス反応《はんのう》

ストレッサーの刺激《しげき》によって引《ひ》きおこされるさまざまな症状《しょうじょう》です。例《れい》として，肩《かた》がこる，胃《い》が荒《あ》れるといったものがあげられます。

現代人《げんだいじん》の約半数《やくはんすう》は，ストレスを感《かん》じている！

「ストレスがありますか？」と質問《しつもん》されたら，あなたはどう答《こた》えるでしょうか？

厚生労働省《こうせいろうどうしょう》が2019年《ねん》に行《おこな》った「国民生活基礎調査《こくみんせいかつきそちょうさ》」の「悩《なや》みやストレスの状況《じょうきょう》」によると，日常生活《にちじょうせいかつ》で「悩《なや》みやストレスがある」と答《こた》えた12歳以上《さいいじょう》の人《ひと》の割合《わりあい》は，約半数《やくはんすう》（47.9%）に上《のぼ》りました（左《ひだり》ページの円《えん》グラフ）。**つまり，私《わたし》たちの二人《ふたり》に一人《ひとり》は，日《ひ》ごろから何《なに》かしらのストレスを抱《かか》えているのです**。

またストレスがあると答《こた》えた人《ひと》は，すべての年齢層《ねんれいそう》において，男性《だんせい》よりも女性《じょせい》のほうが高《たか》い割合《わりあい》を示《しめ》しました（右《みぎ》ページの棒《ぼう》グラフ）。

さらに年齢別《ねんれいべつ》にみてみると，30歳《さい》代《だい》から50歳代《さいだい》の女性《じょせい》がとくに高《たか》い割合《わりあい》を示《しめ》しており，60％前後《ぜんご》の人《ひと》が「悩《なや》みやストレスがある」と回答《かいとう》していました。

ストレスがある人《ひと》の割合《わりあい》（全体《ぜんたい》）

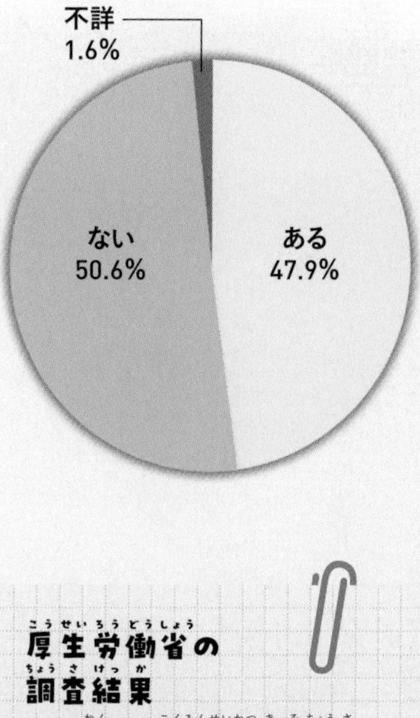

厚生労働省《こうせいろうどうしょう》の調査結果《ちょうさけっか》

2019年《ねん》の「国民生活基礎調査《こくみんせいかつきそちょうさ》」によると，日常生活《にちじょうせいかつ》での悩《なや》みやストレスの有無《うむ》を調査《ちょうさ》した結果《けっか》，およそ半数《はんすう》の人《ひと》が「ストレスがある」と回答《かいとう》しました。調査《ちょうさ》の詳細《しょうさい》は，厚生労働省《こうせいろうどうしょう》のウェブサイト「2019年《ねん》 国民生活調査《こくみんせいかつちょうさ》の概況《がいきょう》」でみることができます。

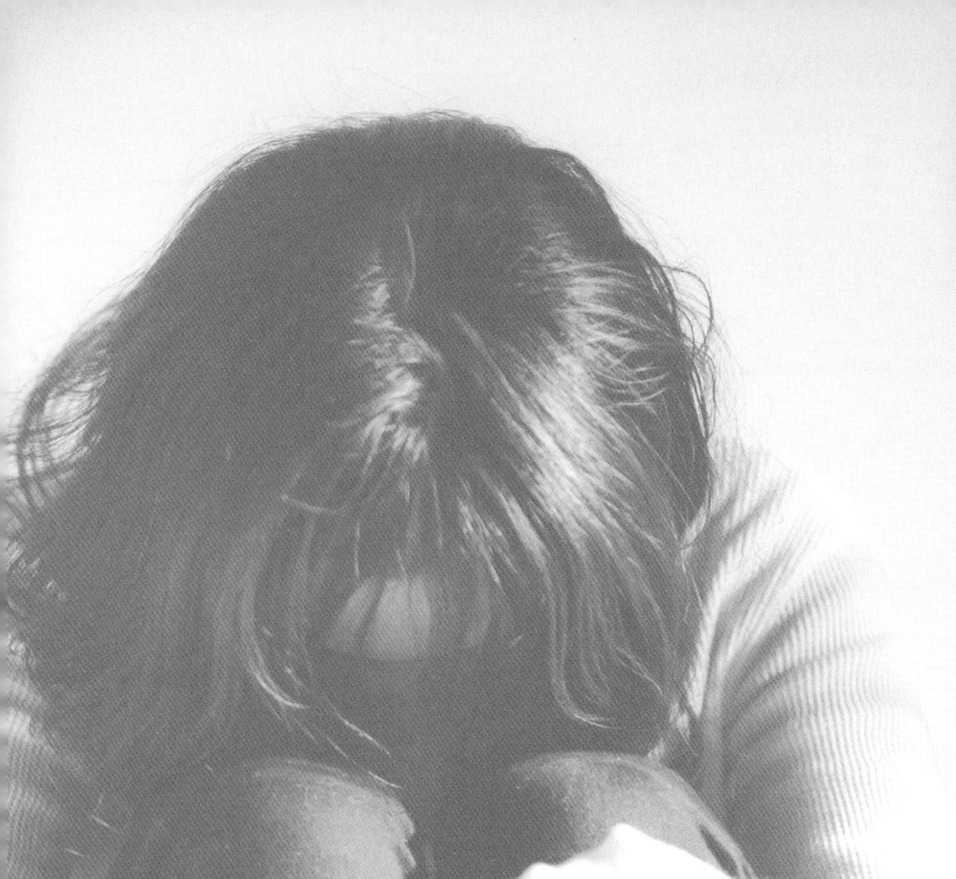

各年齢層《かくねんれいそう》のストレスがある人《ひと》の割合《わりあい》

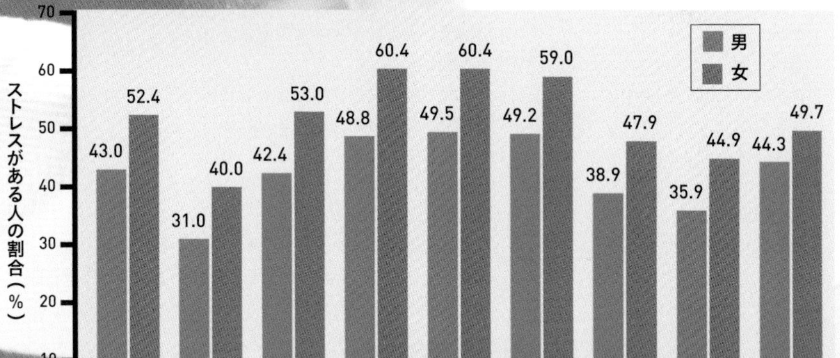

ストレスの感《かん》じ方《かた》は人《ひと》それぞれ

無意識《むいしき》の中《なか》に，ストレスを感《かん》じる理由《りゆう》がかくされている

面接《めんせつ》で順番《じゅんばん》を待《ま》っているとき，自信満々《じしんまんまん》の人《ひと》もいれば，不安《ふあん》を感《かん》じている人《ひと》もいるでしょう（右下《みぎした》の図《ず》）。強《つよ》いストレスを感《かん》じる人《ひと》は，過去《かこ》の経験《けいけん》から「面接《めんせつ》はつらいものだ」という先入観《せんにゅうかん》をもっているのです。それを変《か》えるには，面接《めんせつ》をくりかえしてうまくいく経験《けいけん》をしたり，リラックスできる環境《かんきょう》で面接《めんせつ》の練習《れんしゅう》をしたりする必要《ひつよう》があります。

日常生活《にちじょうせいかつ》でストレスを感《かん》じる原因《げんいん》とストレスの強《つよ》さ

出来事	ストレスの強さ	出来事	ストレスの強さ
配偶者の死	100	子供が家を出る	29
離婚	73	親せきとのトラブル	29
別居	65	顕著な個人的業績	28
服役	63	配偶者が仕事をはじめる（やめる）	26
近親者の死	63	入学・卒業	26
自分のけがや病気	53	生活状況の変化	25
結婚	50	個人的な習慣を変える	24
解雇	47	上司とのトラブル	23
夫婦間の和解（調停）	45	就業時間や職場環境の変化	20
定年退職	45	住居の変化	20
家族の健康の変化	44	学校の変化	20
妊娠	40	レクリエーション習慣の変化	19
性的問題	39	宗教活動の変化	19
新しい家族	39	社会活動の変化	18
ビジネスの立て直し	39	1万ドル以下の抵当またはローン	17
経済状態の変化	38	睡眠の習慣の変化	16
親友の死	37	家族の集まりの回数の変化	15
ことなった種類の仕事への移行	36	食習慣の変化	15
夫婦げんかの回数の変化	35	休暇	13
1万ドルをこえる抵当またはローン	31	クリスマスシーズン	12
抵当流れやローンの拒否	30	ささいな法律違反	11
職責の変化	29		

出典：Holmes TH and Rahe RH. The Social Readjustment Rating Scale. J Psychosom Res. 1967; 11: 213-218.

私《わたし》たちは日《ひ》ごろから，さまざまな出来事《できごと》を通《とお》してストレスを受《う》けています。

左下《ひだりした》の表《ひょう》は，アメリカの精神科医《せいしんかい》トーマス・ホームズらが考案《こうあん》した，ストレスをもたらす出来事《できごと》とその強《つよ》さのリストです。表《ひょう》の中《なか》の項目《こうもく》は，必《かなら》ずしも悲《かな》しいことばかりではありません。喜《よろこ》ばしいことや祝《いわ》いごとでも，相応《そうおう》のストレスがかかるのです。

同《おな》じ刺激《しげき》を受《う》けても，ストレスの感《かん》じ方《かた》は人《ひと》によってことなります。

脳《のう》の「扁桃体《へんとうたい》※」は，恐怖《きょうふ》や不安《ふあん》といったネガティブな感情《かんじょう》にかかわります。ここが過敏《かびん》に反応《はんのう》する人《ひと》は，ストレスに敏感《びんかん》だといいます。

また，ストレスの感《かん》じ方《かた》は，その人《ひと》の記憶《きおく》に大《おお》きく左右《さゆう》されます。たとえば，試験《しけん》が近《ちか》づくとストレスを感《かん》じる人《ひと》は，試験勉強《しけんべんきょう》のつらさを知《し》っているということです。ストレスの原因《げんいん》となる出来事《できごと》がおきると，私《わたし》たちは記憶《きおく》から，そのストレスの強《つよ》さを無意識《むいしき》に判断《はんだん》するのです。

※：扁桃体については，2章でくわしく紹介します。

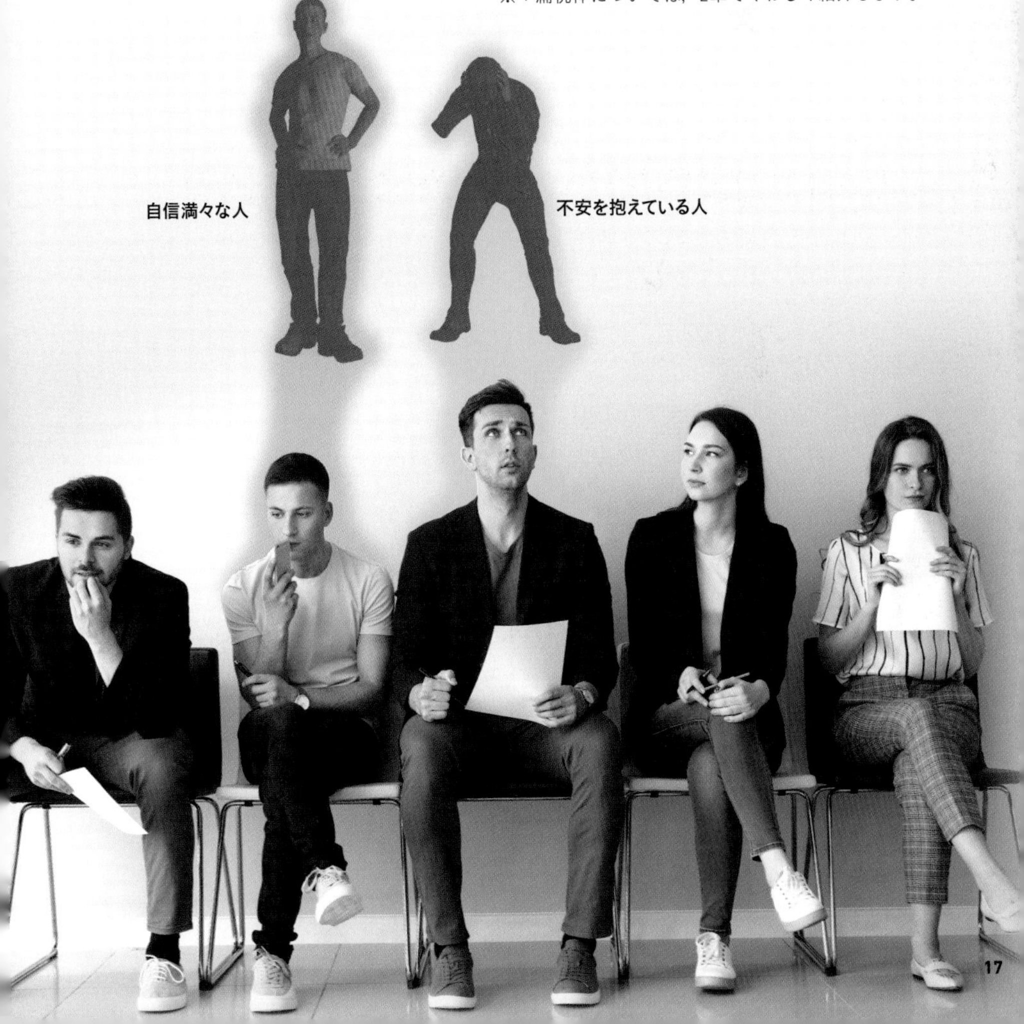

「不安《ふあん》」とは，脅威《きょうい》の予測《よそく》に対《たい》するストレス

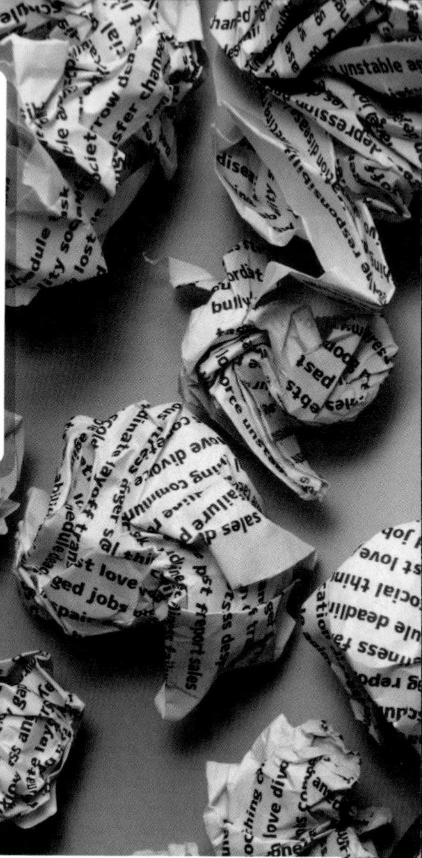

日常《にちじょう》の物事《ものごと》が，いつもの状態《じょうたい》から別《べつ》の状態《じょうたい》に変化《へんか》したときに，私《わたし》たちの脳《のう》は変化《へんか》を「刺激《しげき》」ととらえて反応《はんのう》します。この脳《のう》の反応《はんのう》が，ストレスとなります。刺《し》激《げき》に対《たい》する脳《のう》の反応《はんのう》の程度《ていど》は，人《ひと》それぞれの刺激《しげき》に対《たい》する耐性《たいせい》や感《かん》じ方《かた》の差，その人《ひと》が置《お》かれた環境《かんきょう》などで変《か》わってきます。

一方《いっぽう》，私《わたし》たちは，まだおきていない出来事《できごと》を予測《よそく》して，その可能《かのう》性《せい》に対《たい》して不安《ふあん》を感《かん》じることがあります。たとえば，自分《じぶん》の乗《の》った飛行機《ひこうき》が落《お》ちるかもしれない，先《せん》生《せい》に怒《おこ》られるかもしれない，といった感情《かんじょう》です。

このように，脳《のう》がもたらす脅威《きょうい》の予測《よそく》に対《たい》して，ストレスを感《かん》じるのが「不安《ふあん》」です。いいかえれば，不安《ふあん》は，これからおきるかもしれない脅威《きょうい》に対《たい》して体《からだ》が防御反《ぼうぎょはん》応《のう》を示《しめ》す「事前《じぜん》のストレス状態《じょうたい》」なのです。

「ストレス」は今《いま》そこでおきていることに対《たい》する反応《はんのう》なので，必《かなら》ず原因《げんいん》があります。しかし，「不《ふ》安《あん》」はまだおきていない未来《みらい》の事《じ》象《しょう》への反応《はんのう》なので，原因《げんいん》はあいまいで，はっきりとわからない場合《ばあい》も多《おお》いのです。

つまり，ストレスは外部要因《がいぶよういん》によって生《しょう》じ，不安《ふあん》は内部要因《ないぶよういん》によって引《ひ》きおこされるといえます。ストレスを感《かん》じる場合《ばあい》は，そのストレスの原因《げんいん》を取《と》り除《のぞ》くことで問《もん》題《だい》が解決《かいけつ》しますが，私《わたし》たちの心《こころ》から完全《かんぜん》に不安《ふあん》を取《と》り除《のぞ》くことはできないのです。

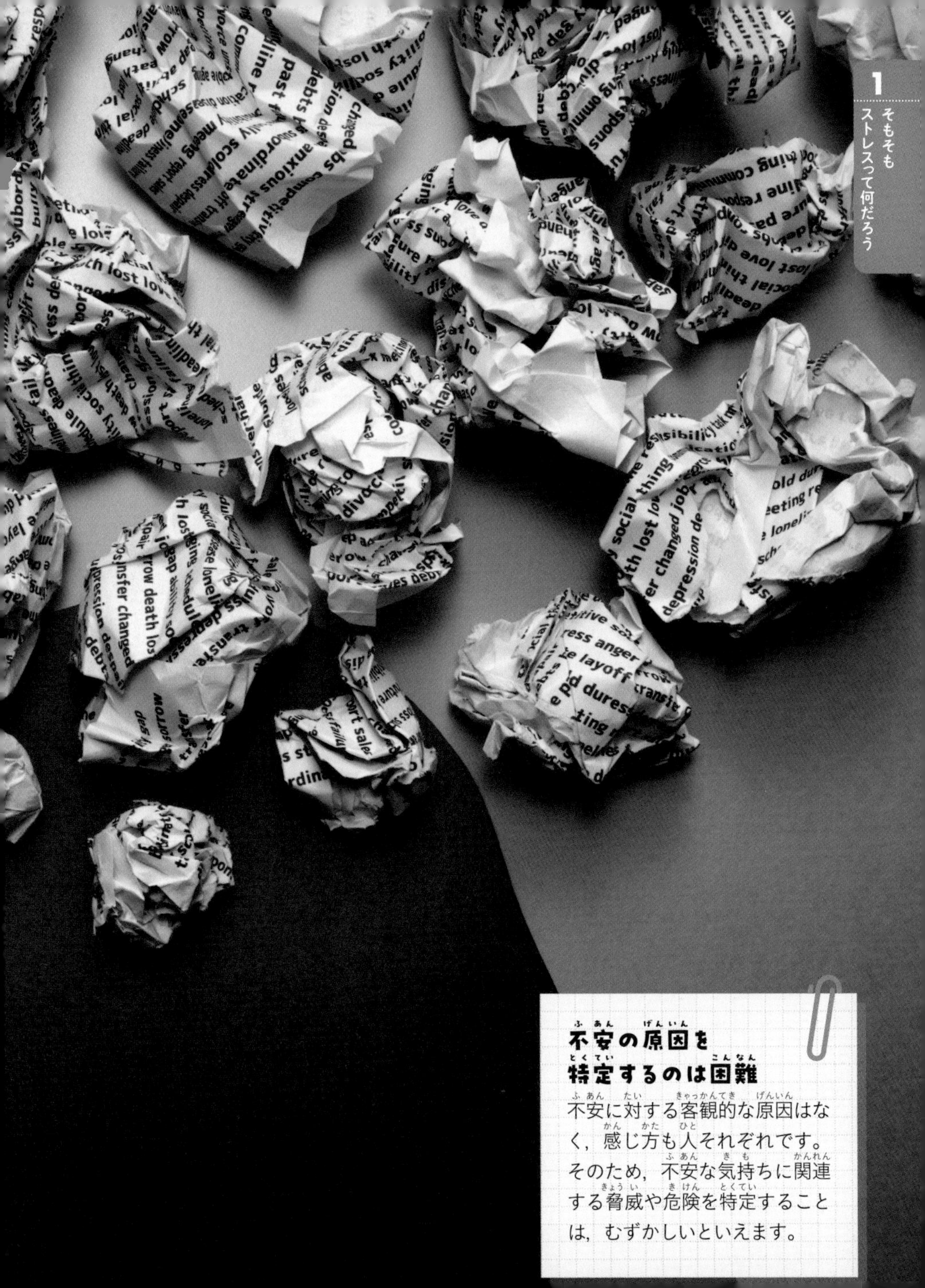

不安《ふあん》の原因《げんいん》を特定《とくてい》するのは困難《こんなん》

不安《ふあん》に対《たい》する客観的《きゃっかんてき》な原因《げんいん》はなく，感《かん》じ方《かた》も人《ひと》それぞれです。そのため，不安《ふあん》な気持《きも》ちに関連《かんれん》する脅威《きょうい》や危険《きけん》を特定《とくてい》することは，むずかしいといえます。

“とっさの判断《はんだん》”がストレスの引《ひ》き金《がね》に!?

私《わたし》たちは，五感《ごかん》を通《つう》じて得《え》たさまざまな情報《じょうほう》をもとに，瞬間的《しゅんかんてき》に物事《ものごと》を判断《はんだん》しています。こうした状況判断《じょうきょうはんだん》の過程《かてい》を，「認知《にんち》」といいます。

しかし，ときには情報処理《じょうほうしょり》に失敗《しっぱい》して，論理的《ろんりてき》に誤《あやま》った結論《けつろん》をみちびいてしまうことがあります。それに気《き》がつかないまま行動《こうどう》してしまうと，問題《もんだい》を適切《てきせつ》に対処《たいしょ》できず，強《つよ》いストレスを感《かん》じるようになります。

こうした判断《はんだん》ミスが生《しょう》じる大《おお》きな原因《げんいん》は，最初《さいしょ》の情報《じょうほう》が限《かぎ》られていることです。たとえば，早々《そうそう》に退社《たいしゃ》する同僚《どうりょう》を見《み》た人《ひと》が，「自分《じぶん》ばかりが大量《たいりょう》の仕事《しごと》をおしつけられている」と考《かんが》え，ストレスを感《かん》じたとします。これは，「早《はや》く退社《たいしゃ》している」という限《かぎ》られた情報《じょうほう》から，「自分《じぶん》だけが残業《ざんぎょう》を……」と，瞬間的《しゅんかんてき》に誤《あやま》った判断《はんだん》をした結果《けっか》です。

瞬間的《しゅんかんてき》な認知《にんち》のゆがみがストレスの原因《げんいん》になる

右《みぎ》ページは，瞬間的《しゅんかんてき》な判断《はんだん》ミス（認知《にんち》のゆがみ）の例《れい》です。一度《いちど》に複数《ふくすう》のミスがおきるのが一般的《いっぱんてき》です。どのような思考《しこう》も，正《ただ》しいときもあれば，誤《あやま》っているときもあります。限《かぎ》られた情報《じょうほう》をもとにしたゆがんだ認知《にんち》にしばられて，思考《しこう》が極端《きょくたん》にかたよってしまうと，強《つよ》いストレスを感《かん》じてしまいます。

もしかしたら，その同僚《どうりょう》は体調《たいちょう》が悪《わる》かったのかもしれないし，早《はや》く帰宅《きたく》するためにいつもより早《はや》く出勤《しゅっきん》していたのかもしれません。**情報《じょうほう》をきちんと集《あつ》め，その情報《じょうほう》をもとにあらためて判断《はんだん》することができれば，ストレスを感《かん》じても適切《てきせつ》に対処《たいしょ》することができます**。

瞬間的《しゅんかんてき》に生《しょう》じる，6種類《しゅるい》の思考《しこう》の特徴《とくちょう》

思《おも》いこみ・決《き》めつけ

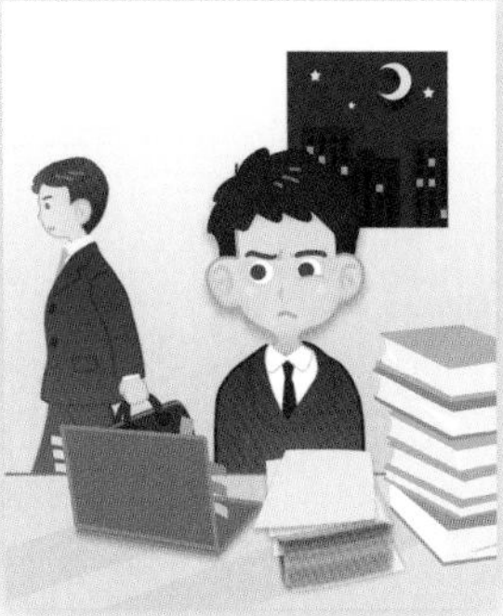

根拠《こんきょ》が不十分《ふじゅうぶん》なのに，自分《じぶん》の考《かんが》えを疑《うたが》わず，相手《あいて》の意見《いけん》を聞《き》かなくなってしまう思考《しこう》。こういった瞬間的《しゅんかんてき》な判断《はんだん》にしばられると，思考《しこう》が飛躍《ひやく》したり，物事《ものごと》を拡大解釈《かくだいかいしゃく》したりすることにつながり，強《つよ》いストレスを感《かん》じてしまいます。

白黒思考《しろくろしこう》

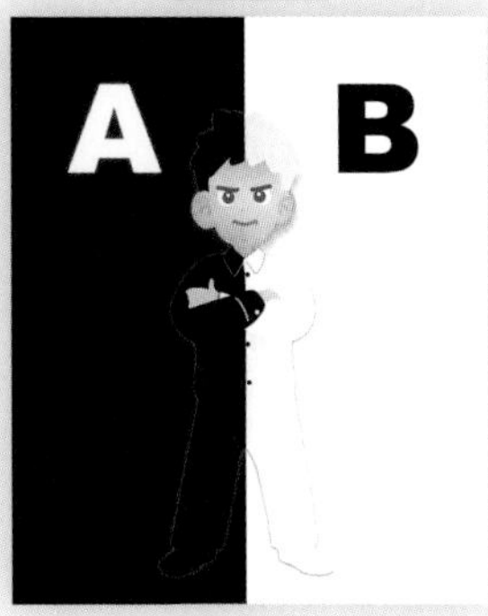

限《かぎ》られた情報《じょうほう》からでは判断《はんだん》できないような出来事《できごと》に対《たい》しても，あいまいな状態《じょうたい》に耐《た》えられずにAかBかはっきりさせようとしてしまう思考《しこう》。どちらかの考《かんが》えにこだわりすぎると，ストレスを感《かん》じてしまいます。

べき思考《しこう》

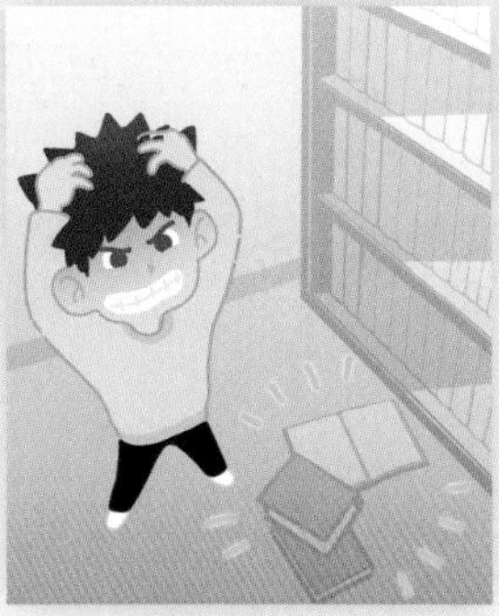

「つねに整理整頓《せいりせいとん》しておくべき」などと，ルールを強《つよ》く意《い》識《しき》したり，「こうすべきだった」「ああすべきだった」などと，過去《かこ》について考《かんが》えたりしてしまう思考《しこう》。極端《きょくたん》になると，ストレスを感《かん》じてしまいます。

自己批判《じこひはん》

あらゆる出来事《できごと》に対《たい》して，自《じ》分《ぶん》に責任《せきにん》があると考《かんが》えてしまう思考《しこう》。自分《じぶん》で制御《せいぎょ》できないことに対《たい》しても責任《せきにん》を感《かん》じるほど極端《きょくたん》になると，強《つよ》いストレスの原因《げんいん》になります。

深読《ふかよ》み

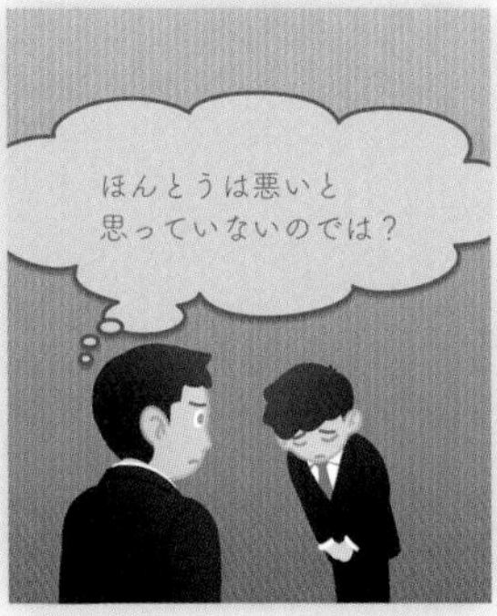

根拠《こんきょ》もないのに，相手《あいて》の気持《きも》ちを一方的《いっぽうてき》に決《き》めつけてしまう思考《しこう》。実際《じっさい》にその考《かんが》えが正《ただ》しいかどうかはわからないため，大《おお》きな誤解《ごかい》や，ストレスの原因《げんいん》になります。

先読《さきよ》み

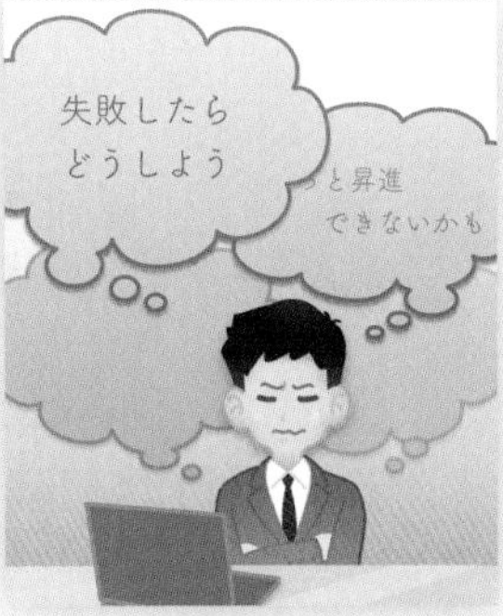

将来《しょうらい》に悲観的《ひかんてき》になり，自分《じぶん》の行動《こうどう》や考《かんが》えを制限《せいげん》してしまう思考《しこう》。この思考《しこう》にしばられると，心配《しんぱい》ばかりしている状況《じょうきょう》にストレスを感《かん》じる悪循環《あくじゅんかん》におちいってしまいます。

ストレスと自律神経《じりつしんけい》の切《き》っても切《き》れない関係《かんけい》

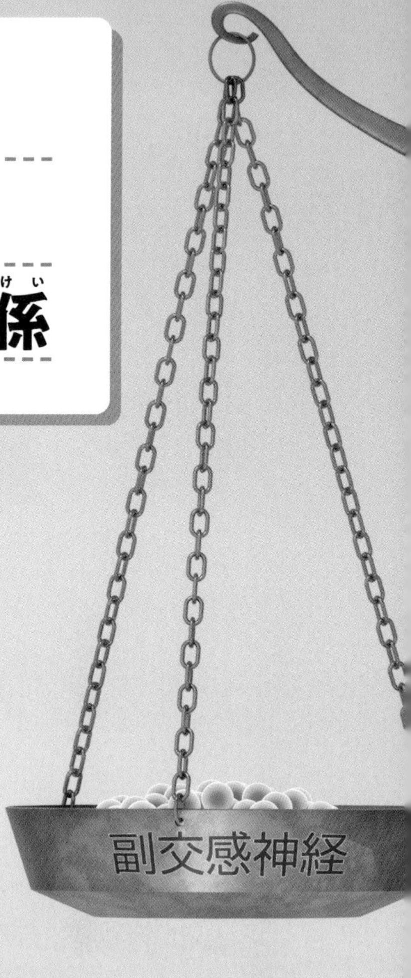

ストレスによる体《からだ》の変化《へんか》の多《おお》くは，「自律神経《じりつしんけい》※」によって生《しょう》じています。

自律神経《じりつしんけい》には「交感神経《こうかんしんけい》」と「副《ふく》交感神経《こうかんしんけい》」があり，ストレスを感《かん》じると交感神経《こうかんしんけい》が活性化《かっせいか》します。交感《こうかん》神経《しんけい》には，全身《ぜんしん》を興奮状態《こうふんじょうたい》にするはたらきがあります。

一方《いっぽう》，副交感神経《ふくこうかんしんけい》には体《からだ》を落《お》ちつかせ，内臓《ないぞう》の活動《かつどう》をうながすはたらきがあります。入浴後《にゅうよくご》や就寝前《しゅうしんまえ》，はげしい運動《うんどう》のあとなどには副交感神《ふくこうかんしん》経《けい》が活性化《かっせいか》します。

ストレスでどのような変化《へんか》が体《からだ》に生《しょう》じるかは人《ひと》それぞれです。**しかし，頻繁《ひんぱん》に同《おな》じ症状《しょうじょう》が出《で》る人《ひと》は，ストレスによる体《からだ》の変化《へんか》が，“学習《がくしゅう》”されている可能性《かのうせい》があります**。

たとえば，人前《ひとまえ》で発表《はっぴょう》する際《さい》に，緊《きん》張《ちょう》して過呼吸《かこきゅう》になったとします。すると体《からだ》が，「緊張《きんちょう》すると過呼吸《かこきゅう》になる」と学習《がくしゅう》をしてしまい，次《つぎ》に同《おな》じような状況《じょうきょう》におちいったときに過呼《かこ》吸《きゅう》になりやすくなるのです。

※：自律神経については，2章でくわしく説明します。

肝臓にたくわえられたグリコーゲンを分解して，血糖値を上昇させる

血管が収縮して血圧が高くなる

筋肉が収縮してかたくなる

ストレスを感《かん》じると，体《からだ》の状態《じょうたい》が“交感神経側《こうかんしんけいがわ》”に大《おお》きく傾《かたむ》く

交感神経《こうかんしんけい》が優位《ゆうい》になったときに生《しょう》じる，さまざまな変化《へんか》をえがきました。自律神経《じりつしんけい》である「交感神経《こうかんしんけい》」と「副交感神経《ふくこうかんしんけい》」は，環境《かんきょう》の変化《へんか》に応《おう》じて体《からだ》を最適《さいてき》な状態《じょうたい》に調整《ちょうせい》します。ストレスを感《かん》じたときに，交感神経《こうかんしんけい》のはたらきが活発《かっぱつ》になるのも，そのためです。

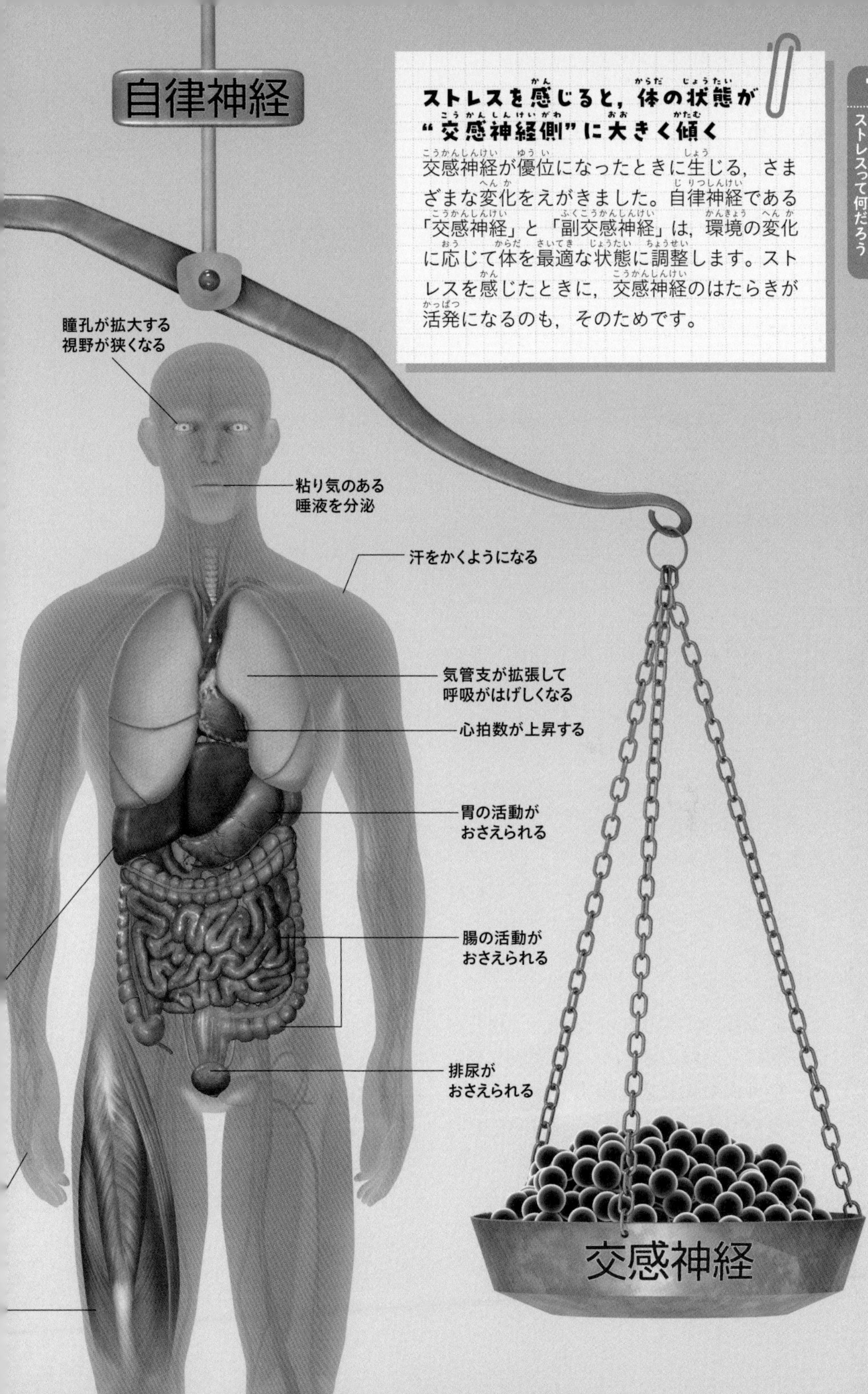

虐待《ぎゃくたい》といじめには，トラウマ性《せい》の障害《しょうがい》が残《のこ》る

子《こ》供《ども》にとって大《おお》きなストレスとなるのが，「虐待《ぎゃくたい》」と「いじめ」です。

現在《げんざい》の日本《にほん》では，子供《こども》への虐待《ぎゃくたい》は四《よっ》つに分類《ぶんるい》され（右《みぎ》ページ），ほとんどの虐待《ぎゃくたい》は複数《ふくすう》の種類《しゅるい》にまたがっています。

虐待《ぎゃくたい》を受《う》けた子供《こども》の心《こころ》には，大《おお》きく分《わ》けて二《ふた》つの悪影響《あくえいきょう》が出《で》るといいます。一《ひと》つ目《め》は「トラウマ性《せい》の障害《しょうがい》」です。トラウマとは，その人《ひと》の生命《せいめい》や存在《そんざい》をおびやかすような衝撃的《しょうげきてき》な出来事《できごと》によってできた心《こころ》の傷《きず》（心的障害《しんてきしょうがい》）をいいます。虐待《ぎゃくたい》によって生《しょう》じたトラウマは，「複雑性《ふくざつせい》PTSD（複雑性心的外傷《ふくざつせいしんてきがいしょう》後《ご》ストレス障害《しょうがい》）」などを引《ひ》きおこします。

複雑性《ふくざつせい》PTSDの症状《しょうじょう》の一《ひと》つに，「自己組織化障害《じこそしきかしょうがい》」があります。自《じ》分《ぶん》の感情《かんじょう》や思考《しこう》をうまく整理《せいり》できない（組織化《そしきか》できない）ことで，感《かん》情《じょう》を制御《せいぎょ》できなかったり，はげしい自己嫌悪《じこけんお》を感《かん》じたりするのです。

二《ふた》つ目《め》は「アタッチメント形成《けいせい》不全《ふぜん》による障害《しょうがい》」です。「アタッチメント（愛着《あいちゃく》）」とは，親《おや》などの養育《よういく》者《しゃ》への本能的《ほんのうてき》な結《むす》びつきのことです。転《ころ》んでけがをしたときなど，子《こ》供《ども》は本能的《ほんのうてき》に親《おや》に近《ちか》づきます（アタッチメント行動《こうどう》）。ところが虐待《ぎゃくたい》を受《う》けている子供《こども》の場合《ばあい》，本来《ほんらい》は安心感《あんしんかん》をあたえてくれるはずの親《おや》（養育者《よういくしゃ》）が恐怖《きょうふ》のみなもとであり，非常《ひじょう》に混乱《こんらん》します。その結果《けっか》，アタッチメント行動《こうどう》を過剰《かじょう》に抑制《よくせい》するか，過剰《かじょう》に表出《ひょうしゅつ》する状態《じょうたい》になってしまいます。

虐待《ぎゃくたい》を受《う》けた子供《こども》は他人《たにん》との距《きょ》離感《りかん》をうまくとれず，相手《あいて》の立場《たちば》に立《た》って物事《ものごと》を考《かんが》えることも苦手《にがて》です。**中高生《ちゅうこうせい》を対象《たいしょう》に行《おこな》われた調《ちょう》査《さ》では，親《おや》に暴力《ぼうりょく》をふるわれた子《こ》供《ども》は，いじめの加害者《かがいしゃ》にも被害者《ひがいしゃ》にもなりやすいという結果《けっか》が出《で》ています**※。

※：西田淳志. 思春期・青年期の「いじめ」に影響を与える家庭関連要因の検討. 発達研究: 発達科学研究教育センター紀要. 2010; 24: 147-154. https://jglobal.jst.go.jp/detail?JGLOBAL_ID=201002299631829048

虐待《ぎゃくたい》の分類《ぶんるい》

虐待《ぎゃくたい》は四《よっ》つに分類《ぶんるい》されます。ほとんどが複数《ふくすう》の種類《しゅるい》にまたがって行《おこな》われ，1種類《しゅるい》の虐待《ぎゃくたい》にとどまるケースは，全体《ぜんたい》の2割程度《わりていど》しかありません。

身体的虐待《しんたいてきぎゃくたい》

なぐる，ける，たたく，投《な》げ落《お》とす，はげしくゆさぶる，やけどを負《お》わせる，おぼれさせる，首《くび》をしめる，なわなどにより一室《いっしつ》に拘束《こうそく》する，など

ネグレクト

家《いえ》に閉《と》じこめる，食事《しょくじ》をあたえない，ひどく不潔《ふけつ》にする，自動車《じどうしゃ》の中《なか》に放置《ほうち》する，重《おも》い病気《びょうき》になっても病院《びょういん》に連《つ》れていかない，など

性的虐待《せいてきぎゃくたい》

子《こ》どもへの性的行為《せいてきこうい》，性的行為《せいてきこうい》を見《み》せる，性器《せいき》をさわるまたはさわらせる，ポルノグラフィの被写体《ひしゃたい》にする，など

心理的虐待《しんりてきぎゃくたい》

言葉《ことば》によるおどし，無視《むし》，兄弟姉妹間《きょうだいしまいかん》での差別的《さべつてき》あつかい，子《こ》どもの目《め》の前《まえ》で家族《かぞく》に対《たい》して暴力《ぼうりょく》をふるう（DV），兄弟姉妹《きょうだいしまい》に虐待行為《ぎゃくたいこうい》を行《おこな》う，など

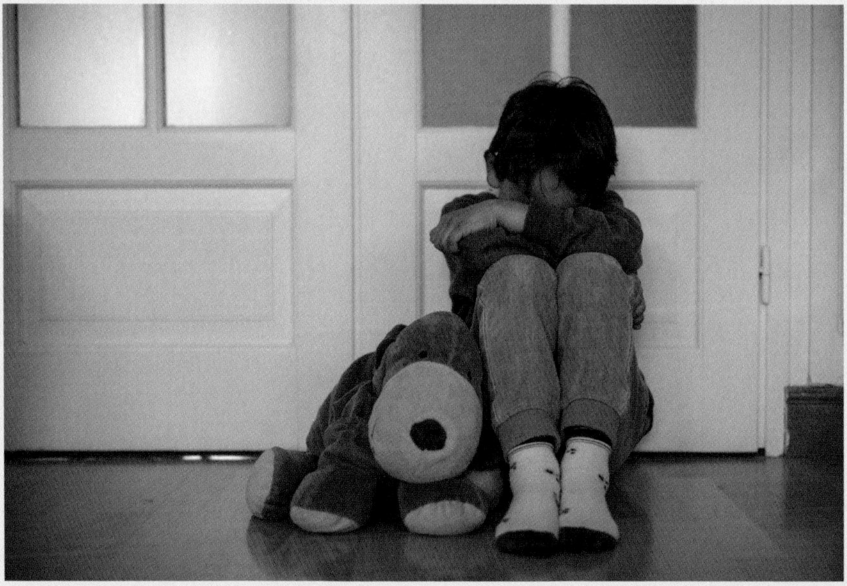

ストレスの長期化《ちょうきか》は, 全身《ぜんしん》の不調《ふちょう》をまねく

ストレスによる体《からだ》の変化《へんか》

心身症《しんしんしょう》の代表的《だいひょうてき》な症状《しょうじょう》を示《しめ》しました。心身症《しんしんしょう》は, このほかにもさまざまな症状《しょうじょう》があります。

皮膚《ひふ》の異常《いじょう》

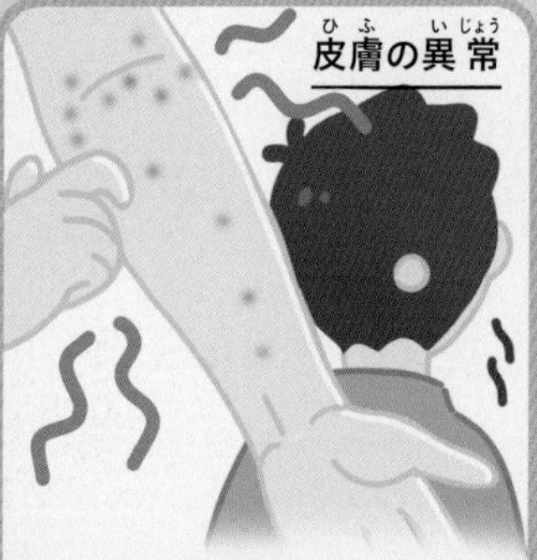

アトピー性皮膚炎や円形脱毛症など, 皮膚に関する症状が進む場合があります。

呼吸器系《こきゅうきけい》の異常《いじょう》

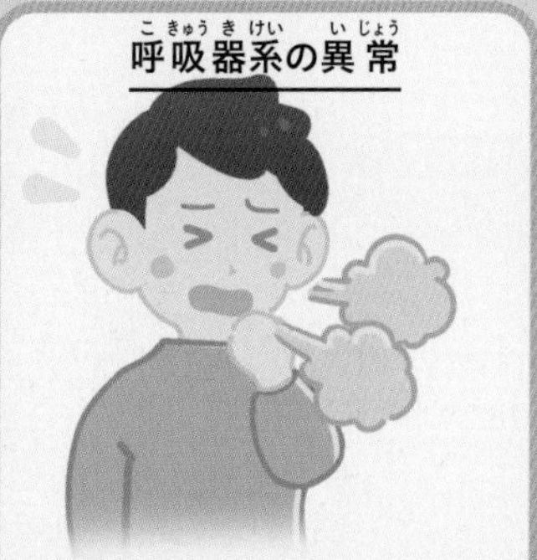

ぜんそくの症状が悪化する場合があります。また過度な緊張から, 過呼吸などの症状が出ることもあります。

全身《ぜんしん》の症状《しょうじょう》

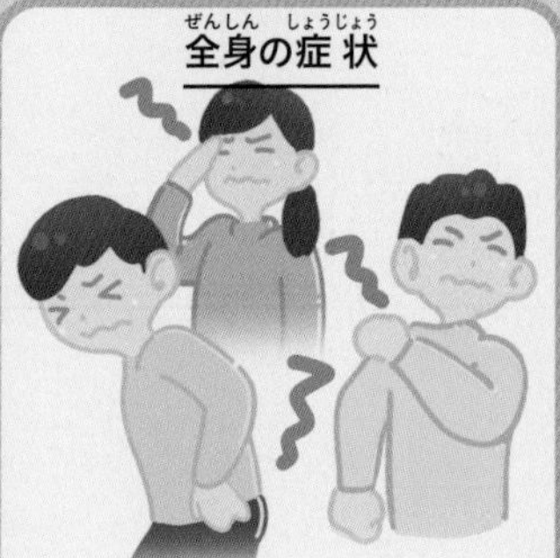

肩こり, 腰痛, 頭痛などの症状があらわれたり, 手足がしびれたり, 冷え性になったりすることもあります。

心臓病《しんぞうびょう》や糖尿病《とうにょうびょう》

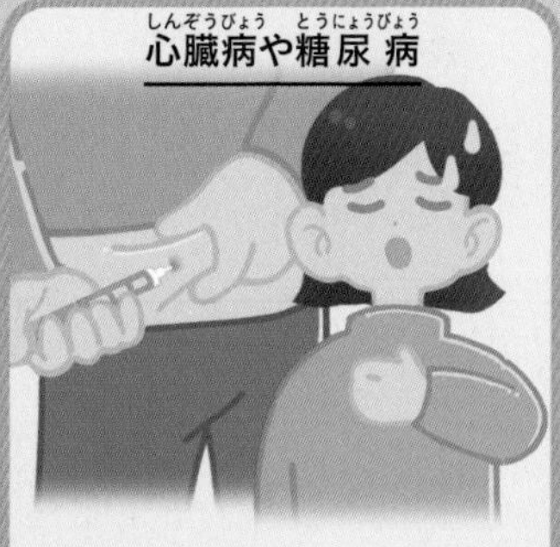

狭心症や心筋梗塞などのきっかけになります。また, 糖尿病の発症率が上がるという報告もあります。

ストレスが長期化《ちょうきか》すると，交感《こうかん》神経《しんけい》が活性化《かっせいか》された状態《じょうたい》(22ページ)がつづきます。筋肉《きんにく》の緊張《きんちょう》状態《じょうたい》や高血圧《こうけつあつ》などがつづくと，体《からだ》にさまざまな不調《ふちょう》があらわれます。

肩《かた》こり，腰痛《ようつう》，めまい，頭痛《ずつう》，胃《い》や腸《ちょう》などの消化器《しょうかき》の異常《いじょう》，アトピー性皮膚炎《せいひふえん》，脱毛症《だつもうしょう》など，長期化《ちょうきか》したストレスをきっかけに生《しょう》じる症状《しょうじょう》はさまざまです。こういった症状《しょうじょう》のうち，精神疾患《せいしんしっかん》にともなう症状《しょうじょう》を除《のぞ》いたものを「心身症《しんしんしょう》」といいます。

心身症《しんしんしょう》には，胃痛《いつう》が生《しょう》じる胃潰瘍《いかいよう》のように，症状《しょうじょう》の原因《げんいん》が特定《とくてい》できるものもあれば，頭痛《ずつう》や高血圧《こうけつあつ》などの症状《しょうじょう》はあるのに，体《からだ》に原因《げんいん》がみられないものもあります。後者《こうしゃ》の場合《ばあい》，内《ない》科《か》では「原因不明《げんいんふめい》」とされてしまうことがありますが，心療内科《しんりょうないか》では「高血圧《こうけつあつ》(心身症《しんしんしょう》)」というように，ストレスの影響《えいきょう》が考慮《こうりょ》された診断《しんだん》がなされます。心身症《しんしんしょう》が疑《うたが》われる場合《ばあい》は，心療内科《しんりょうないか》を受診《じゅしん》するのがいいでしょう。

消化器系《しょうかきけい》の異常《いじょう》

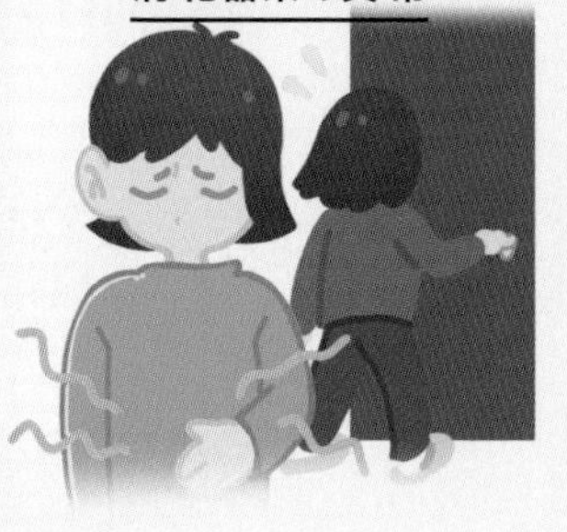

腹痛がおきたり，便秘や下痢などがつづく過敏性腸症候群になったりすることがあります。

口内環境《こうないかんきょう》の異常《いじょう》

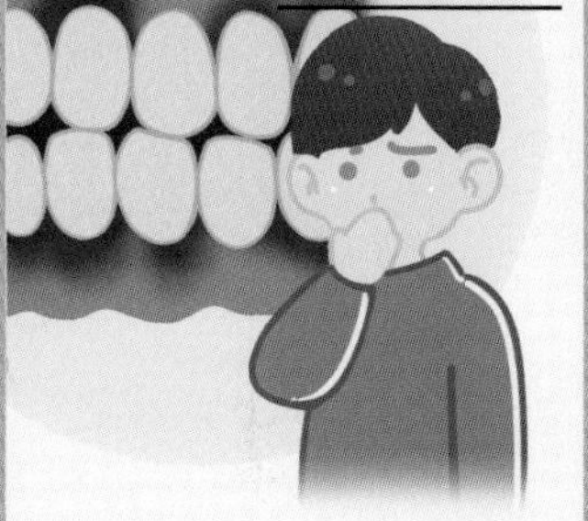

歯周病が悪化したり，口内細菌のバランスがくずれて口内炎などが悪化したりすることがあります。

過食症《かしょくしょう》，味覚《みかく》の喪失《そうしつ》

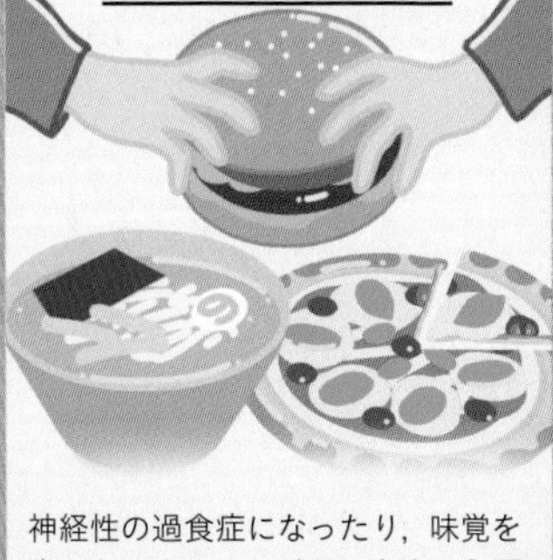

神経性の過食症になったり，味覚を失ったりすることがあります。心因性の嘔吐もよくおこります。

めまい，耳鳴《みみな》り

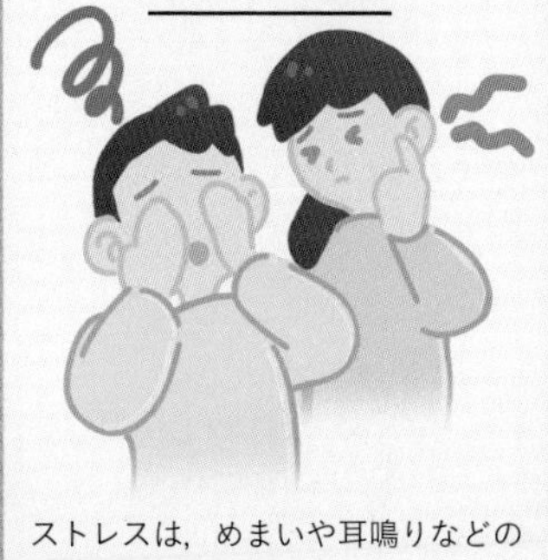

ストレスは，めまいや耳鳴りなどの症状を引きおこす「メニエール病」の原因にもなります。

注：「心身症」の症状の例は，『脳科学辞典』(https://bsd.neuroinf.jp) の情報をもとに作成しました。

ストレスチェックプログラムを厚労省《こうろうしょう》が無料配布《むりょうはいふ》

2015年《ねん》12月《がつ》から，従業員《じゅうぎょういん》50人以上《にんいじょう》の職場《しょくば》での，労《ろう》働者《どうしゃ》に対《たい》するストレスチェックを義務《ぎむ》づける制度《せいど》がはじまりました。

ストレスチェック制度《せいど》は，労働《ろうどう》者《しゃ》がメンタルヘルス不調《ふちょう》になることを未然《みぜん》に防《ふせ》ぐための制度《せいど》です。ストレスチェックの結果《けっか》は本人《ほんにん》に通知《つうち》されます。そうすることで，自《じ》分《ぶん》のストレスの状態《じょうたい》に気《き》がつくことができ，メンタルヘルス不調《ふちょう》のリスクを減《へ》らすことができると期《き》待《たい》されています。また，検査結果《けんさけっか》を分析《ぶんせき》して，職場環境《しょくばかんきょう》の改善《かいぜん》につなげることにも利用《りよう》されています。

ストレスチェックには，仕事《しごと》や家庭《かてい》，コミュニティなどに着目《ちゃくもく》したストレス指標《しひょう》（ストレッサー尺《しゃく》度《ど》）が用《もち》いられます。**ストレッサー尺度《しゃくど》は，高校生《こうこうせい》のストレッサー尺度《しゃくど》，職場《しょくば》のストレッサー尺度《しゃくど》，中年女性《ちゅうねんじょせい》のストレッサー尺度《しゃくど》などといったように，本人《ほんにん》が属《ぞく》するグループ・環境《かんきょう》に合《あ》わせたものが作成《さくせい》され利用《りよう》されています**。

厚生労働省《こうせいろうどうしょう》は，「厚生労働省版《こうせいろうどうしょうばん》ストレスチェック実施《じっし》プログラム」とよばれる，ストレスチェックの受検《じゅけん》と結果《けっか》の出力《しゅつりょく》，集団分析《しゅうだんぶんせき》などができる事業所《じぎょうしょ》向《む》けのプログラムを無料《むりょう》で配布《はいふ》しています※1。

個人向《こじんむ》けのメンタルヘルス・ポータルサイトもある

厚生労働省《こうせいろうどうしょう》の「働《はたら》く人《ひと》のメンタルヘルス・ポータルサイト こころの耳《みみ》」では，労働者《ろうどうしゃ》やその家族《かぞく》，職場《しょくば》のメンタルヘルス担当者《たんとうしゃ》などに向《む》けて，メンタルヘルスケアに関《かん》するさまざまな情《じょう》報《ほう》や相談窓口《そうだんまどぐち》を提供《ていきょう》しています。同《どう》サイトでは，「5分《ふん》でできる職場《しょくば》のストレスセルフチェック」も無料提供《むりょうていきょう》されています※2。

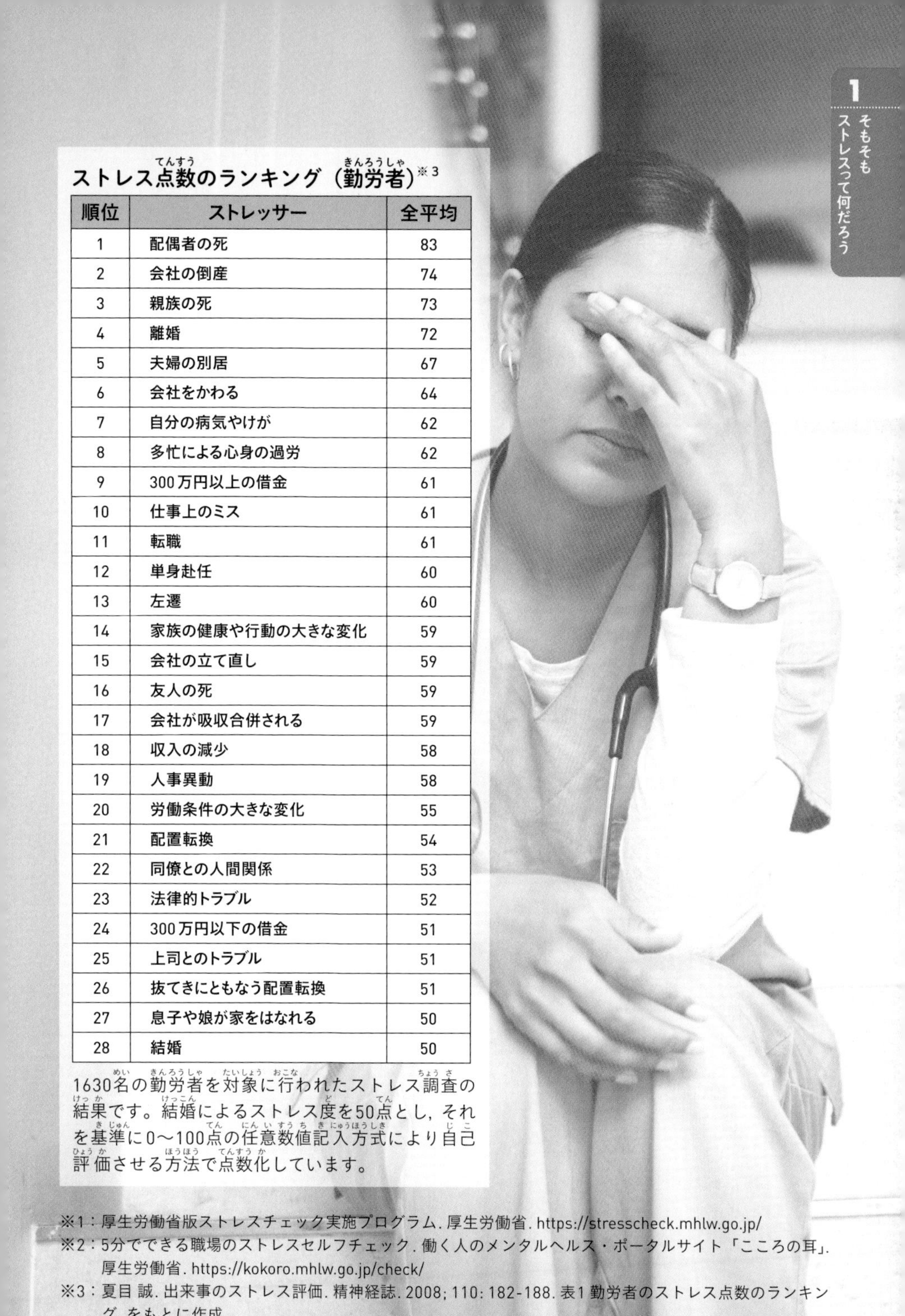

ストレス点数《てんすう》のランキング（勤労者《きんろうしゃ》）※3

順位	ストレッサー	全平均
1	配偶者の死	83
2	会社の倒産	74
3	親族の死	73
4	離婚	72
5	夫婦の別居	67
6	会社をかわる	64
7	自分の病気やけが	62
8	多忙による心身の過労	62
9	300万円以上の借金	61
10	仕事上のミス	61
11	転職	61
12	単身赴任	60
13	左遷	60
14	家族の健康や行動の大きな変化	59
15	会社の立て直し	59
16	友人の死	59
17	会社が吸収合併される	59
18	収入の減少	58
19	人事異動	58
20	労働条件の大きな変化	55
21	配置転換	54
22	同僚との人間関係	53
23	法律的トラブル	52
24	300万円以下の借金	51
25	上司とのトラブル	51
26	抜てきにともなう配置転換	51
27	息子や娘が家をはなれる	50
28	結婚	50

1630名《めい》の勤労者《きんろうしゃ》を対象《たいしょう》に行《おこな》われたストレス調査《ちょうさ》の結果《けっか》です。結婚《けっこん》によるストレス度《ど》を50点《てん》とし，それを基準《きじゅん》に0〜100点《てん》の任意数値《にんいすうち》記入方式《きにゅうほうしき》により自己《じこ》評価《ひょうか》させる方法《ほうほう》で点数化《てんすうか》しています。

※1：厚生労働省版ストレスチェック実施プログラム．厚生労働省．https://stresscheck.mhlw.go.jp/
※2：5分でできる職場のストレスセルフチェック．働く人のメンタルヘルス・ポータルサイト「こころの耳」．厚生労働省．https://kokoro.mhlw.go.jp/check/
※3：夏目 誠．出来事のストレス評価．精神経誌．2008; 110: 182-188．表1 勤労者のストレス点数のランキング．をもとに作成．

ストレスは，完全《かんぜん》には取《と》り除《のぞ》けない

ストレスの長期化《ちょうきか》は心身《しんしん》の健康《けんこう》をおびやかし，ときには命《いのち》にかかわるような深刻《しんこく》な影響《えいきょう》をあたえることもあります。しかしながら，ストレスの原因《げんいん》（ストレッサー）は多岐《たき》にわたり，それを完全《かんぜん》に取《と》り除《のぞ》くのはむずかしいため，上手《じょうず》につきあっていくしかありません。

ストレスへの対策《たいさく》や，ストレスとうまくつきあっていく方法《ほうほう》を，「ストレス・マネジメント」といいます。ストレスを乗《の》りこえられるかどうかは，個人差《こじんさ》があるうえに，ストレスの種類《しゅるい》，大《おお》きさや強《つよ》さなどによってもことなります。

アメリカ心理学会《しんりがっかい》では，ストレス対策《たいさく》として，①ストレスの原因《げんいん》をさける，②笑《わら》い，③友人《ゆうじん》や家族《かぞく》のサポートを得《え》る，④運動《うんどう》，⑤瞑想《めいそう》，の五《いつ》つの方法《ほうほう》を推奨《すいしょう》しています。

ストレスには必《かなら》ず原因《げんいん》があります。ストレスに対処《たいしょ》するには，まずその原因《げんいん》をさぐり，遠《とお》ざけることが最《もっと》もよい対策《たいさく》となります。しかし，それは自分《じぶん》の努力《どりょく》だけではどうにもならない場合《ばあい》もあり，簡《かん》単《たん》ではありません。

そこで，自分《じぶん》に合《あ》ったストレス解消法《かいしょうほう》をみつけることが大切《たいせつ》になってきます。信頼《しんらい》でき，連帯感《れんたいかん》を感《かん》じられる家族《かぞく》や仲間《なかま》との楽《たの》しい時間《じかん》は，ストレスがおきている現実《げんじつ》を忘《わす》れさせてくれます。また，幸福感《こうふくかん》を感《かん》じるときに分泌《ぶんぴつ》される「エンドルフィン」というホルモンも多《おお》く出《で》ます。運動《うんどう》や瞑想《めいそう》のように，一人《ひとり》で手軽《てがる》にできる効果的《こうかてき》ストレス解消法《かいしょうほう》もあります。

ストレス・マネジメントについては，4章《しょう》でくわしく紹介《しょうかい》します。

ストレスとは，上手《じょうず》につきあうしかない

ストレス・マネジメントには，悩《なや》みを相談《そうだん》でき，いざとなったら助《たす》けてもらえる仲間《なかま》や家族《かぞく》の存在《そんざい》が大切《たいせつ》になります。

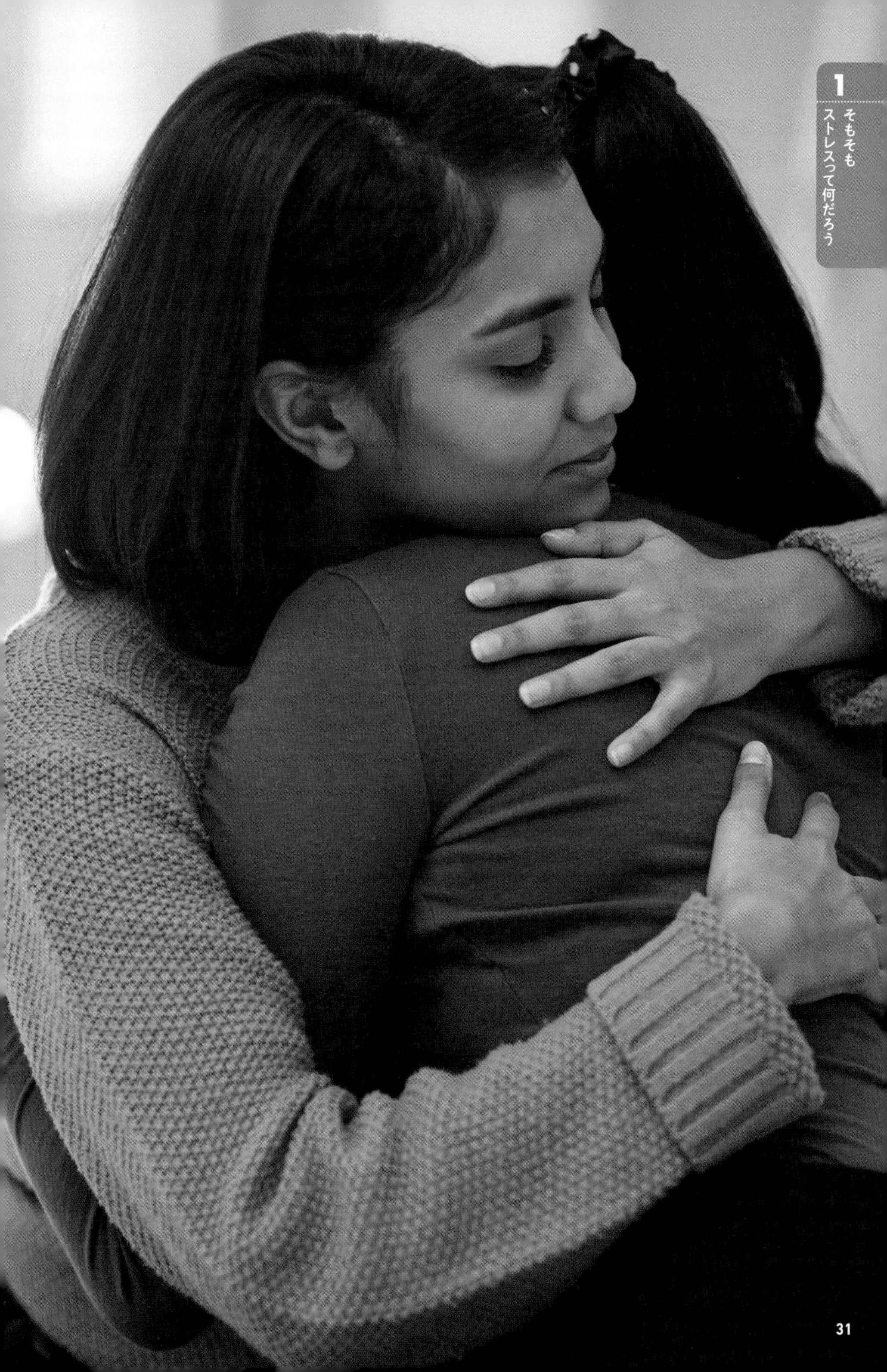

コーヒーブレイク
Column COFFEE BREAK

ストレスへの耐性《たいせい》は遺伝《いでん》で決《き》まる？

同《おな》じ作業《さぎょう》をしていても，ストレスを感《かん》じずに着々《ちゃくちゃく》と進《すす》められる人《ひと》もいれば，強《つよ》いストレスを感《かん》じてなかなか進《すす》まない人《ひと》もいます。

人《ひと》によってストレス耐性《たいせい》がことなる要因《よういん》の一《ひと》つと考《かんが》えられているのが，「NPY（神経《しんけい》ペプチドY）」とよばれる神経伝達物質《しんけいでんたつぶっしつ》です。アメリカのユタ大学《だいがく》の研究《けんきゅう》グループは，NPYをつくりだす遺伝子《いでんし》のはたらきによって，ストレス耐性《たいせい》のちがいが生《う》まれている可能性《かのうせい》を示唆《しさ》しています。つまり，ストレスに強《つよ》いか弱《よわ》いかは，遺伝《いでん》である程度決《ていどき》まっているというのです。

NPYのようにストレスにかかわる遺伝子《いでんし》は，ほかにも10種類以上《しゅるいいじょう》みつかっています。**しかし，遺伝子《いでんし》のはたらきだけでストレス耐性《たいせい》が決《き》まるのではなく，生《う》まれ育《そだ》った環境《かんきょう》や幼少期《ようしょうき》からの体験《たいけん》なども影響《えいきょう》していると考《かんが》えられます。**

たとえば，いじめや虐待《ぎゃくたい》などを経験《けいけん》した子供《こども》は，大人《おとな》になってからストレスに弱《よわ》くなる可能性《かのうせい》が高《たか》いことがわかってきました。子供《こども》のころに強《つよ》いストレスに長時間《ちょうじかん》さらされると，脳《のう》の扁桃体《へんとうたい》が大《おお》きくなる傾向《けいこう》があります。扁桃体《へんとうたい》が大《おお》きいと小《ちい》さなストレスにも敏感《びんかん》に反応《はんのう》し，ストレス反応《はんのう》を引《ひ》きおこしやすくなります。

また，脳《のう》の発達期《はったつき》には，神経《しんけい》がさかんに突起《とっき》をのばして成長《せいちょう》する「感受性期《かんじゅせいき》」とよばれる時期《じき》があり，脳《のう》の部位《ぶい》によってその時期《じき》はことなります。この感受性期《かんじゅせいき》に過剰《かじょう》なストレスを受《う》けると，学習能力《がくしゅうのうりょく》や人格形成《じんかくけいせい》にも大《おお》きな影響《えいきょう》が出《で》るという研究結果《けんきゅうけっか》もあります。

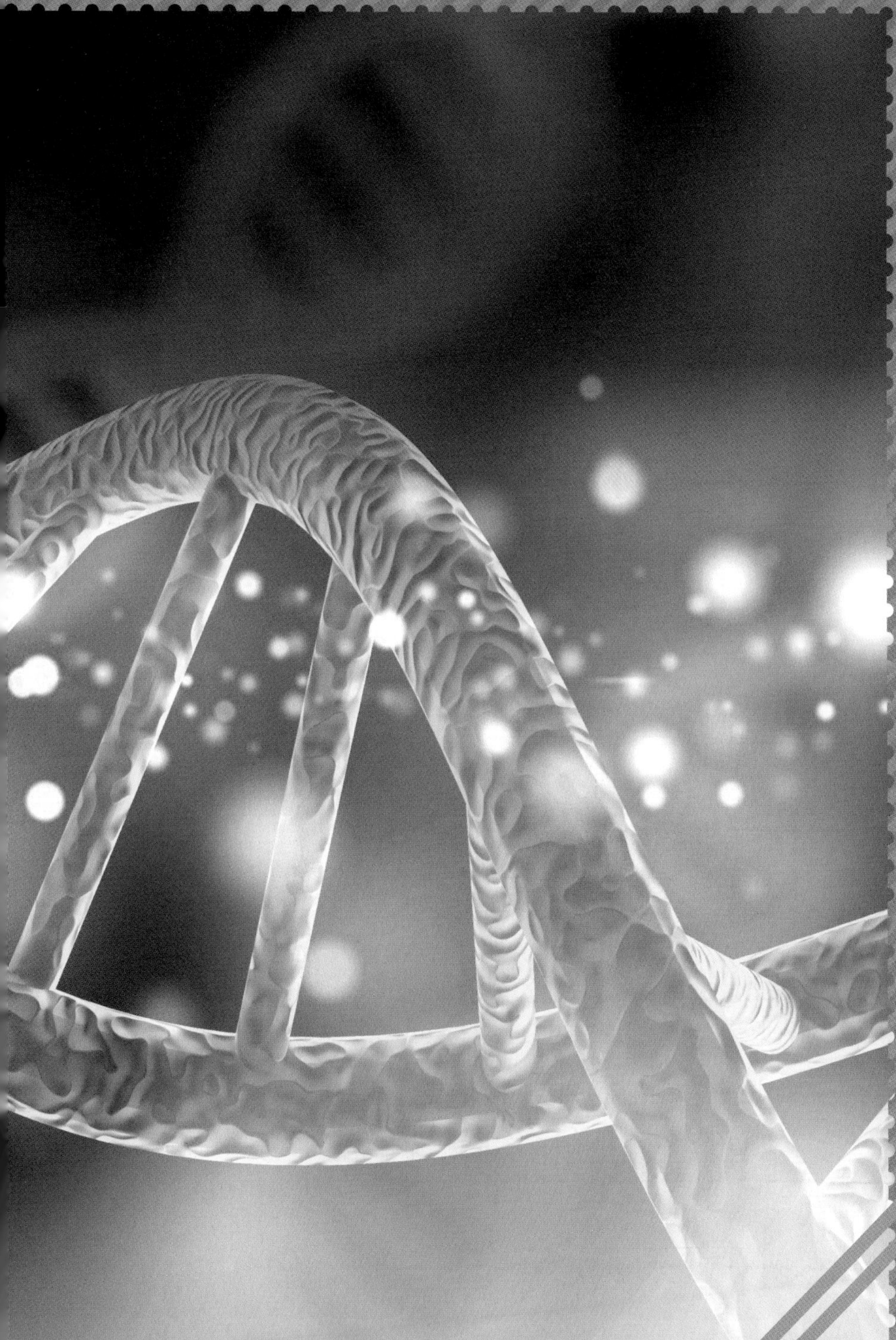

2

ストレスをキャッチする脳《のう》と体《からだ》

私《わたし》たちがストレスを感《かん》じるとき，体《からだ》の中《なか》では何《なに》がおきているのでしょうか。2章《しょう》では，ストレスを感知《かんち》する脳《のう》のしくみから，自律神経《じりつしんけい》と内分泌《ないぶんぴつ》を介《かい》するストレスの反応経路《はんのうけいろ》までをみていきます。また，生命《せいめい》をおびやかす“キラーストレス”や，ストレスの測《そく》定法《ていほう》についても紹介《しょうかい》します。

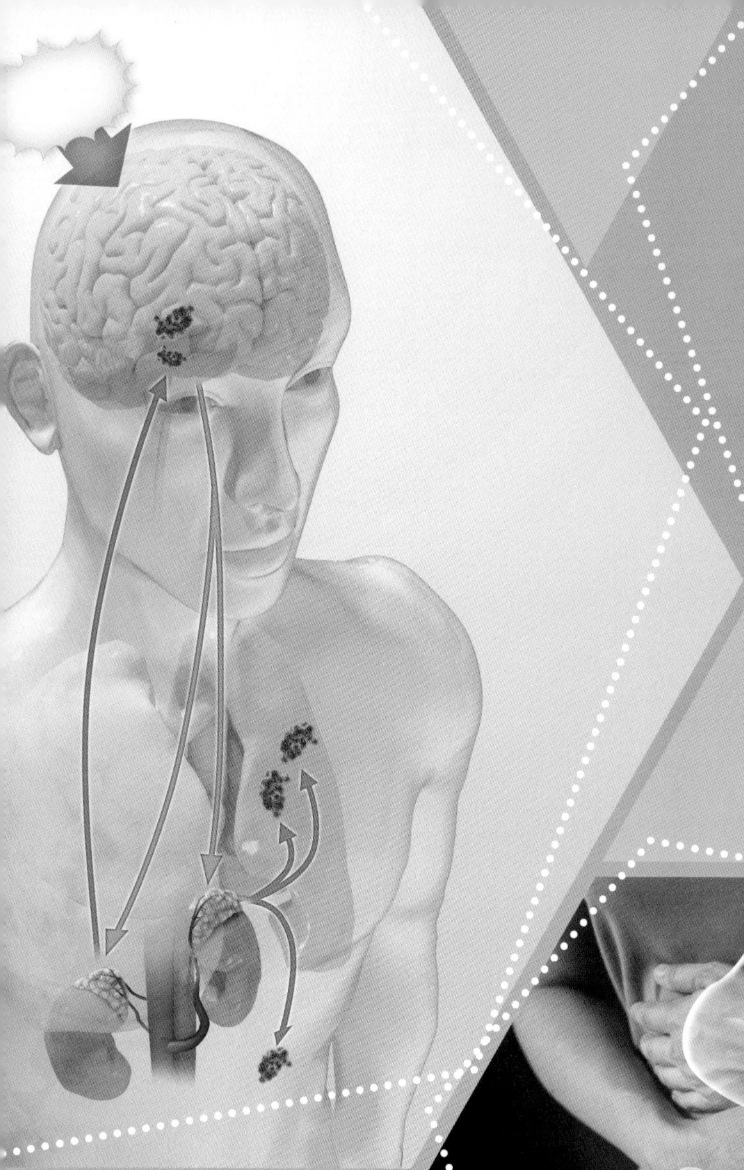

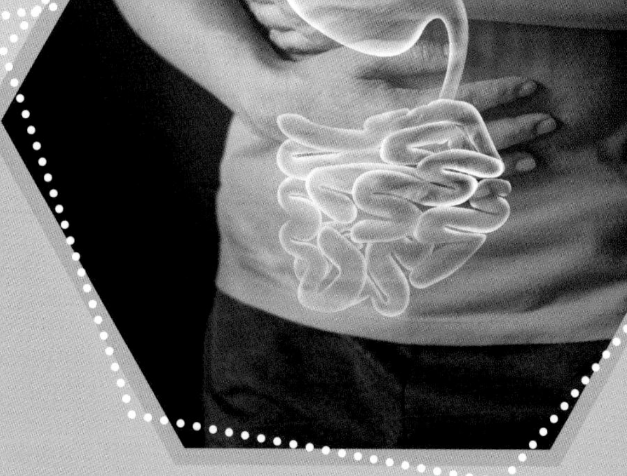

周囲《しゅうい》の危険《きけん》を見張《みは》る「扁桃体《へんとうたい》」

ヘビを見《み》たことのない赤《あか》ちゃんにヘビを見《み》せると，恐怖《きょうふ》に満《み》ちた表情《ひょうじょう》で逃《に》げようとします。ヘビがかみつくことや毒《どく》をもつことを知《し》らないのに，です。

その理由《りゆう》として考《かんが》えられているものの一《ひと》つが，「恐怖《きょうふ》の記憶《きおく》」です。ヘビは人類《じんるい》が狩猟《しゅりょう》や採集《さいしゅう》をしていたころ，脅威《きょうい》の存在《そんざい》でした。その記憶《きおく》が遺伝子《いでんし》レベルで刻《きざ》まれ，現在《げんざい》の私《わたし》たちにおよんでいるのではないかというのです。

つまり「恐怖心《きょうふしん》」は，身《み》に危険《きけん》がおよんだ際《さい》に逃《に》げだすための行動《こうどう》をすばやく引《ひ》きおこし，生《い》きのびる可能性《かのうせい》を高《たか》める機能《きのう》だと解釈《かいしゃく》できます。

恐怖《きょうふ》や不安《ふあん》など，ネガティブな感情《かんじょう》の中枢《ちゅうすう》としてはたらくのは，脳《のう》の側頭葉《そくとうよう》に左右《さゆう》一《ひと》つずつある「扁桃体《へんとうたい》」です。扁桃体《へんとうたい》には，視覚《しかく》，聴覚《ちょうかく》，味覚《みかく》，痛《いた》みなどあらゆる感《かん》覚情報《かくじょうほう》が，脳《のう》のさまざまな経路《けいろ》を通《つう》じて入《はい》ってきます。

扁桃体《へんとうたい》は入力《にゅうりょく》された情報《じょうほう》をすみやかに処理《しょり》・統合《とうごう》し，それが脅威《きょうい》だと認識《にんしき》すると，脳《のう》の各部位《かくぶい》に「交感神経《こうかんしんけい》を活性化《かっせいか》させる」「反射《はんしゃ》反応《はんのう》をうながす」「恐怖《きょうふ》や不安《ふあん》の表情《ひょうじょう》をつくりだす」といった指令《しれい》を出《だ》します。すると，心拍数《しんぱくすう》や血《けつ》圧《あつ》が上昇《じょうしょう》し，顔《かお》の表情《ひょうじょう》は恐怖《きょうふ》や不《ふ》安《あん》に満《み》ちたものになり，身体《しんたい》は硬《こう》直《ちょく》してすばやく逃走《とうそう》できるように身《み》がまえます。このような状態《じょうたい》では，眠《ねむ》ることもできません。

扁桃体《へんとうたい》には，記憶《きおく》の中枢《ちゅうすう》である海馬《かいば》と情報《じょうほう》をやりとりすることで，「恐怖体験《きょうふたいけん》の記憶《きおく》を形成《けいせい》する（恐《きょう》怖学習《ふがくしゅう》）」「恐怖学習後《きょうふがくしゅうご》に，その記《き》憶《おく》を固定《こてい》する」といった機能《きのう》もあります。**一方《いっぽう》で，扁桃体《へんとうたい》は，威嚇《いかく》や暴力《ぼうりょく》などの攻撃性《こうげきせい》とも関連《かんれん》しています。攻撃行動《こうげきこうどう》※をとることで恐怖《きょうふ》や不安《ふあん》から回避《かいひ》するためで，やはり危険《きけん》を察知《さっち》して生《い》きのびるための行動《こうどう》といえます。**

大脳辺縁系《だいのうへんえんけい》を透視《とうし》した図《ず》（右上《みぎうえ》）

扁桃体《へんとうたい》や海馬《かいば》のある「大脳辺縁系《だいのうへんえんけい》」は，個体《こたい》の維持《いじ》や種《しゅ》の保存《ほぞん》といった基本的《きほんてき》生命活動《せいめいかつどう》を行《おこな》っている部位《ぶい》です。このため，本能行動《ほんのうこうどう》と情動《じょうどう》（感情《かんじょう》）行動《こうどう》をつかさどっているといわれています。

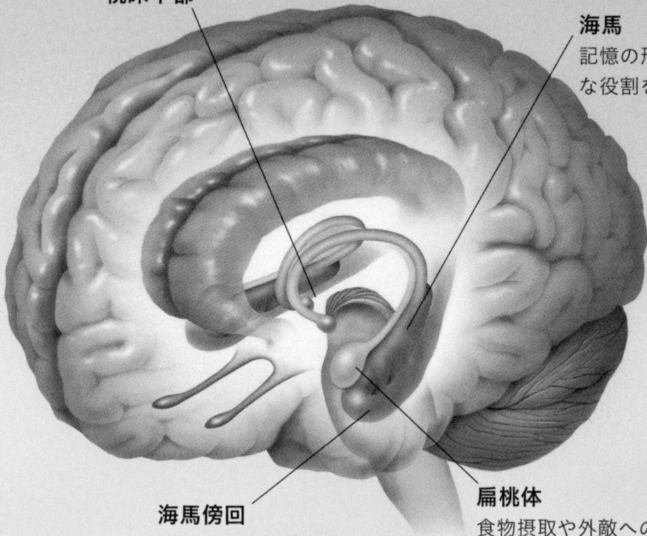

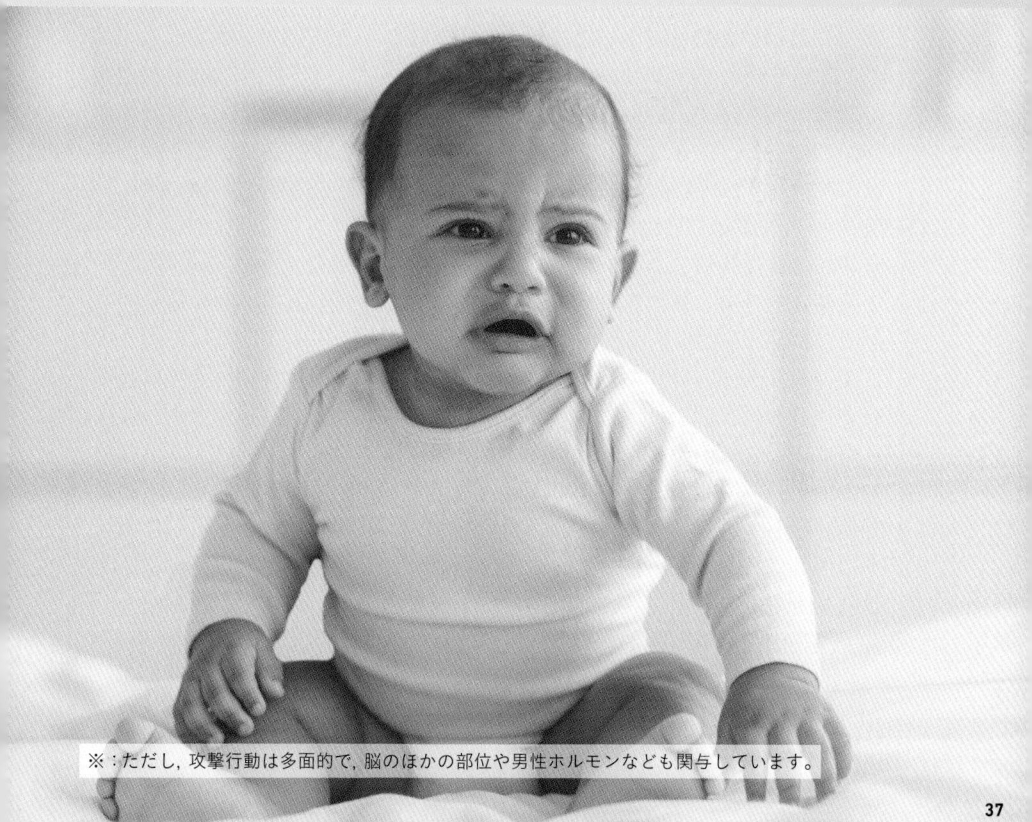

※：ただし，攻撃行動は多面的で，脳のほかの部位や男性ホルモンなども関与しています。

体《からだ》と心《こころ》をつないで 感情《かんじょう》を生《う》みだす 「島皮質《とうひしつ》」

私《わたし》たちは日々《ひび》，喜怒哀楽《きどあいらく》の感情《かんじょう》（情動《じょうどう》）を抱《いだ》いて生活《せいかつ》しています。たとえば，「道《みち》を歩《ある》いていたら，急《きゅう》に車《くるま》が飛《と》びだしてきて体《からだ》がびくっと動《うご》き，次《つぎ》の瞬間《しゅんかん》，足《あし》がすくんだ。とても怖《こわ》かった」という体験《たいけん》を考《かんが》えてみましょう。

まず，視覚《しかく》や聴覚《ちょうかく》などで得《え》た「車《くるま》が飛《と》びだしてきた」という体験《たいけん》（情動体験《じょうどうたいけん》）の情報《じょうほう》が，視神経《ししんけい》や聴覚神経《ちょうかくしんけい》を介《かい》して脳《のう》へと送《おく》られます。情報《じょうほう》が脳《のう》のさまざまな部位《ぶい》で処理《しょり》・統合《とうごう》されると，「情動表《じょうどうひょう》出《しゅつ》」とよばれる体《からだ》の変化《へんか》がおこります。冒頭《ぼうとう》の例《れい》の場合《ばあい》は，「体《からだ》がびくっと動《うご》いた」「足《あし》がすくんだ」という現象《げんしょう》です。情動表出《じょうどうひょうしゅつ》には，呼吸《こきゅう》，心拍《しんぱく》，発汗《はっかん》などの内面的《ないめんてき》な変化《へんか》もともないます。

このとき，「体《からだ》がびくっと動《うご》いた」「足《あし》がすくんだ」ことを認知《にんち》し，意識化《いしきか》するのは，「島皮質《とうひしつ》」とよばれる脳《のう》の部位《ぶい》です。これまでの研究《けんきゅう》により，視覚《しかく》，聴覚《ちょうかく》，触覚《しょっかく》，腸《ちょう》の動《うご》きといった，体《からだ》のあらゆる感覚《かんかく》情報《じょうほう》は島皮質《とうひしつ》へと送《おく》られ，そこで体《からだ》の状態《じょうたい》が意識化《いしきか》されることが明《あき》らかにされています。**つまり島皮質《とうひしつ》は，体《からだ》と心《こころ》をつないで，自分《じぶん》が抱《いだ》く感情《かんじょう》（主観的感情《しゅかんてきかんじょう》）を生《う》みだすはたらきをになっているのです。**

島皮質《とうひしつ》のそばには扁桃体《へんとうたい》（前《ぜん》ページ）があり，たがいに情報《じょうほう》をやりとりしています。冒頭《ぼうとう》の例《れい》でいうと，飛《と》びだしてきた車《くるま》に対《たい》して抱《いだ》いた恐怖心《きょうふしん》は，扁桃体《へんとうたい》のはたらきで生《う》みだされたものといえます。

さらに島皮質《とうひしつ》は，さまざまな脳《のう》の領域《りょういき》ともつながっており，運動《うんどう》，認知《にんち》，意思決定《いしけってい》などといった多岐《たき》にわたる機能《きのう》に関与《かんよ》しているとされています。

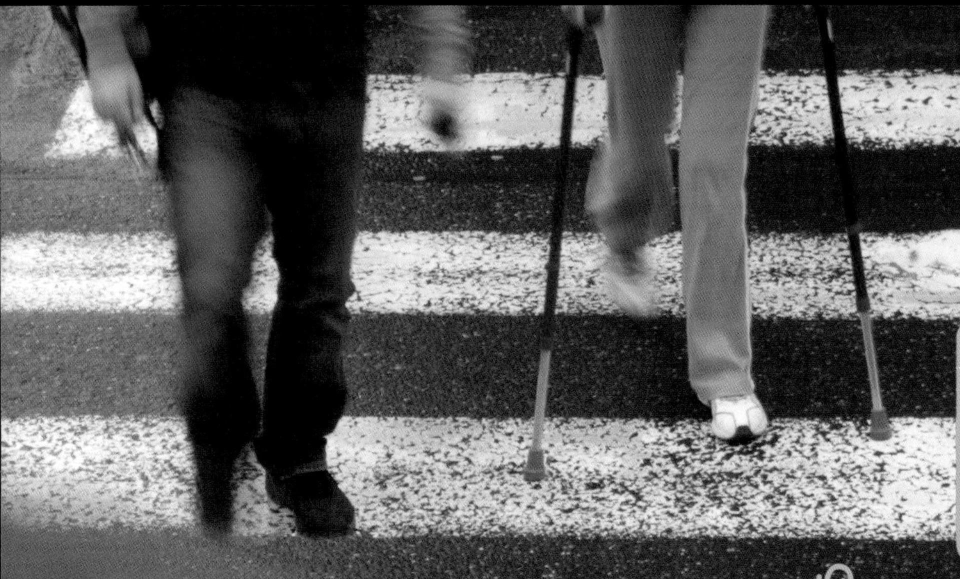

脳《のう》の前方部分《ぜんぽうぶぶん》の断面図《だんめんず》

大脳《だいのう》の表面《ひょうめん》は，知的《ちてき》な機能《きのう》をになう「大脳皮質《だいのうひしつ》」でおおわれています。島皮質《とうひしつ》は，大脳皮質《だいのうひしつ》の側頭葉《そくとうよう》（下側《したがわ》）と前頭葉《ぜんとうよう》（上側《うえがわ》）の境目《さかいめ》に，左右《さゆう》一《ひと》つずつあります。

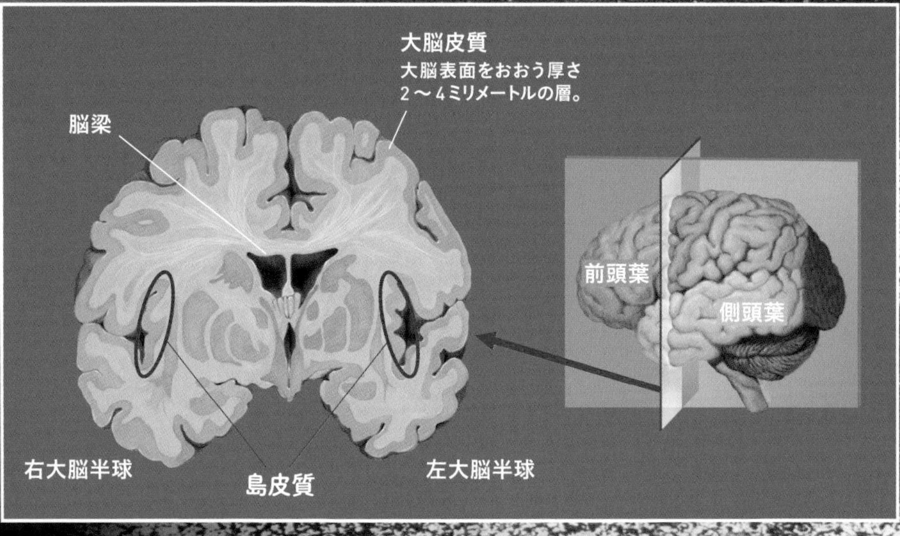

つらい体験《たいけん》を鮮明《せんめい》に記憶《きおく》する「海馬《かいば》」

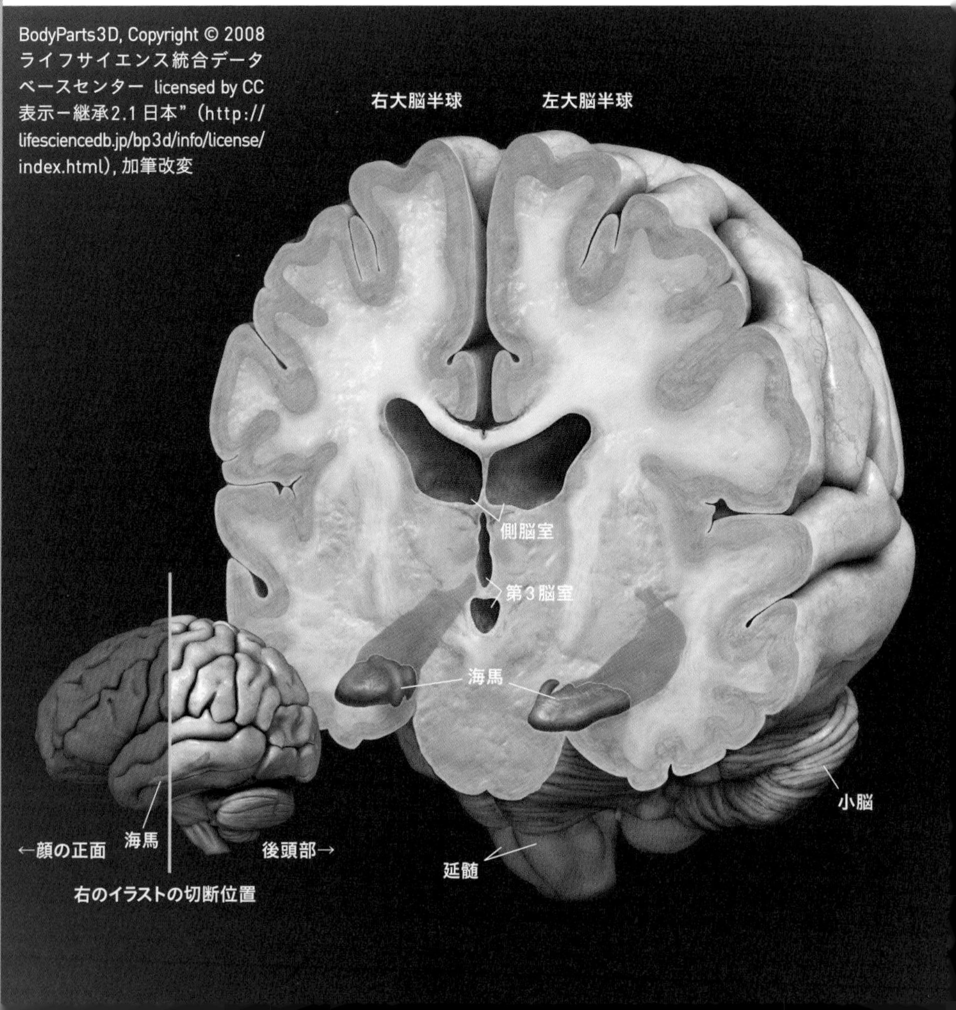

ヒトの脳《のう》は，さまざまな出来事《できごと》を記憶《きおく》します。この機能《きのう》をになうのが「海馬《かいば》」です。海馬《かいば》は扁桃体《へんとうたい》とともに大脳辺縁系《だいのうへんえんけい》（37ページ）に属《ぞく》しています。海馬《かいば》に一時的《いちじてき》にたくわえられた記憶《きおく》は，睡眠中《すいみんちゅう》に再現《さいげん》され，大脳皮質《だいのうひしつ》に移《うつ》されて保存《ほぞん》されると考《かんが》えられています。

災害《さいがい》などの生死《せいし》をおびやかす体験《たいけん》をすると，恐怖《きょうふ》や不安《ふあん》といった感情《かんじょう》の情報《じょうほう》が扁桃体《へんとうたい》から海馬《かいば》に送《おく》られ，記憶《きおく》されます。こうした恐怖体験《きょうふたいけん》は生《い》きのびるために重要《じゅうよう》と考《かんが》えられ，選択的《せんたくてき》に記憶《きおく》されるのです。

そして，恐怖体験《きょうふたいけん》を思《おも》いだすきっかけがあると，当時《とうじ》の恐怖記憶《きょうふきおく》が鮮明《せんめい》によみがえります。こうした恐怖《きょうふ》記憶《きおく》のフラッシュバックは，心的外《しんてきがい》傷後《しょうご》ストレス障害《しょうがい》（PTSD）の症状《しょうじょう》としてあらわれることもあります。

恐怖記憶《きょうふきおく》を思《おも》いだすのはつらいものですが，「私《わたし》たちが生《い》きのびるために築《きず》かれたしくみ」と解釈《かいしゃく》することもできるのです。

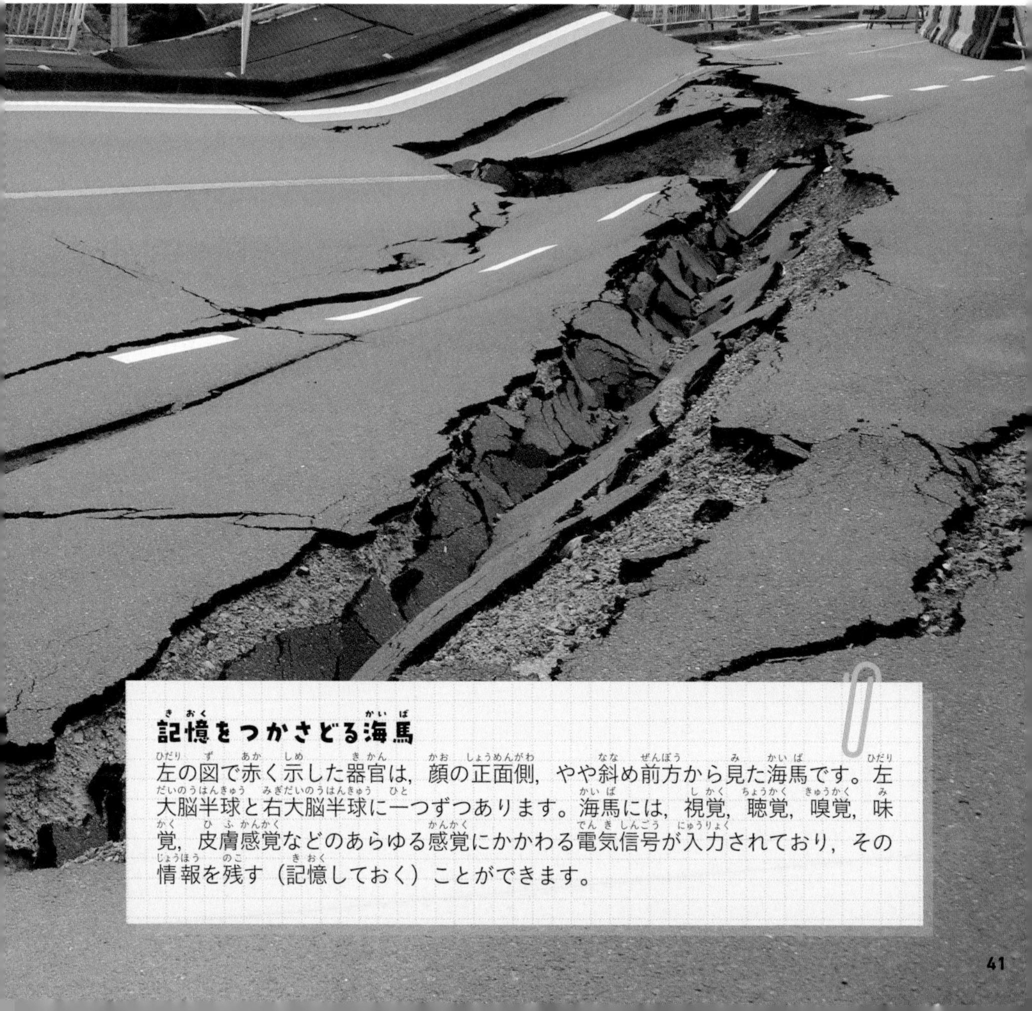

記憶《きおく》をつかさどる海馬《かいば》

左《ひだり》の図《ず》で赤《あか》く示《しめ》した器官《きかん》は，顔《かお》の正面側《しょうめんがわ》，やや斜《なな》め前方《ぜんぽう》から見《み》た海馬《かいば》です。左《ひだり》大脳半球《だいのうはんきゅう》と右大脳半球《みぎだいのうはんきゅう》に一《ひと》つずつあります。海馬《かいば》には，視覚《しかく》，聴覚《ちょうかく》，嗅覚《きゅうかく》，味覚《みかく》，皮膚感覚《ひふかんかく》などのあらゆる感覚《かんかく》にかかわる電気信号《でんきしんごう》が入力《にゅうりょく》されており，その情報《じょうほう》を残《のこ》す（記憶《きおく》しておく）ことができます。

コーヒーブレイク

Column COFFEE BREAK

孤独《こどく》を感《かん》じると交感神経《こうかんしんけい》が活発《かっぱつ》になる

2021年《ねん》12月《がつ》，全国《ぜんこく》の16歳《さい》以上《いじょう》の約《やく》2万人《まんにん》を対象《たいしょう》※に『孤独《こどく》・孤立《こりつ》の実態把握《じったいはあく》に関《かん》する全国調査《ぜんこくちょうさ》』が実施《じっし》されました。

「どの程度《ていど》，孤独《こどく》であると感《かん》じることがあるか」という質問《しつもん》に対《たい》しては,「しばしばある・つねにある」「ときどきある」「たまにある」を合《あ》わせて，計《けい》36.4％でした。すなわち約《やく》3人《にん》に一人《ひとり》が「孤独感《こどくかん》がある」と回答《かいとう》したのです。年代《ねんだい》別《べつ》にみると,20～30歳代《さいだい》が44.4％で最《もっと》も高《たか》い傾向《けいこう》にありました。

「孤独《こどく》」というのは，求《もと》めている社会的接触《しゃかいてきせっしょく》が得《え》られないときに感《かん》じる，不安《ふあん》な感情《かんじょう》の一《ひと》つです。孤《こ》独《どく》の感《かん》じ方《かた》には個人差《こじんさ》があり,数値《すうち》であらわすことはできません。大勢《おおぜい》に囲《かこ》まれていても,心《こころ》を許《ゆる》せる人《ひと》がいなければ孤独《こどく》を感《かん》じることがあります。孤独《こどく》は,うつのリスクを高《たか》めることが知《し》られています。

近年《きんねん》，孤独《こどく》は精神《せいしん》だけではなく，体《からだ》にも悪影響《あくえいきょう》をもたらすことがわかってきました。私《わたし》たちの体《からだ》には,「交感神経《こうかんしんけい》」「副交感神経《ふくこうかんしんけい》」という2種類《しゅるい》の神経系《しんけいけい》（自律神経《じりつしんけい》）があります（22,44ページ）。交感神経《こうかんしんけい》は,恐怖《きょうふ》や怒《いか》りを感《かん》じたり，興奮《こうふん》したりすることで作動《さどう》し，心拍数《しんぱくすう》と血圧《けつあつ》を上《あ》げるはたらきをします。一方《いっぽう》で副交感神経《ふくこうかんしんけい》は，体《からだ》を落《お》ちつかせる方向《ほうこう》にはたらき，心拍数《しんぱくすう》を下《さ》げ，胃腸《いちょう》の活動《かつどう》をうながします。

孤独《こどく》を感《かん》じると，交感神経《こうかんしんけい》が活発《かっぱつ》になります。孤独《こどく》な状態《じょうたい》とは,だれにも助《たす》けてもらえない状況《じょうきょう》をあらわします。あらゆる脅威《きょうい》に一人《ひとり》で対処《たいしょ》しなければいけないと感《かん》じるため，体《からだ》は交感神経《こうかんしんけい》を活性化《かっせいか》させるのです。

しかし，この状態《じょうたい》は体《からだ》にとっては大《おお》きなストレスになります（26ページ）。心拍数《しんぱくすう》が上《あ》がれば心臓《しんぞう》や血管《けっかん》に大《おお》きな負担《ふたん》がかかり，神経《しんけい》の興奮《こうふん》は眠《ねむ》りをさまたげるからです。

※：孤独・孤立の実態把握に関する全国調査（令和3年実施）. 内閣官房. https://www.cas.go.jp/jp/seisaku/kodoku_koritsu_taisaku/zittai_tyosa/r3_zenkoku_tyosa/index.html. この調査では，59.3％にあたる1万1867人から回答が得られました。

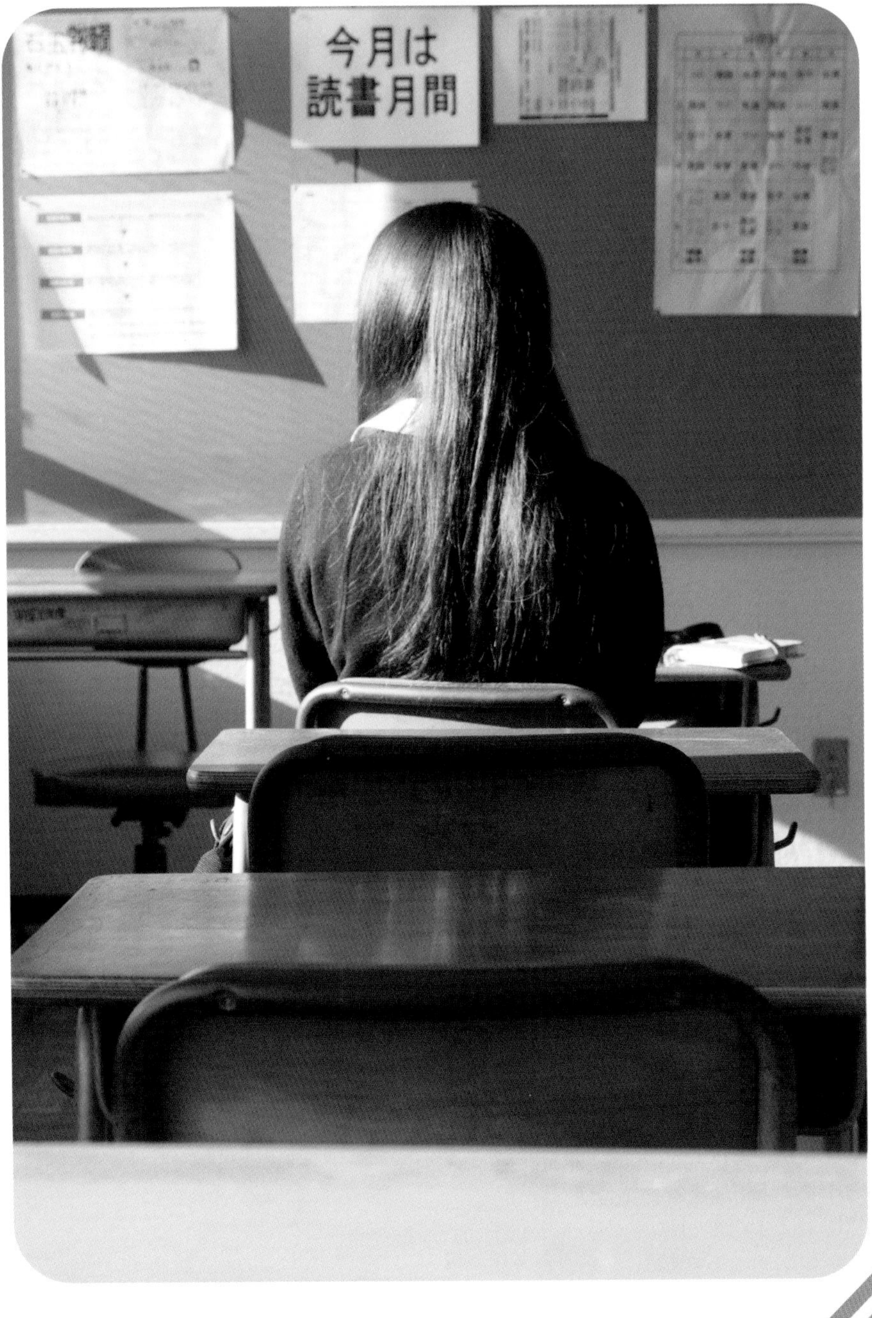
今月は
読書月間

内臓《ないぞう》のはたらきを制御《せいぎょ》する「自律神経《じりつしんけい》」

「自《じ》律神経《りつしんけい》」「内分泌系《ないぶんぴつけい》」「免疫《めんえき》系《けい》」は，体《からだ》の状態《じょうたい》をつねに一《いっ》定《てい》に保《たも》つ「ホメオスタシス（恒常性《こうじょうせい》維持《いじ》）」という機能《きのう》をになう，ストレスに対《たい》する体《からだ》の反応《はんのう》を理解《りかい》するかぎとなります。順番《じゅんばん》に紹介《しょうかい》しましょう。

前《ぜん》ページにも登場《とうじょう》した**自律神経《じりつしんけい》は，意識的《いしきてき》にコントロールできない心臓《しんぞう》や胃《い》などの内臓《ないぞう》のはたらきを制御《せいぎょ》します**。ストレスを受《う》けると交感神経《こうかんしんけい》が優位《ゆうい》になって心拍数《しんぱくすう》や血圧《けつあつ》が上《あ》がり，運動機能《うんどうきのう》が向上《こうじょう》します。**交感神《こうかんしん》経《けい》の反応《はんのう》は，ストレスを受《う》けた数秒《すうびょう》以内《いない》におき，ストレスが去《さ》るとすみやかにもとの状態《じょうたい》へもどります**。そして，体《からだ》を落《お》ちつかせる副交感神経《ふくこうかんしんけい》が優位《ゆうい》になります。

自律神経《じりつしんけい》は視床下部《ししょうかぶ》の支配下《しはいか》にあり，その視床下部《ししょうかぶ》が属《ぞく》するのが大《だい》脳辺縁系《のうへんえんけい》（37ページ）です。大脳辺《だいのうへん》縁系《えんけい》は本能《ほんのう》や感情《かんじょう》にかかわります。感情《かんじょう》が高《たか》ぶると心臓《しんぞう》がどきどきして呼吸《こきゅう》が速《はや》くなるのは，こうした神経《しんけい》系《けい》のはたらきによるものです。

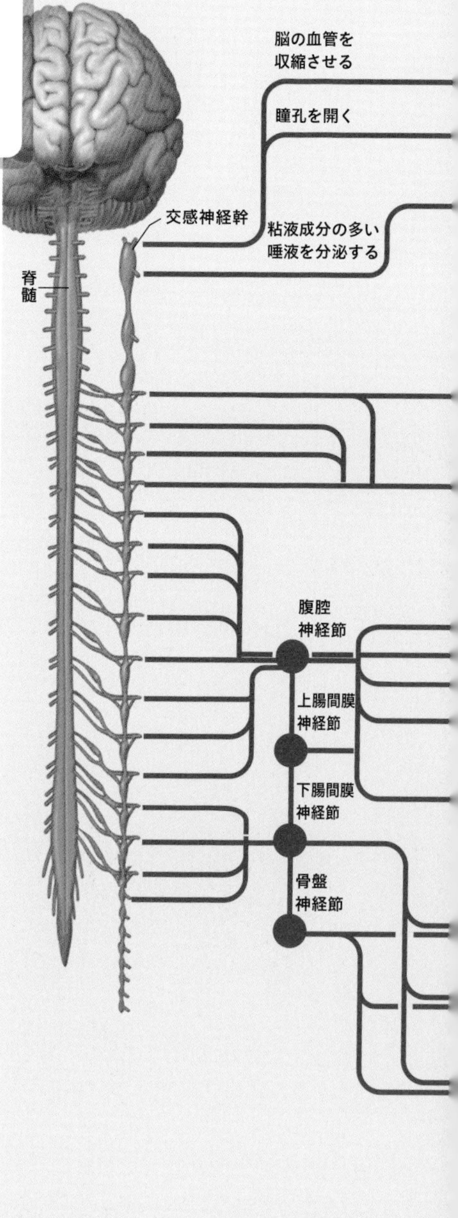

交感神経《こうかんしんけい》

脊髄《せきずい》の胸部《きょうぶ》から腰部《ようぶ》に出《で》ており，脊《せき》髄《ずい》の左右《さゆう》で上下《じょうげ》につながり「交感神《こうかんしん》経幹《けいかん》」を形《かたち》づくっています。ストレスを受《う》けたときに，運動《うんどう》機能《きのう》を向上《こうじょう》させるはたらきをもちます。

副交感神経《ふくこうかんしんけい》

脳《のう》や脊髄《せきずい》から出《で》ています。体《からだ》を落《お》ちつかせ，内《ない》臓《ぞう》のはたらきをうながします。

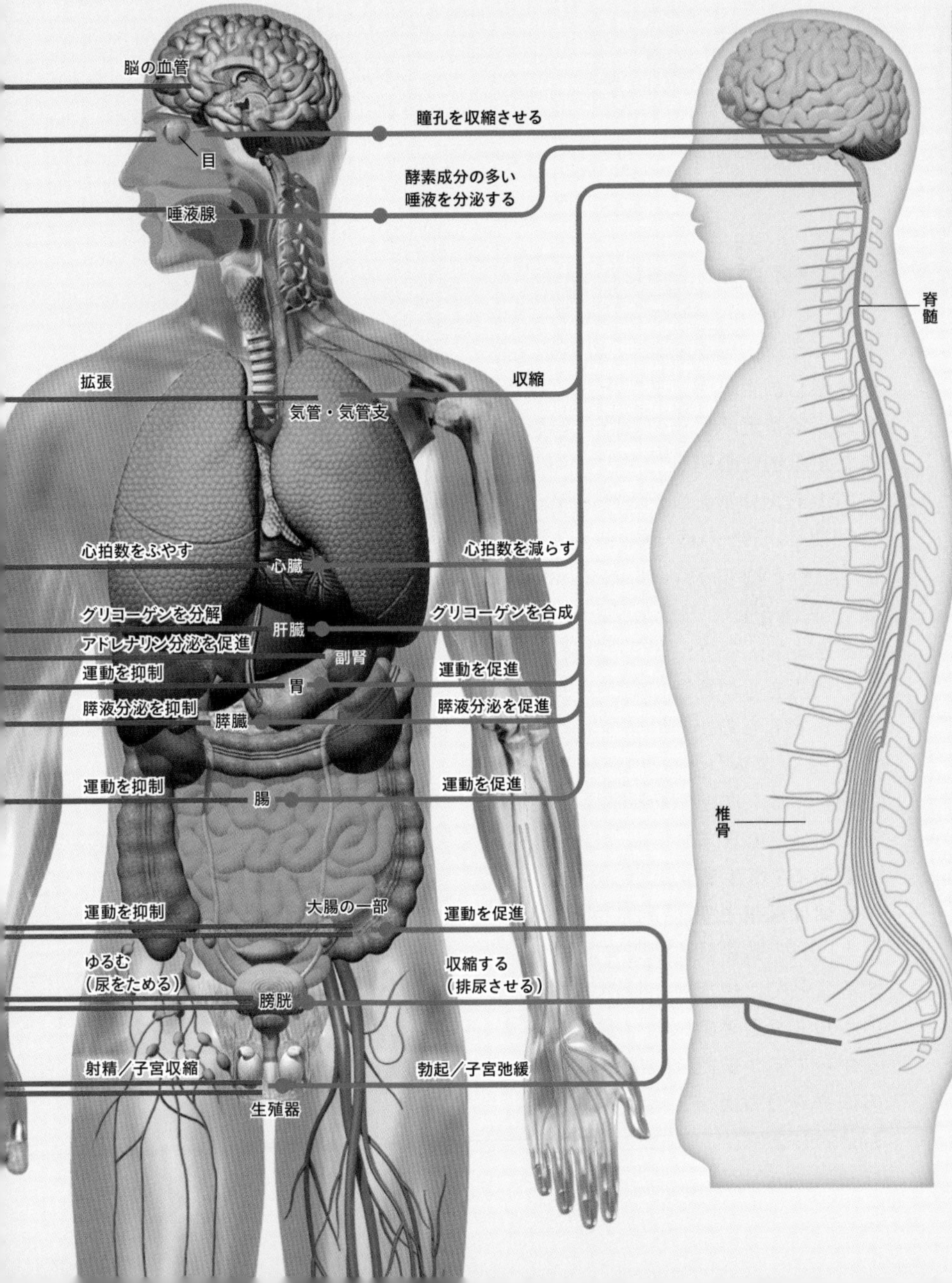

体内環境《たいないかんきょう》を安定《あんてい》させる「ホルモン」

ホメオスタシスをになう第二《だいに》のしくみ，「内分泌系《ないぶんぴつけい》」を紹介《しょうかい》しましょう。**内分泌系《ないぶんぴつけい》は，「ホルモン」を分泌《ぶんぴつ》します。ホルモンとは，血管《けっかん》を通《とお》って特定《とくてい》の器官《きかん》や細胞《さいぼう》に影響《えいきょう》をあたえる物質《ぶっしつ》の総称《そうしょう》です。**

ホルモン分泌《ぶんぴつ》を専門《せんもん》とする器官《きかん》には，視床下部《ししょうかぶ》の直下《ちょっか》にある「下垂体《かすいたい》」，のどのあたりにある「甲状腺《こうじょうせん》」，腎臓《じんぞう》の上《うえ》にのった「副腎《ふくじん》」などがあります。一方《いっぽう》，ホルモン分泌以外《ぶんぴついがい》の機能《きのう》をもつ器官《きかん》にも，ホルモンを分泌《ぶんぴつ》するものがあります。たとえば膵臓《すいぞう》の中《なか》の「ランゲルハンス島《とう》（膵島《すいとう》）」は，血糖値《けっとうち》を調整《ちょうせい》するホルモンを分泌《ぶんぴつ》します。

数《かず》ある“ホルモン工場《こうじょう》”の中《なか》でも，下垂体《かすいたい》は別格《べっかく》です。「刺激《しげき》ホルモン」とよばれる数種類《すうしゅるい》のホルモンを分泌《ぶんぴつ》することで，はなれた場所《ばしょ》にある別《べつ》のホルモン工場《こうじょう》のはたらきをあやつるからです。また，下垂体《かすいたい》は，生後《せいご》の成長《せいちょう》をうながす「成長《せいちょう》ホルモン」も分泌《ぶんぴつ》します。

内分泌器官《ないぶんぴつきかん》の例《れい》

ここでは，ホルモンの分泌《ぶんぴつ》を専門《せんもん》とする器官《きかん》の例《れい》として，副腎《ふくじん》，下垂体《かすいたい》，甲状腺《こうじょうせん》をあげて紹介《しょうかい》しました。

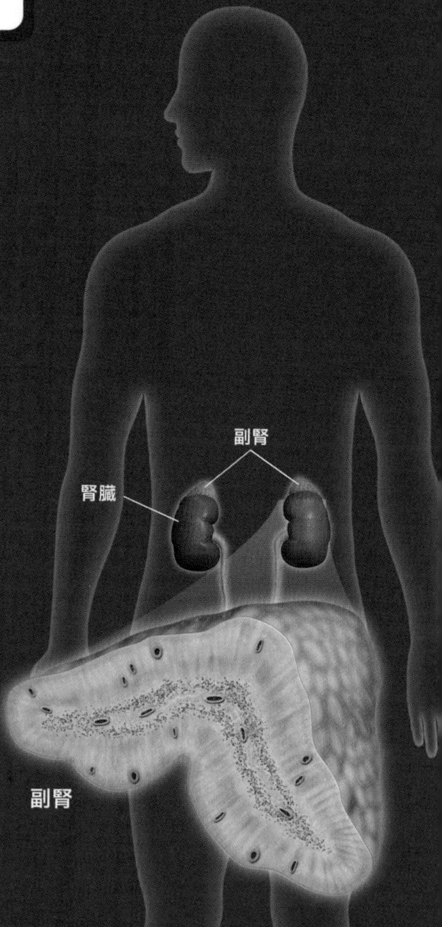

体内環境《たいないかんきょう》を調整《ちょうせい》する副腎《ふくじん》

ストレスに応《おう》じて血圧《けつあつ》を上昇《じょうしょう》させるホルモンを分泌《ぶんぴつ》し，体内環境《たいないかんきょう》を調整《ちょうせい》します。

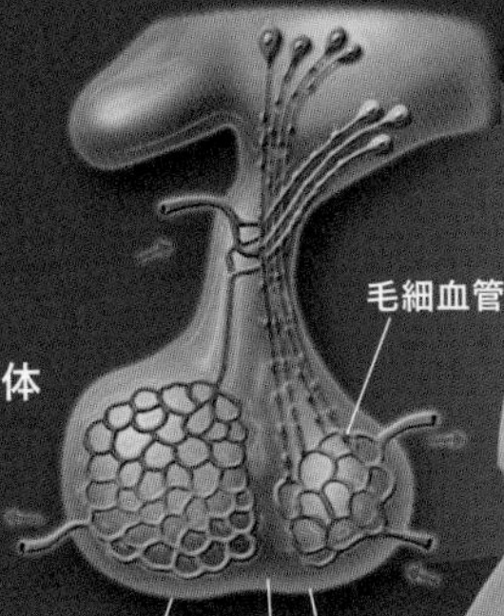

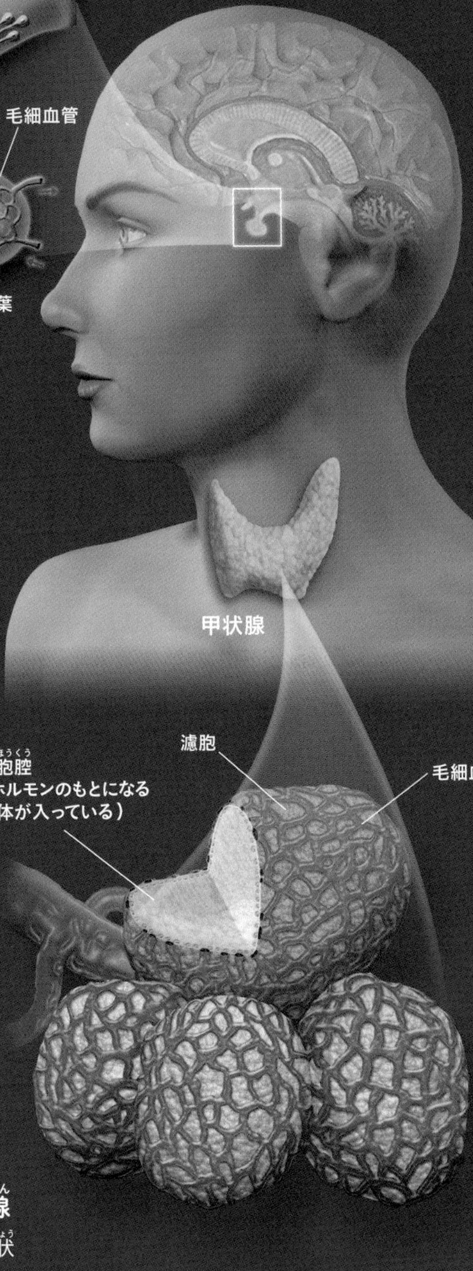

下垂体《かすいたい》は司令塔《しれいとう》

さまざまなホルモンを分泌《ぶんぴつ》する細胞《さいぼう》があり，ほかのホルモン分泌器官《ぶんぴつきかん》に作用《さよう》する刺激《しげき》ホルモンを多《おお》く分泌《ぶんぴつ》します。

新陳代謝《しんちんたいしゃ》をうながす甲状腺《こうじょうせん》

身体《しんたい》の新陳代謝《しんちんたいしゃ》をうながす甲状《こうじょう》腺《せん》ホルモンを分泌《ぶんぴつ》します。

病原体《びょうげんたい》から体《からだ》を守《まも》る「免疫《めんえき》システム」

ホメオスタシスをになう第三《だいさん》のしくみは「免疫系《めんえきけい》」です。私《わたし》たちの体《からだ》は，つねに細菌《さいきん》やウイルスなどの病原体《びょうげんたい》にさらされています。これらの敵《てき》に立《た》ち向《む》かうのが，「免疫《めんえき》システム」という防御機構《ぼうぎょきこう》です。

たとえば，風邪《かぜ》をひいたときに，のどが痛《いた》くなったり鼻水《はなみず》が出《で》たりするのは，免疫細胞《めんえきさいぼう》が体《からだ》を守《まも》るために戦《たたか》っているからです。

免疫系《めんえきけい》の主役《しゅやく》は，特定《とくてい》の物質《ぶっしつ》と特異的《とくいてき》に結合《けつごう》する「抗体《こうたい》」というタンパク質《しつ》です。この抗体《こうたい》が結合《けつごう》する物質《ぶっしつ》を「抗原《こうげん》」とよびます。

免疫系《めんえきけい》は，自分《じぶん》の体《からだ》の成分《せいぶん》ではない種々《しゅしゅ》の抗原《こうげん》に対《たい》して，抗体《こうたい》をつくることができます。そして**侵入《しんにゅう》してきた抗原《こうげん》の種類《しゅるい》に応《おう》じて，特定《とくてい》の抗体《こうたい》だけを大量《たいりょう》につくりだします**。このはたらきを担当《たんとう》するのが「リンパ球《きゅう》」です。リンパ球《きゅう》は，B細胞《さいぼう》，ヘルパーT細胞《さいぼう》，キラーT細胞《さいぼう》，制御性《せいぎょせい》T細胞《さいぼう》，ナチュラルキラー（NK）細胞《さいぼう》に分《わ》けられます。各細胞《かくさいぼう》の役割《やくわり》については，次《つぎ》のページで説明《せつめい》します。

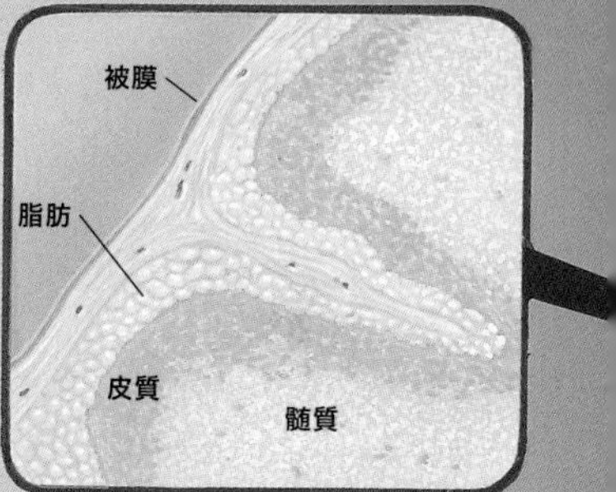

胸腺《きょうせん》は，心臓《しんぞう》の前上部《ぜんじょうぶ》に位置《いち》する器官《きかん》で，リンパ球《きゅう》の一種《いっしゅ》であるT細胞《さいぼう》が分化《ぶんか》する場所《ばしょ》です。思春期《ししゅんき》以降《いこう》は退縮《たいしゅく》します。

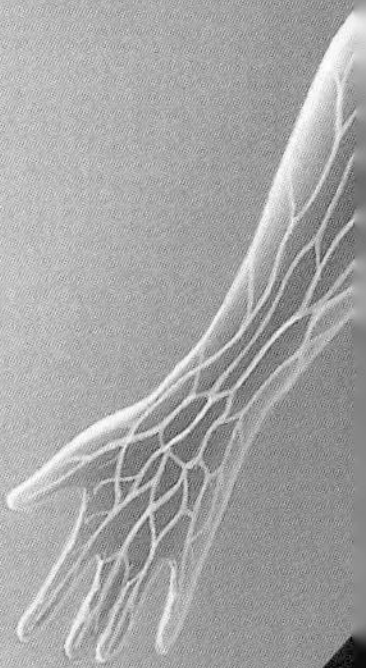

骨髄《こつずい》は，骨《ほね》の中《なか》にあるやわらかい組織《そしき》です。すべての血液細胞《けつえきさいぼう》がここでつくられます。またリンパ球《きゅう》の一種《いっしゅ》であるB細胞《さいぼう》は，ここで分化《ぶんか》します。

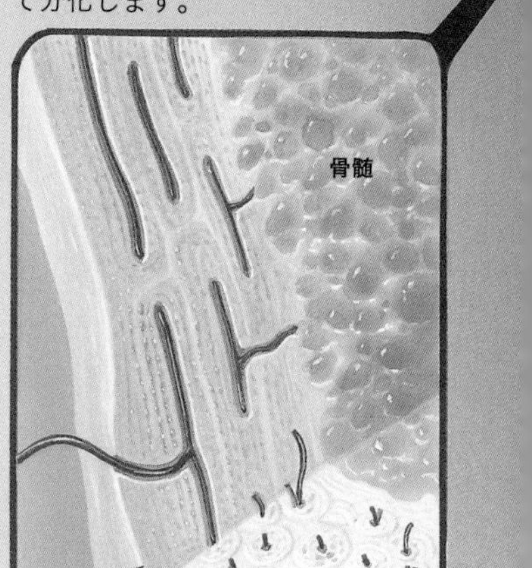

免疫《めんえき》のはたらきを担当《たんとう》するリンパ系《けい》

リンパ系《けい》は，全身《ぜんしん》に分布《ぶんぷ》するリンパ管《かん》と，リンパ管《かん》の各所《かくしょ》に多数存在《たすうそんざい》するリンパ節《せつ》からなります。

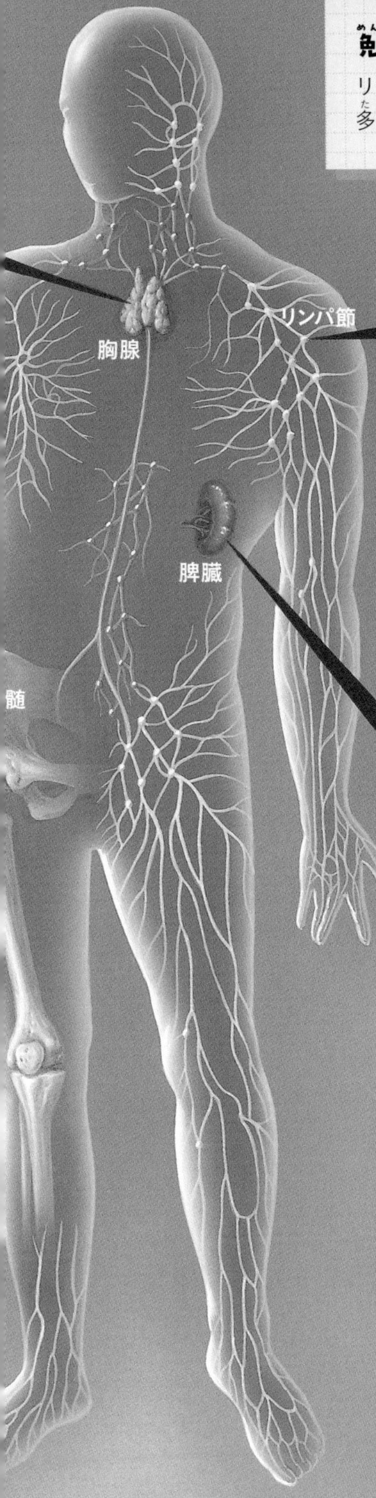

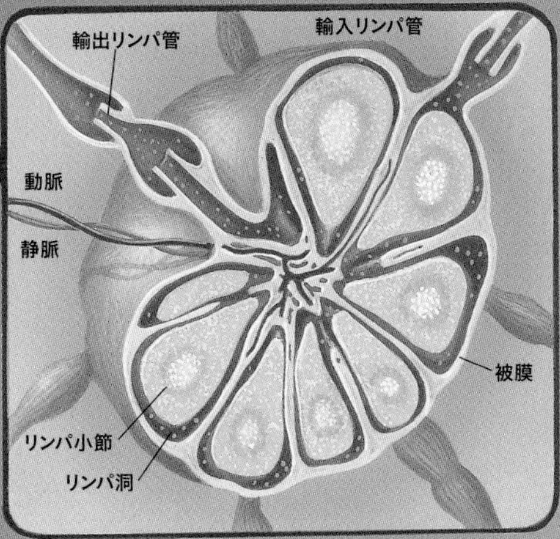

リンパ節《せつ》は，リンパ管《かん》の経路上《けいろじょう》にあるフィルターのような組織《そしき》で，リンパ管内《かんない》を流《なが》れる異物《いぶつ》をとらえます。T細胞《さいぼう》やB細胞《さいぼう》などがつまっています。

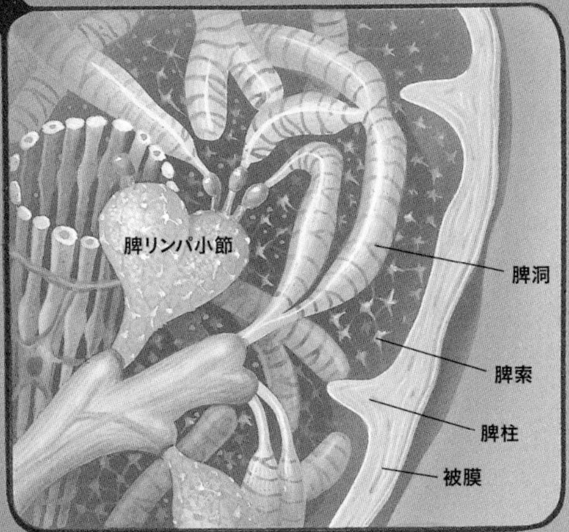

脾臓《ひぞう》は古《ふる》い赤血球《せっけっきゅう》を破壊《はかい》し，その成分《せいぶん》を処理《しょり》します。また，T細胞《さいぼう》やB細胞《さいぼう》が集《あつ》まって増殖《ぞうしょく》しており，血管内《けっかんない》を流《なが》れてきた病原体《びょうげんたい》を攻撃《こうげき》します。

免疫系《めんえきけい》のバランスを自律神経《じりつしんけい》が調整《ちょうせい》

自然免疫《しぜんめんえき》※2ではたらく主《おも》な細胞《さいぼう》

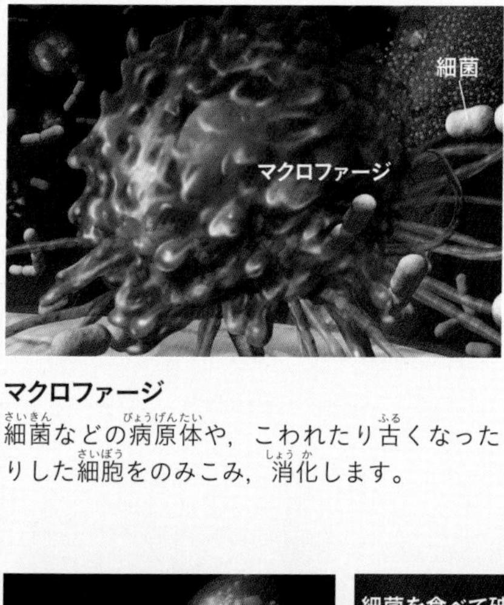

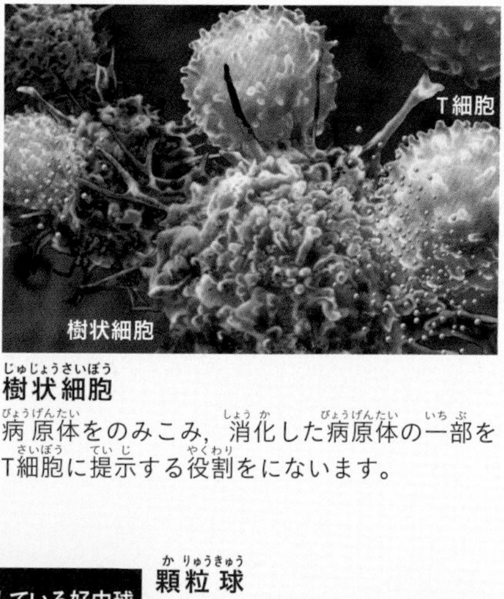

マクロファージ

細菌《さいきん》などの病原体《びょうげんたい》や，こわれたり古《ふる》くなったりした細胞《さいぼう》をのみこみ，消化《しょうか》します。

樹状細胞《じゅじょうさいぼう》

病原体《びょうげんたい》をのみこみ，消化《しょうか》した病原体《びょうげんたい》の一部《いちぶ》をT細胞《さいぼう》に提示《ていじ》する役割《やくわり》をにないます。

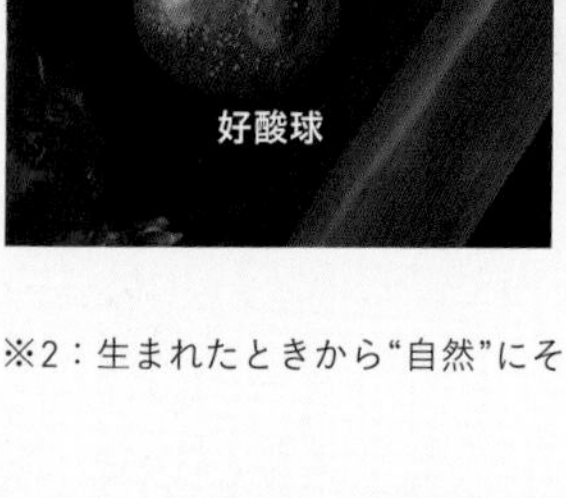

顆粒球《かりゅうきゅう》

好中球《こうちゅうきゅう》，好酸球《こうさんきゅう》，好塩基球《こうえんききゅう》が含《ふく》まれます。なかでも好中球《こうちゅうきゅう》は，顆粒球《かりゅうきゅう》の中《なか》で90％以上《いじょう》を占《し》めており，病原体《びょうげんたい》を取《と》りこみ，消化《しょうか》します。好酸球《こうさんきゅう》は，寄生虫《きせいちゅう》を殺《ころ》す作用《さよう》があります。好塩基球《こうえんききゅう》は，顆粒《かりゅう》からヒスタミンなどを分泌《ぶんぴつ》して，血管《けっかん》の透過性《とうかせい》を上《あ》げます。

※2：生まれたときから“自然”にそなわっている免疫。

免《めん》疫系《えきけい》の調整役《ちょうせいやく》をになうのは，交感神経《こうかんしんけい》と副交感神経《ふくこうかんしんけい》からなる自律神経《じりつしんけい》（22，44ページ）です。

ストレスの多《おお》い状態《じょうたい》や危険《きけん》に遭遇《そうぐう》すると，交感神経《こうかんしんけい》が優位《ゆうい》になります。すると，血中《けっちゅう》の顆粒球《かりゅうきゅう》※1（左《ひだり》ページ下段《げだん》）という免疫細胞《めんえきさいぼう》が活性化《かっせいか》します。交感神経《こうかんしんけい》がはたらくと活動的《かつどうてき》になり，けがで細菌《さいきん》や寄生虫《きせいちゅう》などの病原体《びょうげんたい》が侵入《しんにゅう》しやすくなるため，顆粒球《かりゅうきゅう》が活性化《かっせいか》すると考《かんが》えられています。

一方《いっぽう》，リラックスした状態《じょうたい》では副交感神経《ふくこうかんしんけい》が優位《ゆうい》になります。すると，リンパ球《きゅう》（前《ぜん》ページ）が活性化《かっせいか》します。リラックス状態《じょうたい》では，けがのリスクが減《へ》るため，顆粒球《かりゅうきゅう》ではなくリンパ球《きゅう》を活性化《かっせいか》してウイルスの侵入《しんにゅう》に備《そな》えていると考《かんが》えられています。

ただし，顆粒球《かりゅうきゅう》もリンパ球《きゅう》も，一定《いってい》のバランスを保《たも》つことが重要《じゅうよう》です。自律神経《じりつしんけい》は，免疫系《めんえきけい》の正《ただ》しいバランスの維持《いじ》に寄与《きよ》しているといえるのです。

※1：細胞の中に，殺菌作用の「顆粒」をもつ白血球の総称。

獲得免疫《かくとくめんえき》※3 ではたらく主《おも》な細胞《さいぼう》

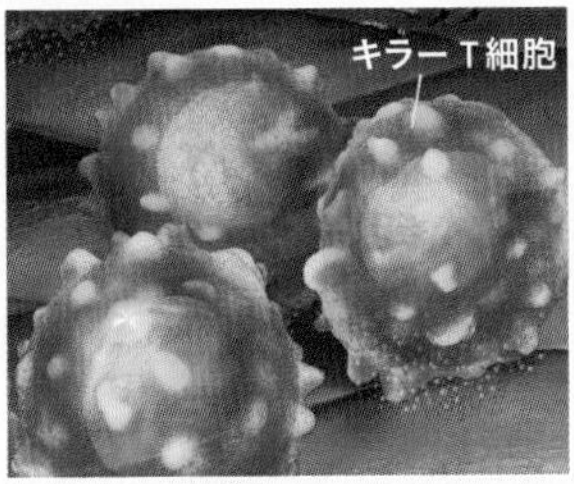

キラーT細胞《さいぼう》

T細胞《さいぼう》の一種《いっしゅ》。樹状細胞《じゅじょうさいぼう》と接触《せっしょく》して抗原情報《こうげんじょうほう》を得《え》たあと，病原体《びょうげんたい》が感染《かんせん》した自己細胞《じこさいぼう》やがん化《か》した自己細胞《じこさいぼう》をみつけて，殺《ころ》すはたらきをもちます。

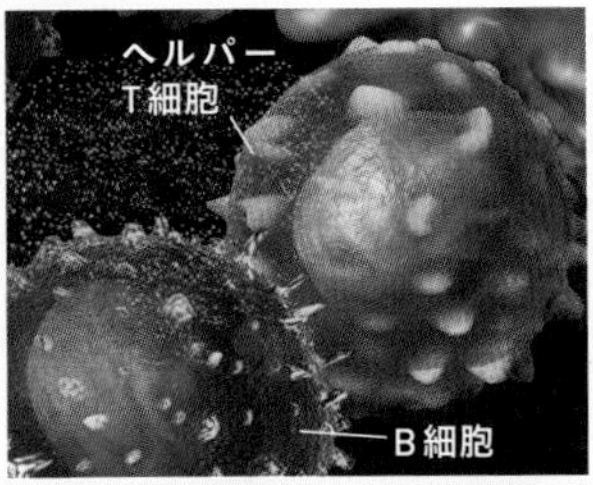

ヘルパーT細胞《さいぼう》(Th1・Th2細胞《さいぼう》)

T細胞《さいぼう》の一種《いっしゅ》。Th1細胞《さいぼう》は細菌《さいきん》・ウイルス感染防御《かんせんぼうぎょ》に，Th2細胞《さいぼう》は寄生虫排除《きせいちゅうはいじょ》にかかわります。

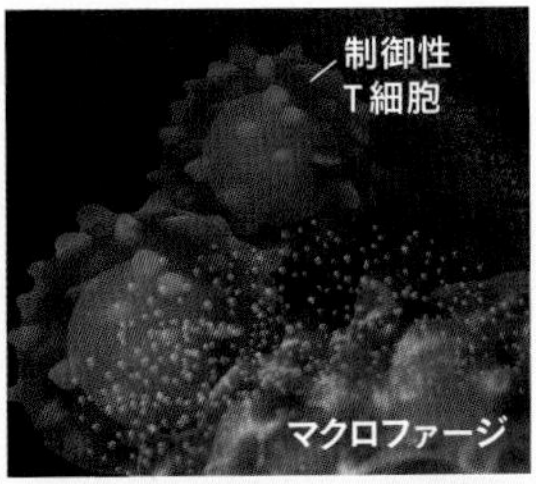

制御性《せいぎょせい》T細胞《さいぼう》(Treg細胞《さいぼう》)

T細胞《さいぼう》の一種《いっしゅ》で，ヘルパーT細胞《さいぼう》やキラーT細胞《さいぼう》の機能《きのう》を抑制《よくせい》することにより，免疫反応《めんえきはんのう》を制御《せいぎょ》します。

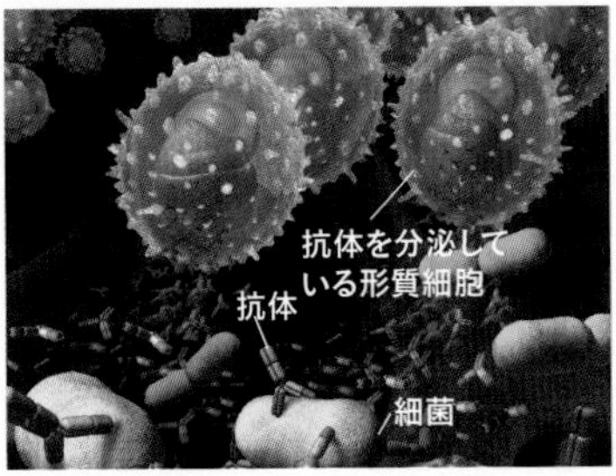

B細胞《さいぼう》

ヘルパーT細胞《さいぼう》からの信号《しんごう》によって分化《ぶんか》し，抗体《こうたい》をつくる「プラズマ細胞《さいぼう》（形質細胞《けいしつさいぼう》）」になります。

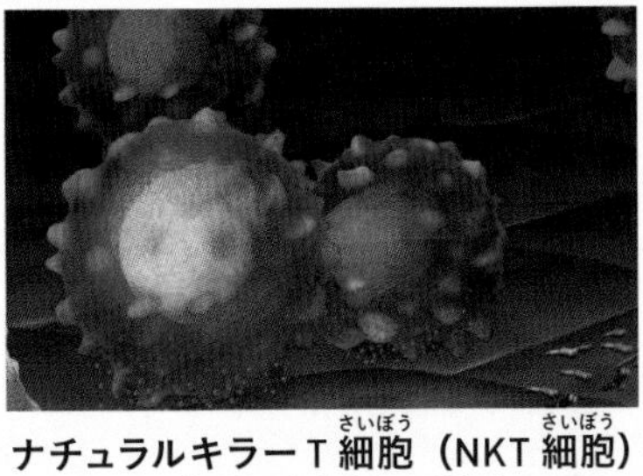

ナチュラルキラーT細胞《さいぼう》（NKT細胞《さいぼう》）

生《う》まれつき外敵《がいてき》を殺傷《さっしょう》する能力《のうりょく》をもつNK細胞《さいぼう》と，T細胞《さいぼう》の両方《りょうほう》の機能《きのう》をあわせもち，がん細胞《さいぼう》の排除《はいじょ》などにかかわります。

※3：一度侵入した病原体を記憶して，後天的に“獲得”した免疫。

ストレスで胃《い》が荒《あ》れるしくみ

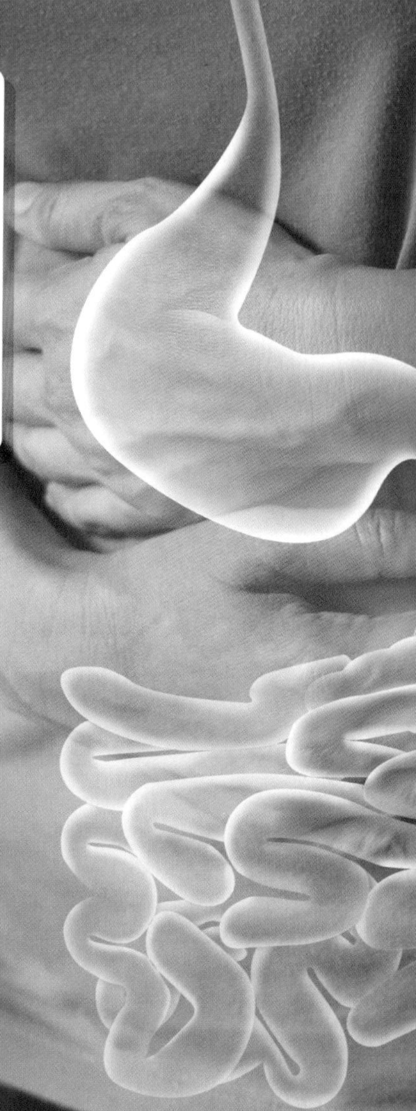

ここからは，ストレスに対《たい》して体《からだ》が反応《はんのう》する，「ストレス反応《はんのう》のしくみ」をみていきます。ストレスで胃《い》が荒《あ》れたり，頭痛《ずつう》がしたりするなど，ストレスが心身《しんしん》にさまざまな影響《えいきょう》をおよぼすことは広《ひろ》く知《し》られています。しかし，「心《こころ》」に加《くわ》わったストレスが，どうやって「体《からだ》」にダメージをおよぼすのでしょうか？

ストレス研究《けんきゅう》の第一人者《だいいちにんしゃ》ハンス・セリエは，実験動物《じっけんどうぶつ》のラットに，いろいろな種類《しゅるい》のストレスをあたえる実験《じっけん》を行《おこな》いました（12ページ）。物質《ぶっしつ》を注入《ちゅうにゅう》したり，低温《ていおん》・高温環境《こうおんかんきょう》に置《お》いたり，体《からだ》をしばって精神的恐怖《せいしんてききょうふ》をあたえたり……。その結果《けっか》，どのストレスをあたえたときでも，ラットの胃腸《いちょう》が荒《あ》れたり，「副腎《ふくじん》」が大《おお》きくなったりするなど，共通《きょうつう》の症状《しょうじょう》があらわれたのです。

これは，**心理的《しんりてき》なストレスも，物《ぶつ》理的《りてき》なストレスも，体《からだ》が反応《はんのう》するしくみは同《おな》じだという，非常《ひじょう》に興《きょう》味深《みぶか》い事実《じじつ》を示《しめ》しています**。このストレスに対《たい》する体《からだ》の反応《はんのう》（ストレス反応《はんのう》）には，「自律神経《じりつしんけい》」と「内分泌《ないぶんぴつ》（ホルモン）」という二《ふた》つの経路《けいろ》が，主《おも》にかかわっていることがわかっています。

胃酸《いさん》が過剰《かじょう》に分泌《ぶんぴつ》され，胃壁《いへき》の一部《いちぶ》を破壊《はかい》

ストレス反応《はんのう》の二《ふた》つの経路《けいろ》（内分泌《ないぶんぴつ》，自律神経《じりつしんけい》）によって胃《い》が荒《あ》れるしくみを，下《した》に示《しめ》しました。内分泌《ないぶんぴつ》を介《かい》した反応《はんのう》（左《ひだり》）により，副腎皮質刺激《ふくじんひしつしげき》ホルモン（ACTH）とコルチゾールという2種類《しゅるい》のホルモンが順《じゅん》に放出《ほうしゅつ》されます。その結果《けっか》，胃酸《いさん》の分泌《ぶんぴつ》がうながされ，胃粘膜《いねんまく》を保護《ほご》する粘液《ねんえき》の分泌《ぶんぴつ》はおさえられます。一方《いっぽう》，自律神経《じりつしんけい》を介《かい》した反応《はんのう》（右《みぎ》）では交感神経《こうかんしんけい》が活性化《かっせいか》し，胃粘膜《いねんまく》の血《けっ》管《かん》がせばまります。すると血液《けつえき》が行《い》きわたらなくなり，粘膜《ねんまく》の防御機能《ぼうぎょきのう》が低下《ていか》します。こうした二《ふた》つの経路《けいろ》が複合的《ふくごうてき》にはたらいた結果《けっか》，胃酸《いさん》が胃壁《いへき》の一部《いちぶ》を破壊《はかい》します。つまり胃《い》が荒《あ》れてしまうのです。

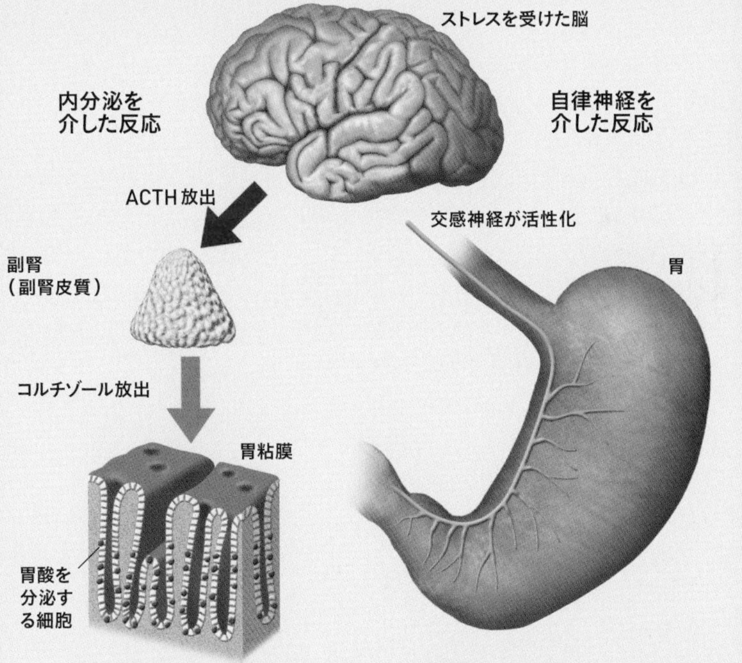

胃酸の分泌が促進される。一方，胃粘膜を保護する粘液の分泌は抑制される。

胃粘膜の血管がせばまり，血液が行きわたらなくなる。その結果，粘膜の防御機能が低下する。

↓

胃酸が胃壁の一部を破壊する。つまり，胃が荒れる！

ストレス反応《はんのう》の長期化《ちょうきか》は，体《からだ》に無理《むり》を引《ひ》きおこす

ストレス反応《はんのう》の二《ふた》つ目《め》は,「ストレスホルモン」とよばれる「コルチゾール」の分泌《ぶんぴつ》です。私《わたし》たちがストレスを感《かん》じると，「下《か》垂体前葉《すいたいぜんよう》」を介《かい》して，副腎皮質刺《ふくじんひしつし》激《げき》ホルモン（ACTH）が分泌《ぶんぴつ》されます。このホルモンが副腎皮質《ふくじんひしつ》に届《とど》くことで，コルチゾールが分泌《ぶんぴつ》されます。

コルチゾールは，免疫機能《めんえききのう》を低《てい》下《か》させたり，血液中《けつえきちゅう》の糖《とう》の濃度《のうど》を上昇《じょうしょう》させたりして，体内《たいない》の状態《じょうたい》を調整《ちょうせい》します。これは，狩猟《しゅりょう》・採集《さいしゅう》時代《じだい》の人類《じんるい》が天敵《てんてき》から逃《に》げたり戦《たたか》ったりする際《さい》に，力《ちから》を発揮《はっき》しやすくする準備《じゅんび》に相当《そうとう》します（10ページ）。つまりストレス反応《はんのう》は，現《げん》在《ざい》まで生《い》きのびた生物《せいぶつ》にとって，絶体絶命《ぜったいぜつめい》の危機《きき》から逃《のが》れるために欠《か》かせない反応《はんのう》だったのです。

しかし，現在《げんざい》のストレスの原因《げんいん》は，山《やま》でクマに遭遇《そうぐう》するような短《たん》期的《きてき》なものより，仕事《しごと》や人間関係《にんげんかんけい》といった長期《ちょうき》にわたるものがほとんどです。**ストレス反応《はんのう》は，その場《ば》をしのぐために「短期的《たんきてき》なら低《てい》下《か》しても大丈夫《だいじょうぶ》な体《からだ》の機能《きのう》」を低《てい》下《か》させる反応《はんのう》です。そのため，ストレスが長期化《ちょうきか》すると，さまざまな無理《むり》が生《しょう》じてしまうと考《かんが》えられています**。

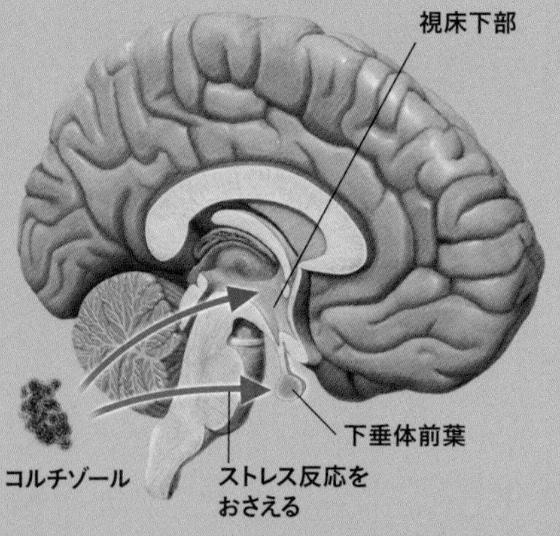

ストレス反応《はんのう》の“アクセル”と“ブレーキ”

脳《のう》がストレスの原因《げんいん》となる刺激《しげき》を認識《にんしき》すると，視床下部《ししょうかぶ》から下《か》垂体前葉《すいたいぜんよう》に情報《じょうほう》が渡《わた》り，副腎皮《ふくじんひ》質刺激《しつしげき》ホルモン（ACTH）の分泌《ぶんぴつ》が開始《かいし》されます。ストレス反応《はんのう》によって生《しょう》じたコルチゾールが，血流《けつりゅう》に乗《の》って視床下部《ししょうかぶ》や下垂体《かすいたい》前葉《ぜんよう》に届《とど》くと，この一連《いちれん》の反応《はんのう》がおさえられます。コルチゾールには，ストレス反応《はんのう》の“ブレーキ”としての役割《やくわり》もあるのです。

全身《ぜんしん》に広《ひろ》がるストレスホルモン

ストレスホルモン（コルチゾールなど）が分泌《ぶんぴつ》される反応《はんのう》の一連《いちれん》の流《なが》れをえがきました。脳《のう》でストレスが認識《にんしき》される（**1**）と，副腎《ふくじん》皮《ひ》質《しつ》刺《し》激《げき》ホルモン（ACTH）が分泌《ぶんぴつ》され（**2**），副腎《ふくじん》の表面《ひょうめん》にある副腎《ふくじん》皮《ひ》質《しつ》からコルチゾールなどのストレスホルモンが分泌《ぶんぴつ》されます。ストレスホルモンは，血流《けつりゅう》に乗《の》って全身《ぜんしん》へ拡散《かくさん》し，免疫《めんえき》機《き》能《のう》の低下《ていか》などを引《ひ》きおこします（**3**）。この反応《はんのう》にかかる時間《じかん》は数分《すうふん》です。一連《いちれん》の反応《はんのう》は，コルチゾールが血流《けつりゅう》に乗《の》って脳《のう》に届《とど》くとおさえられます（**4**）。

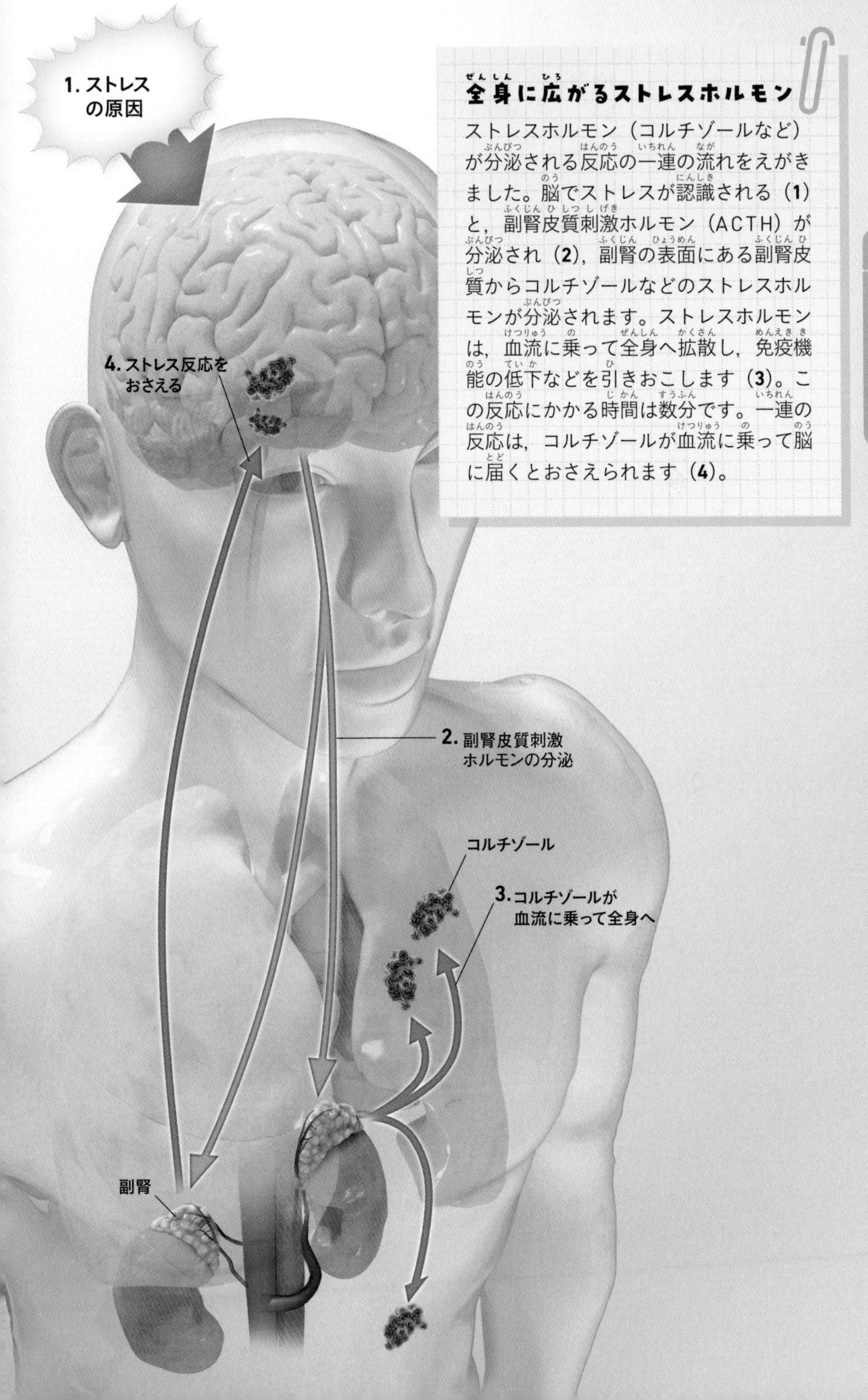

生命《せいめい》をおびやかす「キラーストレス」

ストレスを科学的《かがくてき》に定義《ていぎ》すると，「外部刺激《がいぶしげき》（ストレッサー）によって生体内《せいたいない》で生《しょう》じるゆがみの状態《じょうたい》」などとなります。生《い》きている限《かぎ》り何《なん》らかのストレスがあるのが当《あ》たり前《まえ》で，「適度《てきど》なストレス」による疲労《ひろう》が身体《しんたい》の休養《きゅうよう》をうながし，休養《きゅうよう》が心身《しんしん》の回復《かいふく》につながるとも考《かんが》えられています。つまりストレスは，心身《しんしん》の健康維持《けんこういじ》に貢献《こうけん》している側面《そくめん》もあるのです。

抱《かか》えているストレスがそれほど大《おお》きくない場合《ばあい》は，生体内《せいたいない》にそなわるホメオスタシス（44ページ〜）の機能《きのう》がはたらき，時間《じかん》の経過《けいか》とともにストレス反応《はんのう》は消《き》えていきます。**ところが，ストレスが重《かさ》なり，その状態《じょうたい》がつづく場合《ばあい》は，動脈硬化《どうみゃくこうか》，狭心症《きょうしんしょう》，心筋梗塞《しんきんこうそく》，脳卒中《のうそっちゅう》といった，突然死《とつぜんし》に至《いた》る病気《びょうき》を引《ひ》きおこす可能性《かのうせい》もあります。**死《し》をもたらす危険《きけん》のあるストレスは「キラーストレス」ともよばれています。また，**数多《かずおお》くの研究《けんきゅう》により，ストレスががんの発症《はっしょう》や，がんによる死亡率《しぼうりつ》を高《たか》めることもわかっています**[※1]。

適度《てきど》なストレスと慢性的《まんせいてき》なストレス

ストレスがそれほど大《おお》きくない場合《ばあい》は，ストレスによって疲労《ひろう》がもたらされたとしても，身体《からだ》を休《やす》めることで心身《しんしん》を回復《かいふく》させることができます（上《うえ》の写真《しゃしん》）。一方《いっぽう》，ストレスが複数重《ふくすうかさ》なり，その状態《じょうたい》がつづく場合《ばあい》は，ときに生命《せいめい》をおびやかすこともあります（下《した》の写真《しゃしん》）。

北海道大学《ほっかいどうだいがく》の研究《けんきゅう》チームは，マウスに慢性的《まんせいてき》なストレスをかける実験《じっけん》を行《おこな》い，キラーストレスが突然死《とつぜんし》をまねくしくみの一端《いったん》を解明《かいめい》しました。同《どう》チームは，「慢性《まんせい》ストレスがある状態《じょうたい》で脳内《のうない》に特定《とくてい》の免疫細胞《めんえきさいぼう》（$CD4^+$T細胞《さいぼう》）が流入《りゅうにゅう》すると，脳血管《のうけっかん》に微小《びしょう》な炎症《えんしょう》がおきる。この脳《のう》の異常《いじょう》が消化器《しょうかき》や心臓《しんぞう》の機能障害《きのうしょうがい》を引《ひ》きおこし，突然死《とつぜんし》を引《ひ》きおこす」と報告《ほうこく》しています[※2]。

同《おな》じことがヒトに当《あ》てはまるのかは定《さだ》かではありませんが，自分《じぶん》のストレス度合《どあ》いを把握《はあく》し，解消法《かいしょうほう》を身《み》につけることはとても大切《たいせつ》なのです。

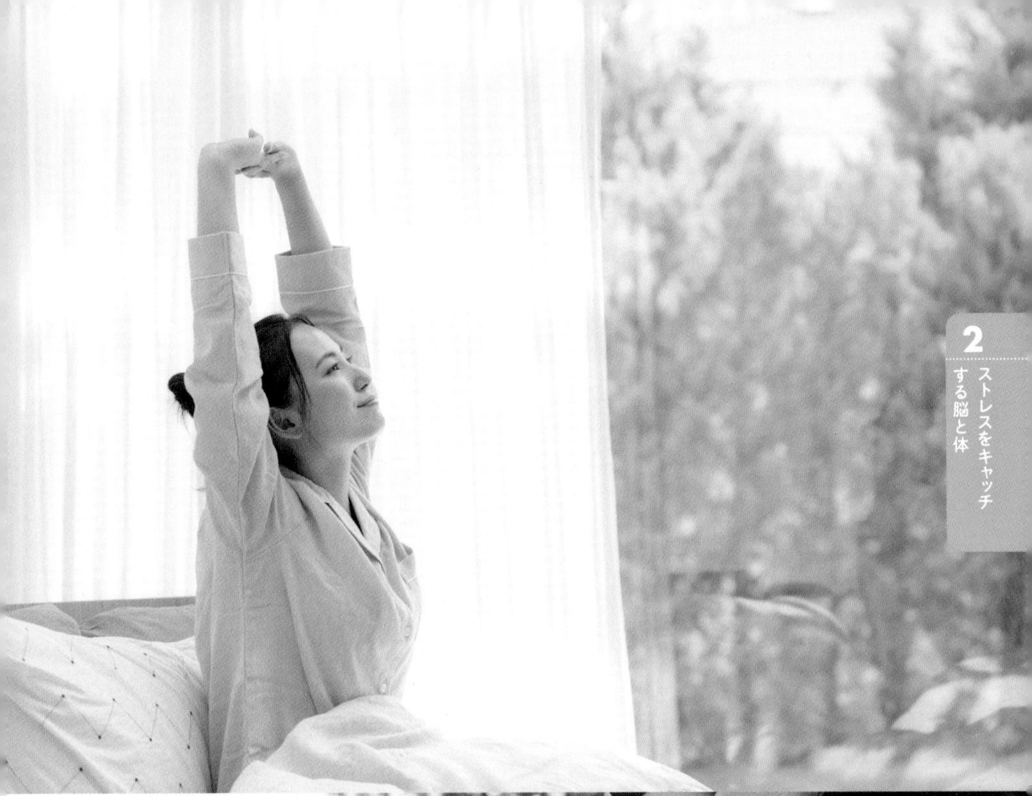

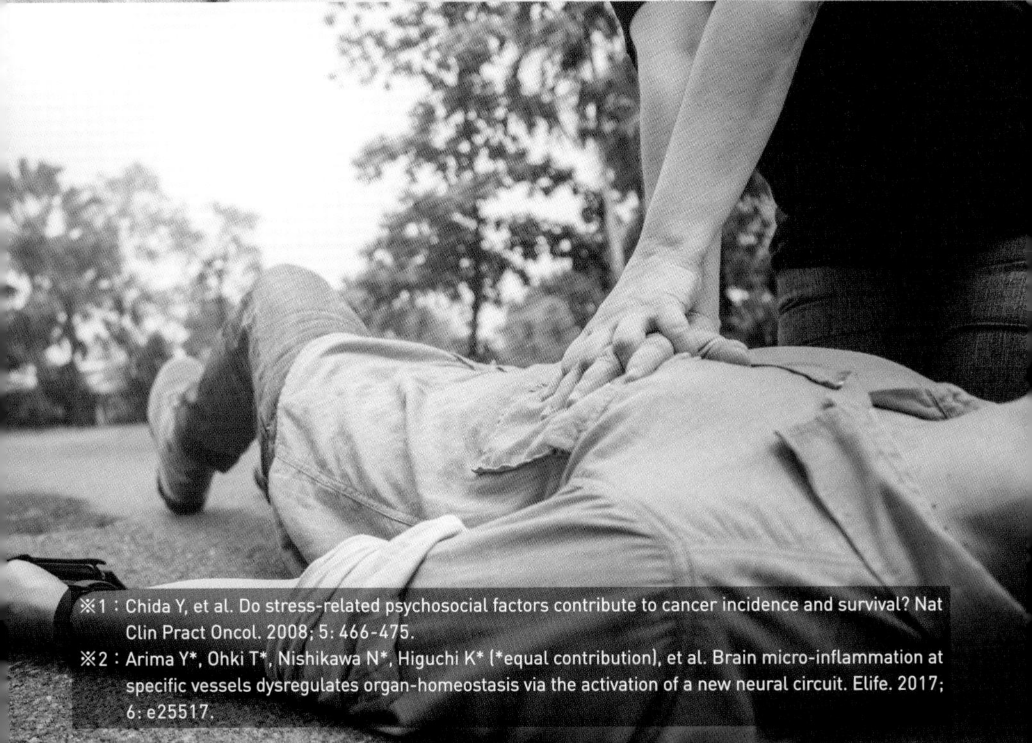

※1：Chida Y, et al. Do stress-related psychosocial factors contribute to cancer incidence and survival? Nat Clin Pract Oncol. 2008; 5: 466-475.

※2：Arima Y*, Ohki T*, Nishikawa N*, Higuchi K* (*equal contribution), et al. Brain micro-inflammation at specific vessels dysregulates organ-homeostasis via the activation of a new neural circuit. Elife. 2017; 6: e25517.

ストレスホルモンの濃度《のうど》でストレスを測定《そくてい》

主《おも》なストレスマーカーの候補《こうほ》

名称《めいしょう》	特徴《とくちょう》
コルチゾール	副腎皮質《ふくじんひしつ》から放出《ほうしゅつ》されるストレスホルモン。血液《けつえき》のほか，唾《だ》液中《えきちゅう》にも含《ふく》まれる。比較的簡単《ひかくてきかんたん》に測定《そくてい》できる装置《そうち》が開発中《かいはつちゅう》であり，有望《ゆうぼう》なストレスマーカーの一《ひと》つ。
アミラーゼ	唾液《だえき》や膵液《すいえき》に含《ふく》まれる消化酵素《しょうかこうそ》。急性《きゅうせい》ストレスを受《う》けると，唾液中《だえきちゅう》の濃度《のうど》が増加《ぞうか》する。食事《しょくじ》や運動《うんどう》の影響《えいきょう》を大《おお》きく受《う》ける。小型《こがた》の測定装置《そくていそうち》が市販《しはん》されている。
分泌型《ぶんぴつがた》 免疫《めんえき》グロブリンA	口《くち》や鼻《はな》などの粘液中《ねんえきちゅう》に存在《そんざい》するタンパク質《しつ》で，免疫機構《めんえききこう》にかかわる。慢性《まんせい》ストレスによる免疫力《めんえきりょく》の低下《ていか》を判断《はんだん》できるマーカーとして期待《きたい》されている。
クロモグラニンA	急性《きゅうせい》ストレスを受《う》けると，血中《けっちゅう》や唾液中《だえきちゅう》の濃度《のうど》が上昇《じょうしょう》するタンパク質《しつ》。とくに唾液中《だえきちゅう》の濃度《のうど》は，心理的《しんりてき》ストレスのよい指《し》標《ひょう》といわれている。

ストレスは感《かん》じ方《かた》に個人差《こじんさ》があります。しかし，生物《せいぶつ》がストレスを受《う》けると，決《き》まってコルチゾールなどのホルモンが放出《ほうしゅつ》されます。このストレスホルモンの濃度《のうど》をはかることでストレス状態《じょうたい》を客観的《きゃっかんてき》に評価《ひょうか》できたら，病気《びょうき》を予防《よぼう》することも可能《かのう》だといえます。

ストレスを反映《はんえい》する体内《たいない》の成分《せいぶん》を，「ストレスマーカー」とよびます。たとえば血液中《けつえきちゅう》に放出《ほうしゅつ》されたコルチゾールの一部《いちぶ》は唾液《だえき》に移行《いこう》します。血《けつ》液《えき》や唾液中《だえきちゅう》のコルチゾール濃度《のうど》は，起床直後《きしょうちょくご》に急上昇《きゅうじょうしょう》し，昼《ひる》にかけて下《か》降《こう》したあと，午後《ごご》は低《ひく》い濃度《のうど》で安定《あんてい》することが知《し》られています。ところが，**うつ病《びょう》や心的外傷後《しんてきがいしょうご》ストレス障《しょう》害《がい》（PTSD）の人《ひと》は，そうでない人《ひと》とくらべて，起床時《きしょうじ》の唾液中《だえきちゅう》コルチゾール濃度《のうど》の上昇《じょうしょう》がにぶいといいます**。

コルチゾール以外《いがい》にも，体内《たいない》のさまざまな物質《ぶっしつ》が，ストレスマーカーの候補《こうほ》として研究《けんきゅう》されています（左《ひだり》ページの表《ひょう》）。

唾液《だえき》を使《つか》ってストレスチェック

ストレスを客観的《きゃっかんてき》にはかるための指標《しひょう》（ストレスマーカー）として，体内《たいない》のさまざまな物質《ぶっしつ》が利用《りよう》されています（左《ひだり》の表《ひょう》）。その中《なか》でも，手軽《てがる》にサンプルを採《さい》取《しゅ》できる「唾液《だえき》」に含《ふく》まれるマーカーが注目《ちゅうもく》されています。

唾液《だえき》を使《つか》ってストレスチェック

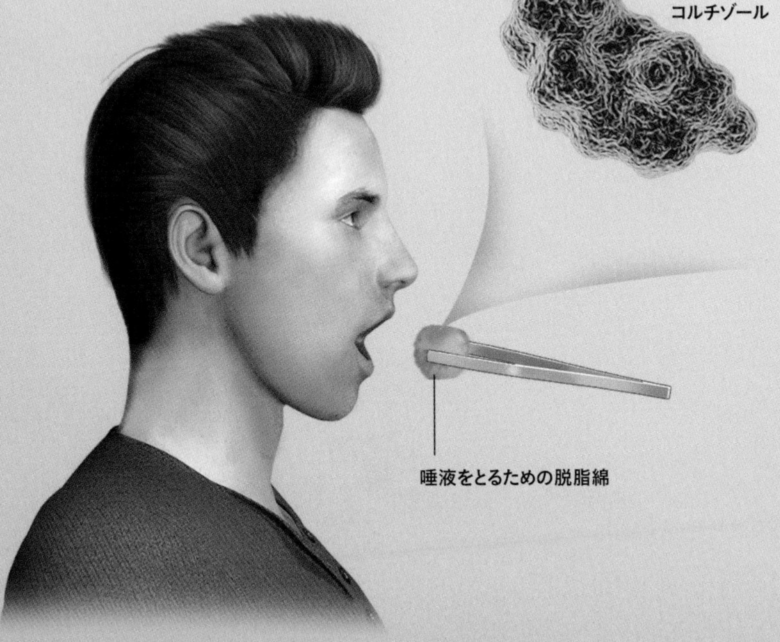

コーヒーブレイク
COFFEE BREAK
Column

ストレスを感《かん》じやすい「繊細《せんさい》な気質《きしつ》」

物事《ものごと》を深掘《ふかぼ》りしやすい(Depth of processing)

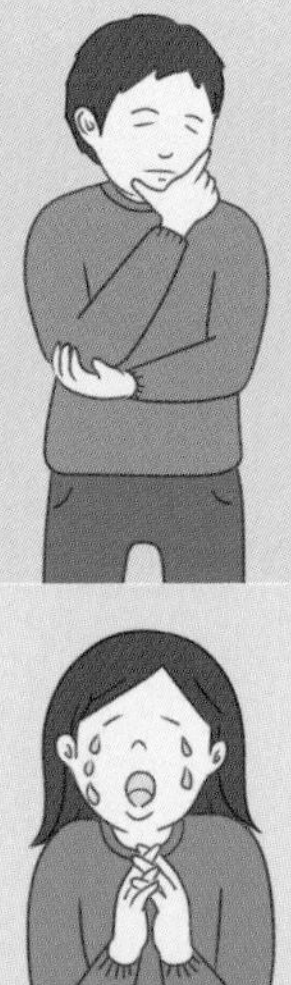

物事《ものごと》を深《ふか》く分析《ぶんせき》したり，独《どく》創的《そうてき》な発想《はっそう》をしたりすることが得意《とくい》です。その反《はん》面《めん》，考《かんが》えすぎて課題《かだい》を先《さき》のばしにしたり，心配《しんぱい》しすぎたりすることがあります。

刺激《しげき》を過剰《かじょう》に受《う》けやすい(Overstimulation)

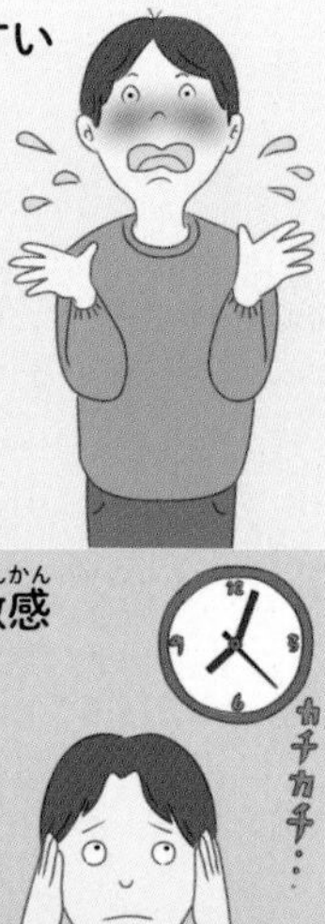

たとえば，多《おお》くの人《ひと》の視《し》線《せん》を感《かん》じる人前《ひとまえ》や人《ひと》ごみでは，緊張《きんちょう》して疲《つか》れやすくなります。また，何《なに》かをはじめて体験《たいけん》するときにも，緊張《きんちょう》しすぎることがあります。

共感《きょうかん》しやすい(Emotional reactivity and Empathy)

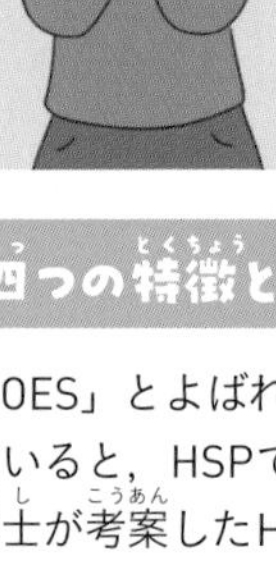

他人《たにん》の喜《よろこ》びや悲《かな》しみを自《じ》分《ぶん》のことのように感《かん》じやすい反面《はんめん》，自分《じぶん》の気持《きも》ちがなおざりになるという，「心《こころ》の不安定《ふあんてい》さ」をもつ場《ば》合《あい》もあります。

小《ちい》さな刺激《しげき》や変化《へんか》に敏感《びんかん》(Sensing the subtle)

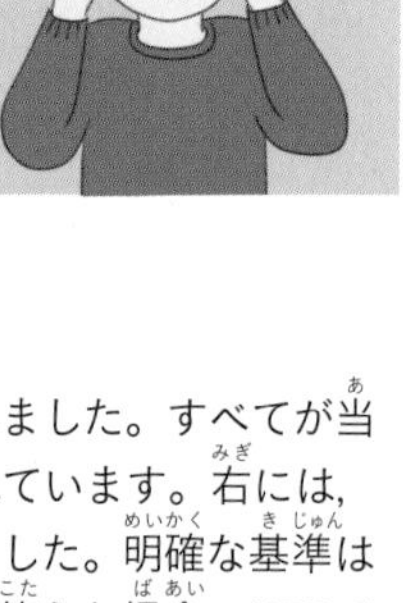

においや音《おと》，光《ひかり》などの感《かん》覚《かく》刺激《しげき》に敏感《びんかん》です。他人《たにん》の否定的《ひていてき》な言動《げんどう》を重《おも》く受《う》け止《と》めてしまう一方《いっぽう》で，相手《あいて》の細《こま》かい表情《ひょうじょう》の変化《へんか》を読《よ》み取《と》るのが得《とく》意《い》です。

HSPの四《よっ》つの特徴《とくちょう》とHSPセルフテスト

上《うえ》には，「DOES」とよばれるHSPの四《よっ》つの特徴《とくちょう》を示《しめ》しました。すべてが当《あ》てはまっていると，HSPである可能性《かのうせい》が高《たか》いといわれています。右《みぎ》には，アーロン博士《はくし》が考案《こうあん》したHSPのセルフテストを示《しめ》しました。明確《めいかく》な基準《きじゅん》はありませんが，おおよそ12個以上《こいじょう》の質問《しつもん》に「はい」と答《こた》えた場合《ばあい》，HSPである可能性《かのうせい》が高《たか》いといわれています。

近《きん》年《ねん》，「繊細《せんさい》でストレスを感《かん》じやすい気質《きしつ》」の一《ひと》つのタイプとして，「HSP（Highly Sensitive Person）」が注目《ちゅうもく》されています。HSPとはアメリカの心理学者《しんりがくしゃ》エレイン・アーロン博士《はくし》が提唱《ていしょう》した，「刺激《しげき》にとても敏感《びんかん》で，繊細《せんさい》な気質《きしつ》をもった人《ひと》」のことです。病気《びょうき》ではなく生《う》まれつきの気質《きしつ》とされ，約《やく》5人《にん》に一人《ひとり》がHSPだといわれています。

HSPは感覚刺激《かんかくしげき》を処理《しょり》する脳部位《のうぶい》のはたらきに特徴《とくちょう》があると考《かんが》えられ，音《おと》やにおい，光《ひかり》などの刺激《しげき》に敏感《びんかん》です。また，細《こま》かいことが気《き》になったり，他人《たにん》の気持《きも》ちに影響《えいきょう》を受《う》けすぎたりすることがあります。HSPの中《なか》には，不安《ふあん》やストレスを感《かん》じすぎて，うつ病《びょう》などの心《こころ》の病《やまい》になる人《ひと》も多《おお》いといいます。

一方《いっぽう》，**HSPには他人《たにん》の気持《きも》ちを敏感《びんかん》に察知《さっち》したり，共感《きょうかん》して相互《そうご》理解《りかい》を深《ふか》めたりすることが得意《とくい》な面《めん》もみられます**。アーロン博士《はくし》は，「HSPのもつ特性《とくせい》は，物事《ものごと》に注意《ちゅうい》深《ぶか》く対処《たいしょ》するという，生物《せいぶつ》としての生《い》き残《のこ》り戦略《せんりゃく》である」と語《かた》っています。

質問《しつもん》番号《ばんごう》	質問項目《しつもんこうもく》
1	周囲《しゅうい》のささいなことによく気《き》がつくと思《おも》う
2	他人《たにん》の機嫌《きげん》に影響《えいきょう》される
3	痛《いた》みにとても敏感《びんかん》だ
4	忙《いそが》しい日《ひ》は，ベッドや暗《くら》い部屋《へや》，もしくはプライバシーを確保《かくほ》できて刺激《しげき》から解放《かいほう》される場所《ばしょ》に引《ひ》きこもりたくなる
5	カフェインに対《たい》して敏感《びんかん》だ
6	まぶしい光《ひかり》，強《つよ》いにおい，粗《あら》い生地《きじ》，近《ちか》くから聞《き》こえるサイレンなどにすぐに反応《はんのう》する
7	豊《ゆた》かで複雑《ふくざつ》な内面世界《ないめんせかい》をもっている
8	大《おお》きな音《おと》が苦手《にがて》である
9	芸術《げいじゅつ》や音楽《おんがく》に心《こころ》を大《おお》きくゆさぶられる
10	良心的《りょうしんてき》である
11	すぐにおどろく
12	短時間《たんじかん》でたくさんやることがあると混乱《こんらん》する
13	だれかが居心地《いごこち》の悪《わる》さを感《かん》じていると，その理由《りゆう》を察《さっ》し，（明《あ》かりを調整《ちょうせい》したり，席《せき》をかえたりして）心地《ここち》よくしてあげようと思《おも》うことが多《おお》い
14	一度《いちど》にたくさんのことをやるよういわれると困《こま》ってしまう
15	失敗《しっぱい》や忘《わす》れ物《もの》をしないよう，とても気《き》をつけている
16	ふだんから暴力的《ぼうりょくてき》な映画《えいが》やテレビ番組《ばんぐみ》は見《み》ないようにしている
17	周囲《しゅうい》でいろいろなことがおこると動揺《どうよう》してしまう
18	極度《きょくど》の空腹《くうふく》によって強《つよ》い反応《はんのう》が引《ひ》きおこされ，集中力《しゅうちゅうりょく》や気分《きぶん》がそがれる
19	環境《かんきょう》の変化《へんか》に動揺《どうよう》する
20	繊細《せんさい》な，あるいは良質《りょうしつ》なにおい，味《あじ》，音《おと》，芸術作品《げいじゅつさくひん》を堪能《たんのう》する
21	動揺《どうよう》や混乱《こんらん》を引《ひ》きおこすような状況《じょうきょう》を極力《きょくりょく》さけて生活《せいかつ》している
22	仕事《しごと》でだれかと競《きそ》ったり，評価《ひょうか》されたりすると，ふだんより緊張《きんちょう》し動揺《どうよう》してしまう
23	子供《こども》のころ，親《おや》や教師《きょうし》から繊細《せんさい》，あるいは内気《うちき》だと思《おも》われていた

出典：エレイン・N・アーロン 著，片桐恵理子 訳．敏感すぎる私の活かし方―高感度から才能を引き出す発想術．パンローリング．2020．

3

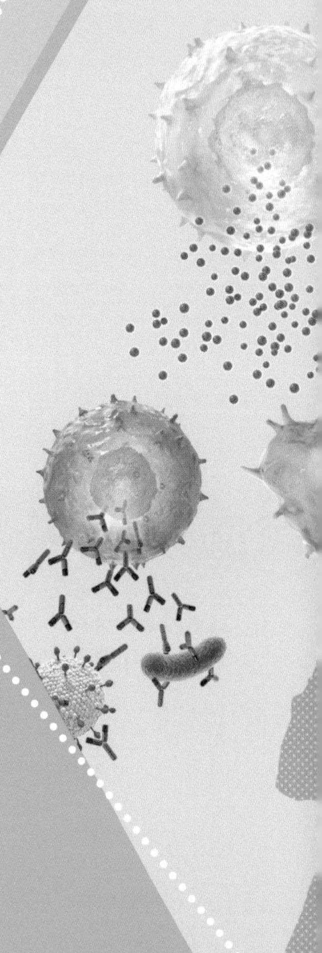

ストレスが引《ひ》きおこす病気《びょうき》

ストレスを受《う》けると，心身《しんしん》にさまざまな不調《ふちょう》が生《しょう》じます。ストレスが重《かさ》なり長期化《ちょうきか》すると，心身症《しんしんしょう》をおこしたり，うつ病《びょう》などの心《こころ》の病《やまい》を発症《はっしょう》したりするリスクが高《たか》まります。3章《しょう》では，ストレスが心身《しんしん》に引《ひ》きおこす病気《びょうき》とその治療法《ちりょうほう》をみていきます。

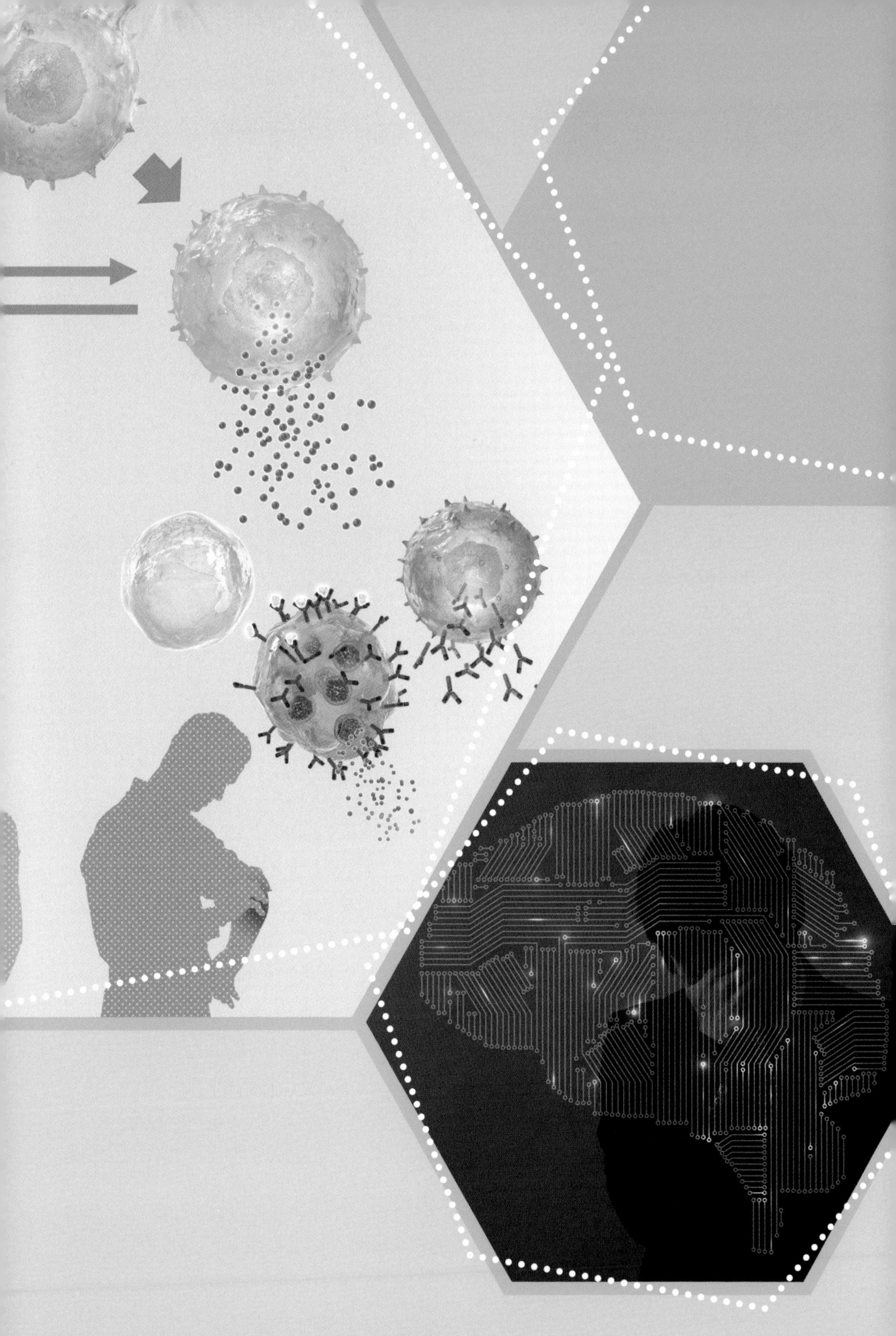

ストレスがつづくと，免疫力《めんえきりょく》が低下《ていか》する

免《めん》疫《えき》は，交感神経《こうかんしんけい》と副交感神《ふくこうかんしん》経《けい》からなる自律神経《じりつしんけい》がバランスよく機能《きのう》することで維持《いじ》されています（50ページ）。いいかえると，**ストレスで交感神経《こうかんしんけい》と副交《ふくこう》感神経《かんしんけい》のバランスがくずれると，免疫機能《めんえききのう》も正常《せいじょう》に機能《きのう》しなくなるのです**。

ストレスが慢性化《まんせいか》すると，交感《こうかん》神経《しんけい》が過度《かど》に活性化《かっせいか》されて「ノルアドレナリン」というホルモンが分泌《ぶんぴつ》されつづけます。すると体《からだ》は，高血圧《こうけつあつ》，頻脈《ひんみゃく》，不眠状態《ふみんじょうたい》などにおちいります。**免疫系《めんえきけい》においては，たとえば「樹状細胞《じゅじょうさいぼう》」は，ノルアドレナリン受容体《じゅようたい》で情報《じょうほう》を受《う》け取《と》ると数《かず》が減《へ》ってはたらきが弱《よわ》まることが知《し》られています**。樹状細胞《じゅじょうさいぼう》は体内《たいない》に侵入《しんにゅう》した病原体《びょうげんたい》をいち早《はや》くみつけだし，すみやかに免疫系《めんえきけい》を発動《はつどう》させる監視役《かんしやく》を果《は》たします。そのため樹状細胞《じゅじょうさいぼう》のはたらきが弱《よわ》まると，病原体《びょうげんたい》が侵入《しんにゅう》しても免《めん》疫系《えきけい》が正常《せいじょう》にはたらかなくなり，感染《かんせん》しやすくなるのです。

さらに，ノルアドレナリンがリンパ球《きゅう》（48ページ）の数《かず》を減《へ》らすことも示唆《しさ》されています。大阪大《おおさかだい》学《がく》の研究《けんきゅう》チームの報告《ほうこく》によると，リンパ球《きゅう》のノルアドレナリン受容《じゅよう》体《たい》を刺激《しげき》し，交感神経《こうかんしんけい》が活性化《かっせいか》されたのと同《おな》じ状態《じょうたい》にしたマウスでは，リンパ球《きゅう》の数《かず》が少《すく》なくなることがわかりました※。研究《けんきゅう》チームは**「ストレスが加《くわ》わって交感神経《こうかんしんけい》が興奮《こうふん》することが，病原体《びょうげんたい》の排除《はいじょ》をさまたげ，感染症《かんせんしょう》の治癒《ちゆ》を遅《おく》らせる可能性《かのうせい》がある」**としています。

病原体《びょうげんたい》の情報《じょうほう》をT細胞《さいぼう》に受《う》け渡《わた》す樹状細胞《じゅじょうさいぼう》（右《みぎ》の図《ず》）

細菌《さいきん》やウイルスが侵入《しんにゅう》した場合《ばあい》，樹状細胞《じゅじょうさいぼう》はその成分《せいぶん》の一部《いちぶ》を自分《じぶん》の細胞膜《さいぼうまく》の外《そと》に提《てい》示《じ》し，病原体情報《びょうげんたいじょうほう》をナイーブT細胞《さいぼう》（未熟《みじゅく》なヘルパーT細胞《さいぼう》）に伝《つた》えます。するとナイーブT細胞《さいぼう》はTh1細胞《さいぼう》となって炎症《えんしょう》をおこし，異物《いぶつ》を排除《はいじょ》します（**A**）。一方《いっぽう》で寄生虫《きせいちゅう》が侵入《しんにゅう》した場合《ばあい》，ナイーブT細胞《さいぼう》はTh2細胞《さいぼう》となり，寄生虫《きせいちゅう》を排除《はいじょ》します（**B**）。樹状《じゅじょう》細胞《さいぼう》のはたらきが弱《よわ》まると，こうした病原体《びょうげんたい》が侵入《しんにゅう》しても免疫系《めんえきけい》が正常《せいじょう》に発動《はつどう》されなくなるため，感染《かんせん》しやすくなるのです。

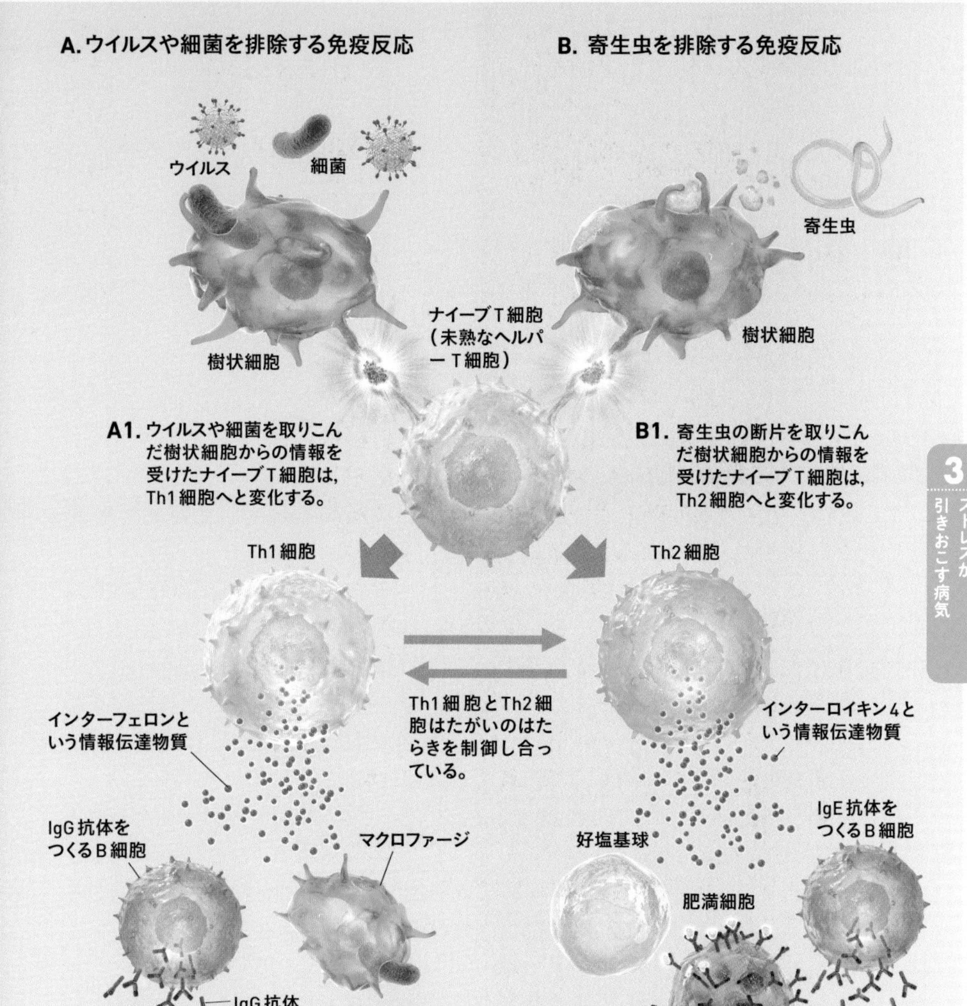
A. ウイルスや細菌を排除する免疫反応
B. 寄生虫を排除する免疫反応
ウイルス
細菌
寄生虫
樹状細胞
ナイーブT細胞（未熟なヘルパーT細胞）
樹状細胞
A1. ウイルスや細菌を取りこんだ樹状細胞からの情報を受けたナイーブT細胞は，Th1細胞へと変化する。
B1. 寄生虫の断片を取りこんだ樹状細胞からの情報を受けたナイーブT細胞は，Th2細胞へと変化する。
Th1細胞
Th2細胞
Th1細胞とTh2細胞はたがいのはたらきを制御し合っている。
インターフェロンという情報伝達物質
インターロイキン4という情報伝達物質
IgG抗体をつくるB細胞
マクロファージ
IgG抗体
好塩基球
肥満細胞
IgE抗体をつくるB細胞
IgE抗体
ヒスタミン
A2. Th1細胞は，IgG抗体をつくるB細胞やマクロファージを活性化することで，ウイルスや細菌を排除する。
B2. Th2細胞は好塩基球や肥満細胞を活性化し，寄生虫を排除する。
ストレスを抱えていると，このような免疫反応が正常に発動されなくなる

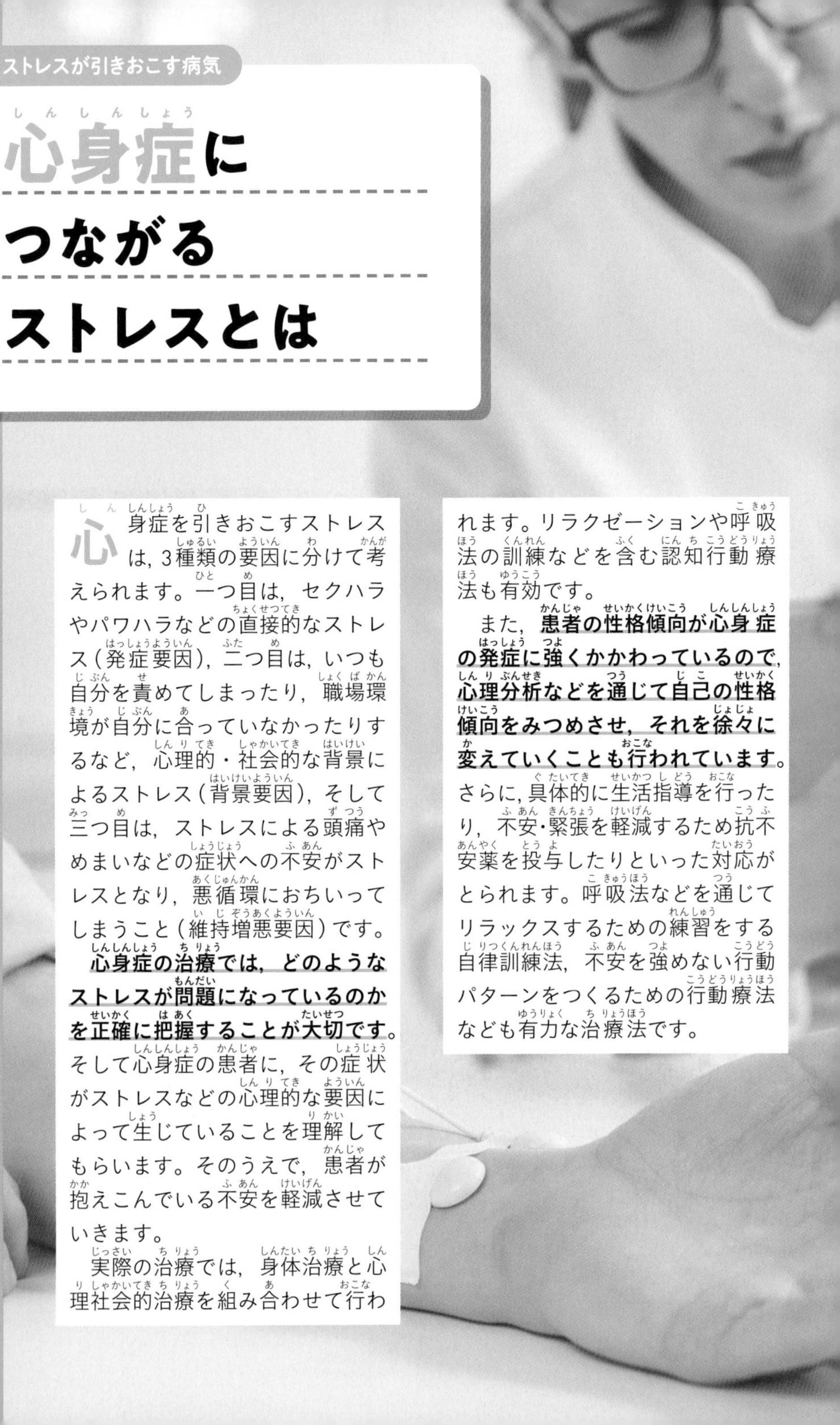

心身症《しんしんしょう》につながるストレスとは

心《しん》身症《しんしょう》を引《ひ》きおこすストレスは, 3種類《しゅるい》の要因《よういん》に分《わ》けて考《かんが》えられます。一《ひと》つ目《め》は, セクハラやパワハラなどの直接的《ちょくせつてき》なストレス(発症要因《はっしょうよういん》), 二《ふた》つ目《め》は, いつも自分《じぶん》を責《せ》めてしまったり, 職場環《しょくばかん》境《きょう》が自分《じぶん》に合《あ》っていなかったりするなど, 心理的《しんりてき》・社会的《しゃかいてき》な背景《はいけい》によるストレス(背景要因《はいけいよういん》), そして三《みっ》つ目《め》は, ストレスによる頭痛《ずつう》やめまいなどの症状《しょうじょう》への不安《ふあん》がストレスとなり, 悪循環《あくじゅんかん》におちいってしまうこと(維持増悪要因《いじぞうあくよういん》)です。

心身症《しんしんしょう》の治療《ちりょう》では, どのようなストレスが問題《もんだい》になっているのかを正確《せいかく》に把握《はあく》することが大切《たいせつ》です。そして心身症《しんしんしょう》の患者《かんじゃ》に, その症状《しょうじょう》がストレスなどの心理的《しんりてき》な要因《よういん》によって生《しょう》じていることを理解《りかい》してもらいます。そのうえで, 患者《かんじゃ》が抱《かか》えこんでいる不安《ふあん》を軽減《けいげん》させていきます。

実際《じっさい》の治療《ちりょう》では, 身体治療《しんたいちりょう》と心理社会的治療《しんりしゃかいてきちりょう》を組《く》み合《あ》わせて行《おこな》われます。リラクゼーションや呼吸法《こきゅうほう》の訓練《くんれん》などを含《ふく》む認知行動療法《にんちこうどうりょうほう》も有効《ゆうこう》です。

また, **患者《かんじゃ》の性格傾向《せいかくけいこう》が心身症《しんしんしょう》の発症《はっしょう》に強《つよ》くかかわっているので, 心理分析《しんりぶんせき》などを通《つう》じて自己《じこ》の性格《せいかく》傾向《けいこう》をみつめさせ, それを徐々《じょじょ》に変《か》えていくことも行《おこな》われています。**さらに, 具体的《ぐたいてき》に生活指導《せいかつしどう》を行《おこな》ったり, 不安《ふあん》・緊張《きんちょう》を軽減《けいげん》するため抗不《こうふ》安薬《あんやく》を投与《とうよ》したりといった対応《たいおう》がとられます。呼吸法《こきゅうほう》などを通《つう》じてリラックスするための練習《れんしゅう》をする自律訓練法《じりつくんれんほう》, 不安《ふあん》を強《つよ》めない行動《こうどう》パターンをつくるための行動療法《こうどうりょうほう》なども有力《ゆうりょく》な治療法《ちりょうほう》です。

注目《ちゅうもく》の治療法《ちりょうほう》「バイオフィードバック」

身体《しんたい》の生理学的《せいりがくてき》な変化《へんか》を，自分自身《じぶんじしん》で感知《かんち》するのは困難《こんなん》です。それを，工学機器《こうがくきき》を使《つか》って患者本人《かんじゃほんにん》にわかる形《かたち》でフィードバックするのが，「バイオフィードバック」という治療法《ちりょうほう》です。とくに心身症《しんしんしょう》の治療《ちりょう》に応用《おうよう》され，注目《ちゅうもく》されています。写《しゃ》真《しん》はバイオフィードバックのイメージで，女性《じょせい》の手《て》に心拍数《しんぱくすう》の測定《そくてい》センサーが取《と》りつけられています。

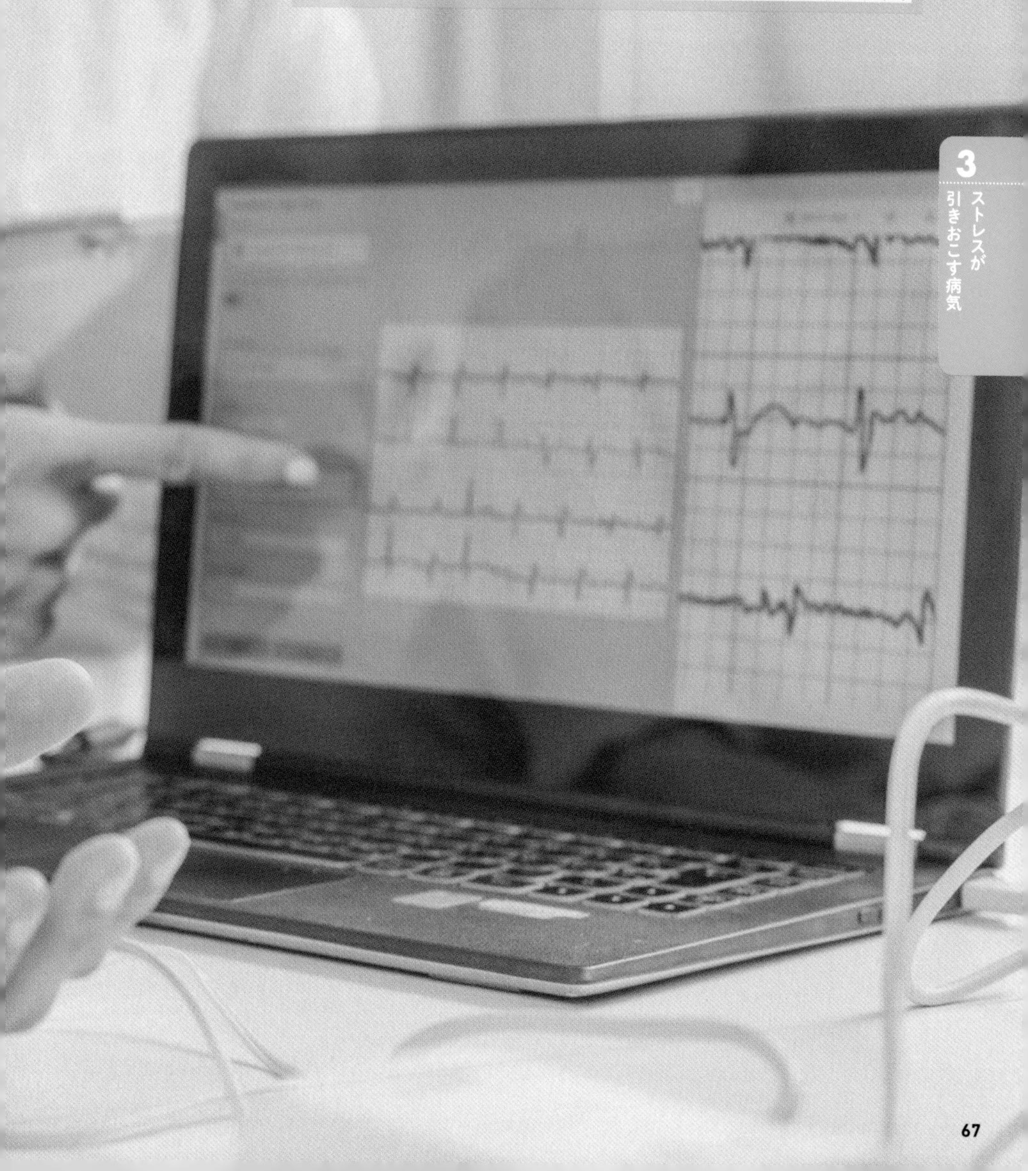

ストレスが胃腸《いちょう》の大敵《たいてき》となる理由《りゆう》

胃《い》腸《ちょう》の不調《ふちょう》と切《き》っても切《き》りはなせないのが，ストレスや生活習慣《せいかつしゅうかん》です。

日本人《にほんじん》のおよそ20％，実《じつ》に5人《にん》に一人《ひとり》が「機能性《きのうせい》胃腸症《いちょうしょう》（機能性《きのうせい》ディスペプシア）」だといいます。機能性《きのうせい》胃腸症《いちょうしょう》とは，病変《びょうへん》がないにもかかわらず，胃《い》もたれなどの腹《ふく》部《ぶ》の不快感《ふかいかん》や，胃《い》の痛《いた》みなどの不《ふ》調《ちょう》をうったえる病気《びょうき》をさします。それと似《に》た過敏性腸症候群《かびんせいちょうしょうこうぐん》も，日《に》本人《ほんじん》のおよそ15％が症状《しょうじょう》をもつといわれます。内視鏡《ないしきょう》などの検査《けんさ》では病変《びょうへん》がないのに，急《きゅう》な下痢《げり》や便秘《べんぴ》に悩《なや》まされる病気《びょうき》です。**これらの症状《しょうじょう》は，ストレスや生活習慣《せいかつしゅうかん》の乱《みだ》れによって，胃腸《いちょう》を調節《ちょうせつ》する機能《きのう》がおかしくなったことによるものと考《かんが》えられています**。いわば“自律神経《じりつしんけい》のバランスがくずれた”状態《じょうたい》です。

たとえば，夏《なつ》バテも自律神経《じりつしんけい》のバランスがくずれることでおきます。外《そと》が暑《あつ》いとき，体《からだ》の中《なか》では交感神経《こうかんしんけい》がはたらき，胃腸《いちょう》の動《うご》きを弱《よわ》め，汗《あせ》をかくなどして体温調節《たいおんちょうせつ》に力《ちから》をそそぎます。そして，外《そと》から帰《かえ》り，冷房《れいぼう》の効《き》いた涼《すず》しい部屋《へや》に入《はい》ると，汗《あせ》を止《と》める副交感神経《ふくこうかんしんけい》がはたらきます。しかし急《きゅう》には対応《たいおう》できずに，交感神経《こうかんしんけい》がそのままはたらく“異常《いじょう》な”状態《じょうたい》がおきます。1回《かい》の温度変化《おんどへんか》でおかしくなることはありませんが，何度《なんど》もくりかえすことで，交感神経《こうかんしんけい》と副交感神経《ふくこうかんしんけい》がうまく切《き》りかわらなくなるのです。

胃腸《いちょう》では，食《た》べ物《もの》が入《はい》ると副交感神経《ふくこうかんしんけい》がはたらき，消化液《しょうかえき》の分泌《ぶんぴつ》を高《たか》め，消化管《しょうかかん》の運動《うんどう》を促進《そくしん》します。交感神経《こうかんしんけい》は逆《ぎゃく》のはたらきをします。このバランスがくずれると，本来《ほんらい》はたらくべきときにうまく機能《きのう》しなくなってしまうのです。

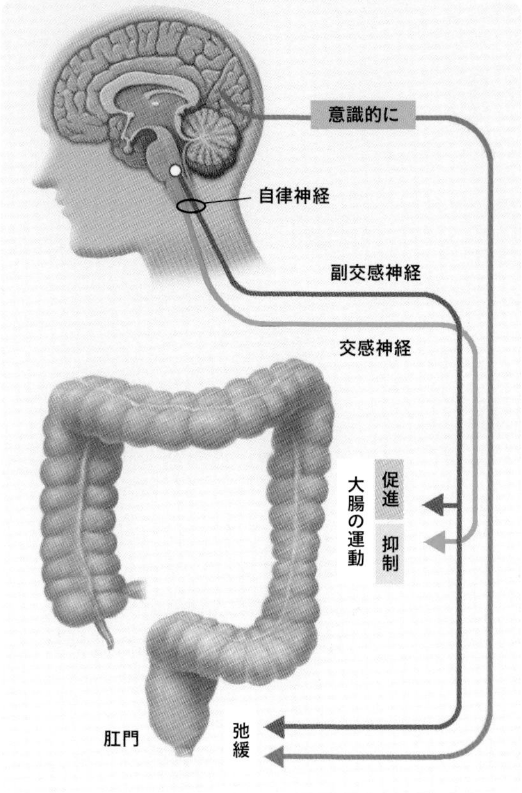

大腸《だいちょう》がはたらくしくみと不調《ふちょう》の原因《げんいん》

胃《い》と同様《どうよう》，大腸《だいちょう》のはたらきも，自律神経《じりつしんけい》によって制御《せいぎょ》されています。排便《はいべん》に関《かん》しては，自律神《じりつしん》経《けい》だけでなく，意識的《いしきてき》に筋肉《きんにく》を制御《せいぎょ》することもできます。ストレスによる便秘《べんぴ》などは，自律神《じりつしん》経《けい》のバランスがくずれることなどでおきます。

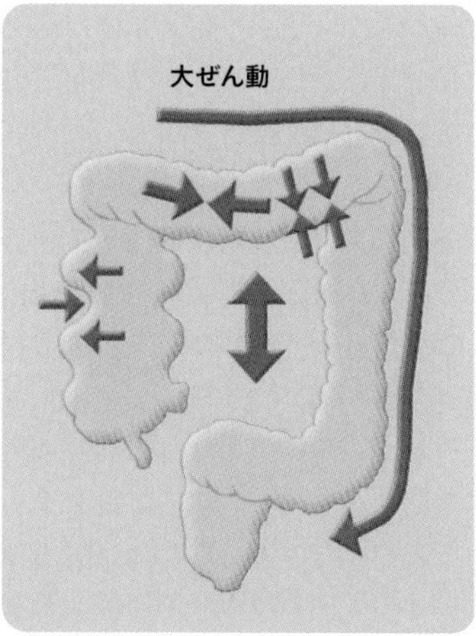

大腸《だいちょう》の動《うご》き方《かた》

赤《あか》い矢印《やじるし》は，大腸《だいちょう》のさまざまな動《うご》きをあらわしました。大腸内《だいちょうない》の便《べん》はぜん動運動《どううんどう》によって動《うご》きます。とくに1日《にち》に1回《かい》ほど，急激《きゅうげき》に強《つよ》い大《だい》ぜん動《どう》がおき，便意《べんい》をもよおします。

心身《しんしん》にかかるストレスが「肩《かた》こり」を生《う》む

疲《つか》れを感《かん》じると，肩《かた》こりや目《め》のかすみ，集中力《しゅうちゅうりょく》の低下《ていか》など，病気《びょうき》ではないのに体《からだ》の調子《ちょうし》が悪《わる》くなります。このとき，体《からだ》の中《なか》では何《なに》がおきているのでしょうか。

2008年《ねん》，厚生労働省《こうせいろうどうしょう》が行《おこな》った「平成《へいせい》20年《ねん》 技術革新《ぎじゅつかくしん》と労働《ろうどう》に関《かん》する実態調査《じったいちょうさ》」では，パソコンなどを使《つか》って作業《さぎょう》する人《ひと》に「どんな体《からだ》の症状《しょうじょう》を感《かん》じるのか」を聞《き》いています。**9107人《にん》の回答《かいとう》の中《なか》で最《もっと》も多《おお》かったのは目《め》の症状《しょうじょう》で，次《つぎ》に多《おお》かったのが，首《くび》，肩《かた》のこり・痛《いた》みでした。**

私《わたし》たちは物《もの》を見《み》るために，まず，物《もの》から反射《はんしゃ》されてくる光《ひかり》を，目《め》の奥《おく》の網膜《もうまく》に集《あつ》めます。この光《ひかり》の“集合《しゅうごう》”が網膜《もうまく》から前後《ぜんご》にずれた場所《ばしょ》でおき，物《もの》が見《み》えにくくなるのが「近視《きんし》」や「遠視《えんし》」です。これらの人《ひと》は，目《め》の疲《つか》れをおこしやすいのです。

首《くび》や肩《かた》のこりは，長時間《ちょうじかん》同《おな》じ姿勢《しせい》をとるなど体《からだ》にかかるストレスでおきやすくなります。また，同《おな》じ動《うご》きをくりかえす，不自然《ふしぜん》な姿勢《しせい》をとるといったことでもおきます。

肩《かた》こりでは，ストレスで筋肉《きんにく》が緊張《きんちょう》している

肩《かた》こりに関係《かんけい》する筋肉《きんにく》と，肩《かた》こりのおきるしくみを，右《みぎ》の図《ず》に示《しめ》しました。肩《かた》こりは，ストレスから筋肉《きんにく》が緊張《きんちょう》することではじまります。

さらに，精神的《せいしんてき》なストレスがこりを生《う》む原因《げんいん》になることもあります。ストレスを受《う》けると，そのストレスの情報《じょうほう》が脳《のう》に伝《つた》わり，首《くび》や肩《かた》のあたりに広《ひろ》がる筋肉《きんにく》が緊張《きんちょう》状態《じょうたい》になります。筋肉《きんにく》が緊張《きんちょう》すると，そこを走《はし》る血管《けっかん》が圧迫《あっぱく》され，血液《けつえき》の流《なが》れがさまたげられます。そのため，血液《けつえき》が運《はこ》び去《さ》っていくはずの老廃物《ろうはいぶつ》が筋肉《きんにく》にたまったり，血液《けつえき》から酸素《さんそ》が供給《きょうきゅう》されないことで生《しょう》じる乳酸《にゅうさん》が筋肉《きんにく》にたまったりします（右《みぎ》の図《ず》）。

これらが神経細胞《しんけいさいぼう》を刺激《しげき》し，刺《し》激《げき》が脳《のう》に伝《つた》わって「肩《かた》こり」として認識《にんしき》されるのです。さらに，この状況《じょうきょう》がストレスととらえられ，筋肉《きんにく》がさらに緊張《きんちょう》するという悪循環《あくじゅんかん》をまねいてしまいます。

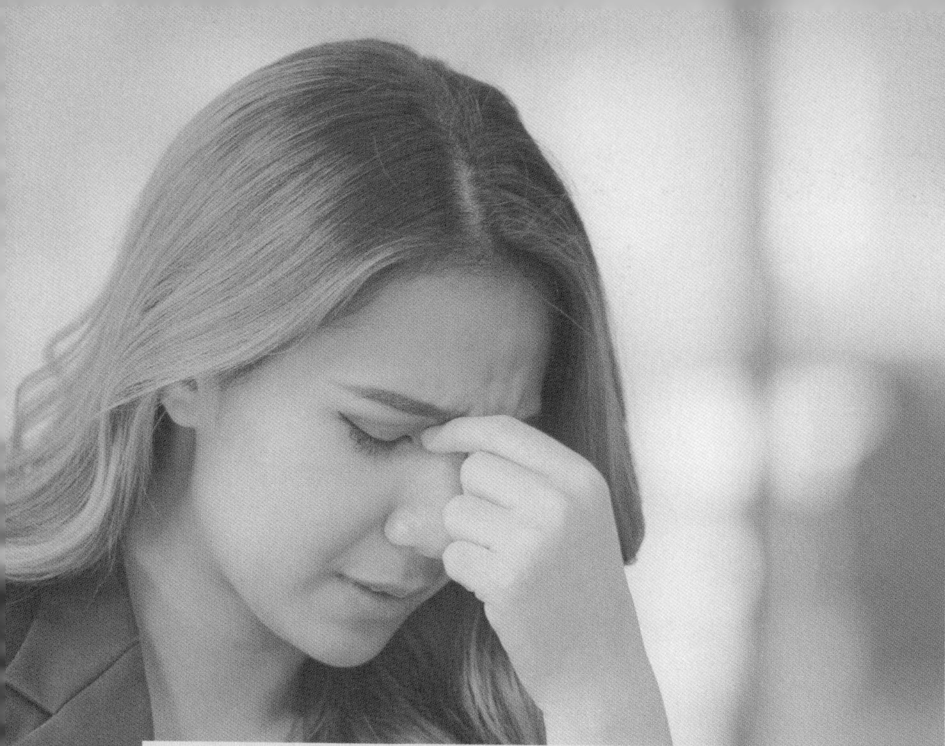

肩こりに関係する筋肉

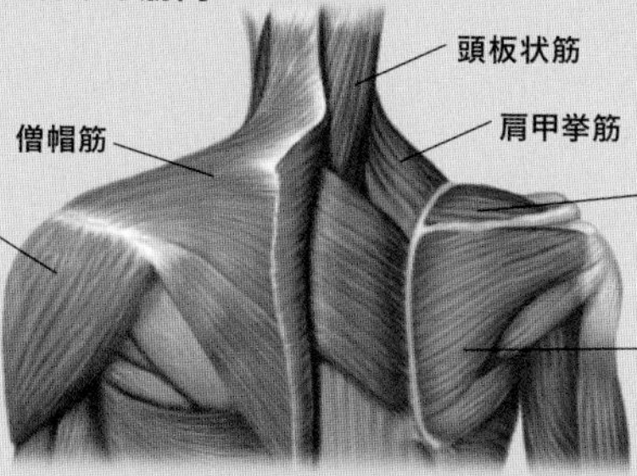

ストレスにより神経を介して筋肉が緊張

↓

筋線維内の細い血管を圧迫

↓

血行障害

↓

酸素不足により老廃物や乳酸が蓄積

↓

蓄積した物質が神経や筋肉を刺激。
この情報が脳に伝わり，肩こりを認識

↑

防御反応として，
さらに筋肉が緊張

疲《つか》れが 半年《はんとし》以上《いじょう》つづく 「慢性疲労《まんせいひろう》」

脳《のう》の疲労回路《ひろうかいろ》

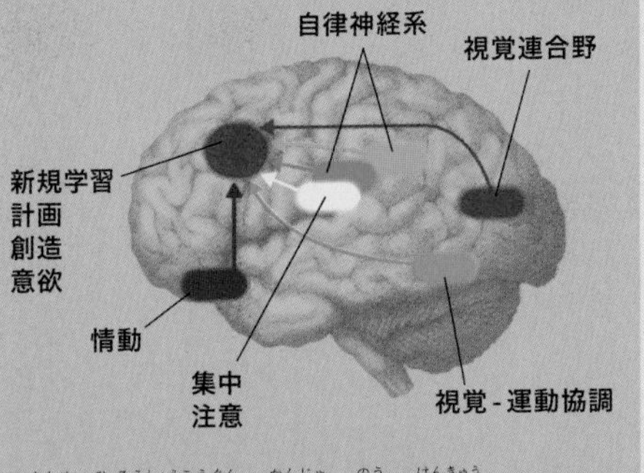

慢性疲労症候群《まんせいひろうしょうこうぐん》の患者《かんじゃ》の脳《のう》の研究《けんきゅう》により，疲労感《ひろうかん》をつくる脳《のう》のネットワークの存在《そんざい》が考《かんが》えられています（上《うえ》）。自律神経系《じりつしんけいけい》，集中《しゅうちゅう》力《りょく》，情動《じょうどう》や意欲《いよく》などをつかさどる領域間《りょういきかん》の情報伝達《じょうほうでんたつ》がうまくいかず，疲労感《ひろうかん》を生《う》みだしていると考《かんが》えられています。

慢性疲労《まんせいひろう》がおきるしくみ

生活環境ストレスの例
身体的（過重労働）
物理的（騒音，温熱環境，紫外線）
化学的（新築建物が含む化学物質）
生物学的（感染症）
精神的（対人関係）

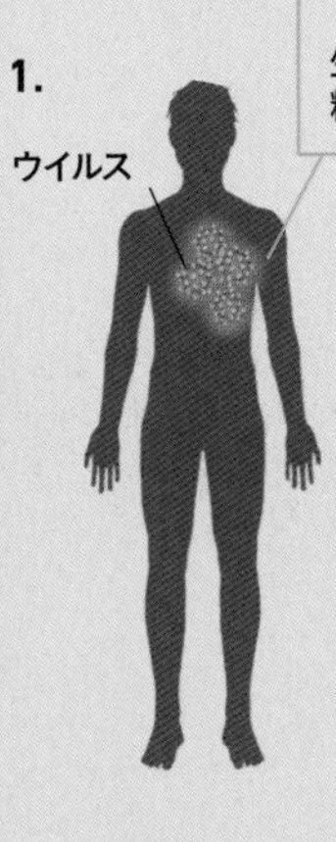

体内《たいない》でウイルスがふえると，脳《のう》のグリア細胞《さいぼう》などが「TGF-β」や「IFN」などを大量《たいりょう》に放出《ほうしゅつ》。

※1：Nakatomi Y, et al. Neuroinflammation in Patients with Chronic Fatigue Syndrome/Myalgic Encephalomyelitis: An ^{11}C-(R)-PK11195 PET Study. J Nucl Med. 2014; 55: 945-950.

疲《つか》れが半年以上《はんとしいじょう》つづく場合《ばあい》を「慢性疲労《まんせいひろう》」といいます。この慢性疲労《まんせいひろう》の中《なか》でも，日中《にっちゅう》も横《よこ》になって生活《せいかつ》をせざるを得《え》ないほどの疲労《ひろう》がみられ，かつ疲労《ひろう》の原因《げんいん》となるような病気《びょうき》が認《みと》められない**「慢性疲労症候群《まんせいひろうしょうこうぐん》」(Chronic Fatigue Syndrome: CFS)という新《あら》たな病気《びょうき》**の存在《そんざい》がわかってきました。

さまざまな研究《けんきゅう》により，CFSにおちいる体内《たいない》のしくみも明《あき》らかになってきました(下《した》の図《ず》)。また，理化学研究所《りかがくけんきゅうしょ》と大阪市立大学《おおさかしりつだいがく》，関西福祉科学大学《かんさいふくしかがくだいがく》の研究《けんきゅう》チームは，CFS患者《かんじゃ》9名《めい》と健常者《けんじょうしゃ》10名《めい》を対象《たいしょう》として脳炎症《のうえんしょう》の検査《けんさ》を行《おこな》い，CFSの患者《かんじゃ》では顕著《けんちょ》に脳内《のうない》で炎症《えんしょう》がおきていることを，世界《せかい》ではじめて示《しめ》しました※1。

CFSは一般的《いっぱんてき》な慢性疲労《まんせいひろう》とはことなりますが，ストレスによって引《ひ》きおこされる神経系《しんけいけい》，免疫系《めんえきけい》，内分泌系《ないぶんぴつけい》の異常《いじょう》は，共通《きょうつう》しているといいます。疲《つか》れは体《からだ》からの警告信号《けいこくしんごう》です。まずはゆっくり休《やす》みましょう。

生活環境《せいかつかんきょう》ストレスが関係《かんけい》する場合《ばあい》の疲労《ひろう》のしくみ(仮説《かせつ》)

ストレスで体内《たいない》の免疫機能《めんえききのう》が低下《ていか》し，体内《たいない》にひそんでいたウイルスがふえると(**1**)，脳《のう》のグリア細胞《さいぼう》※2などが「TGF-β」や「IFN」などの化学物質《かがくぶっしつ》を大量《たいりょう》に出《だ》します(**2**)。グリア細胞《さいぼう》から放出《ほうしゅつ》される物質《ぶっしつ》は，神経細胞《しんけいさいぼう》どうしの情報伝達《じょうほうでんたつ》をさまたげます(**3**)。脳内《のうない》で情報伝達《じょうほうでんたつ》がうまくいかなくなり，疲労感《ひろうかん》，筋肉痛《きんにくつう》，関節痛《かんせつつう》，思考力《しこうりょく》の低下《ていか》，抑《よく》うつ，不安感《ふあんかん》を生《う》みだします(左《ひだり》ページの図《ず》)。

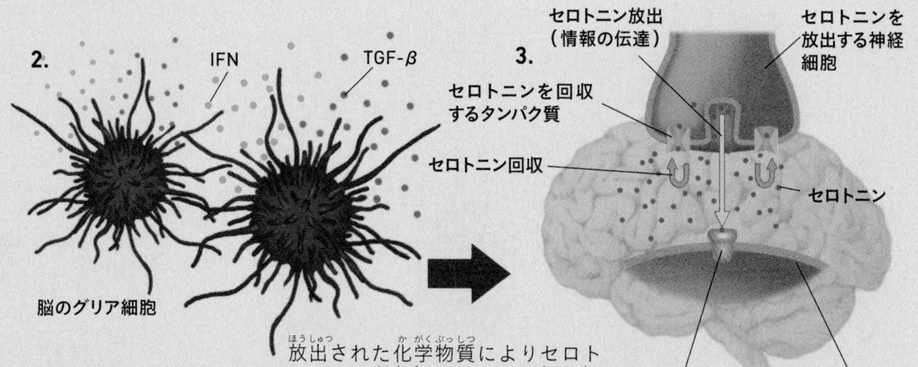

放出《ほうしゅつ》された化学物質《かがくぶっしつ》によりセロトニン※3を回収《かいしゅう》するタンパク質《しつ》が大量《たいりょう》につくられ，脳《のう》での情報伝達《じょうほうでんたつ》がうまくいかなくなる。

※2：神経細胞の活動を補助する神経系の細胞。
※3：神経細胞間で情報を伝える化学物質。4章でくわしく紹介。

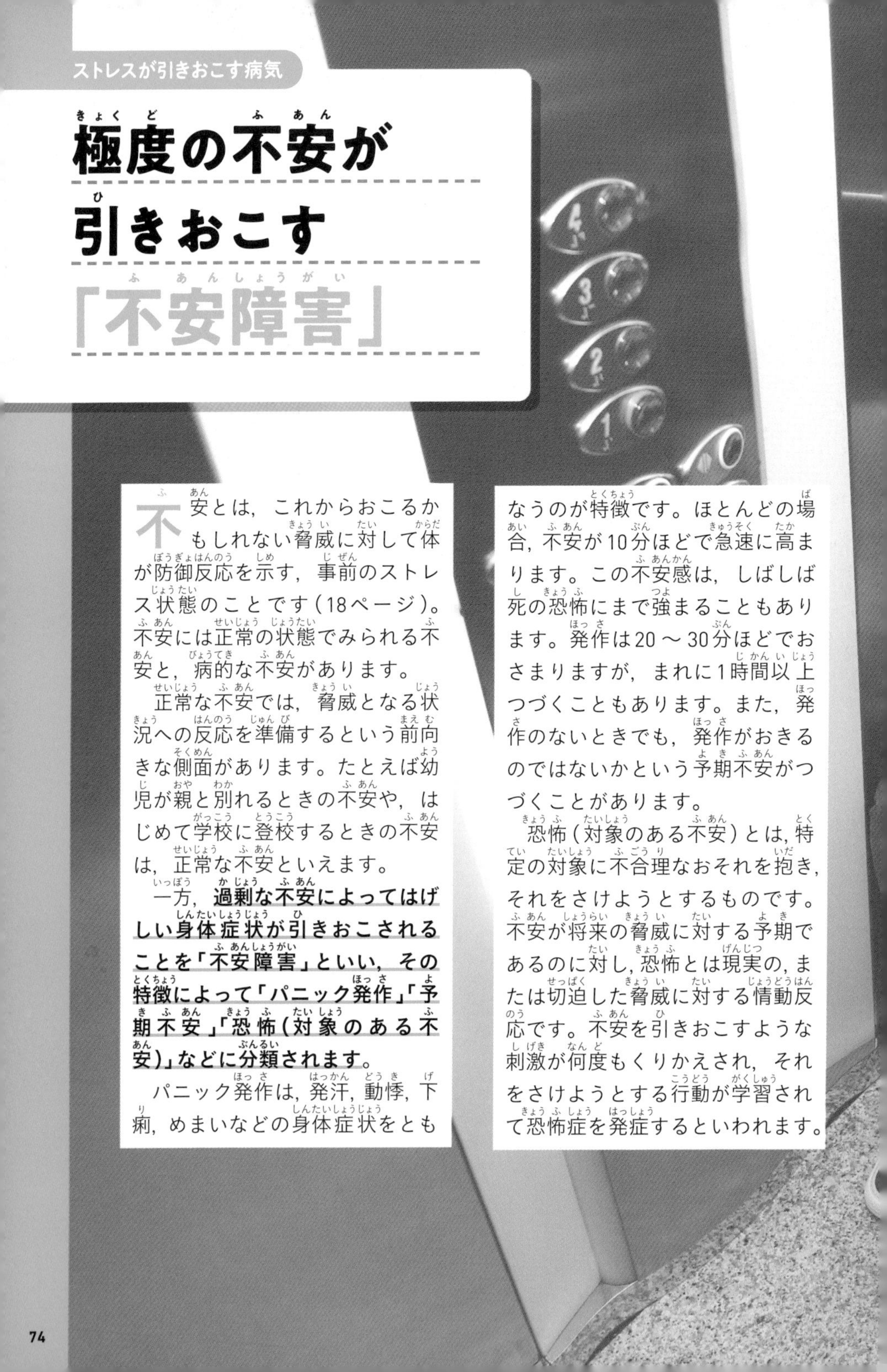

極度《きょくど》の不安《ふあん》が引《ひ》きおこす「不安障害《ふあんしょうがい》」

不《ふ》安《あん》とは，これからおこるかもしれない脅威《きょうい》に対《たい》して体《からだ》が防御反応《ぼうぎょはんのう》を示《しめ》す，事前《じぜん》のストレス状態《じょうたい》のことです（18ページ）。不安《ふあん》には正常《せいじょう》の状態《じょうたい》でみられる不《ふ》安《あん》と，病的《びょうてき》な不安《ふあん》があります。

正常《せいじょう》な不安《ふあん》では，脅威《きょうい》となる状《じょう》況《きょう》への反応《はんのう》を準備《じゅんび》するという前向《まえむ》きな側面《そくめん》があります。たとえば幼《よう》児《じ》が親《おや》と別《わか》れるときの不安《ふあん》や，はじめて学校《がっこう》に登校《とうこう》するときの不安《ふあん》は，正常《せいじょう》な不安《ふあん》といえます。

一方《いっぽう》，**過剰《かじょう》な不安《ふあん》によってはげしい身体症状《しんたいしょうじょう》が引《ひ》きおこされることを「不安障害《ふあんしょうがい》」といい，その特徴《とくちょう》によって「パニック発作《ほっさ》」「予《よ》期不安《きふあん》」「恐怖《きょうふ》（対象《たいしょう》のある不《ふ》安《あん》）」などに分類《ぶんるい》されます。**

パニック発作《ほっさ》は，発汗《はっかん》，動悸《どうき》，下《げ》痢《り》，めまいなどの身体症状《しんたいしょうじょう》をともなうのが特徴《とくちょう》です。ほとんどの場《ば》合《あい》，不安《ふあん》が10分《ぶん》ほどで急速《きゅうそく》に高《たか》まります。この不安感《ふあんかん》は，しばしば死《し》の恐怖《きょうふ》にまで強《つよ》まることもあります。発作《ほっさ》は20～30分《ぶん》ほどでおさまりますが，まれに1時間以上《じかんいじょう》つづくこともあります。また，発《ほっ》作《さ》のないときでも，発作《ほっさ》がおきるのではないかという予期不安《よきふあん》がつづくことがあります。

恐怖《きょうふ》（対象《たいしょう》のある不安《ふあん》）とは，特《とく》定《てい》の対象《たいしょう》に不合理《ふごうり》なおそれを抱《いだ》き，それをさけようとするものです。不安《ふあん》が将来《しょうらい》の脅威《きょうい》に対《たい》する予期《よき》であるのに対《たい》し，恐怖《きょうふ》とは現実《げんじつ》の，または切迫《せっぱく》した脅威《きょうい》に対《たい》する情動反《じょうどうはん》応《のう》です。不安《ふあん》を引《ひ》きおこすような刺激《しげき》が何度《なんど》もくりかえされ，それをさけようとする行動《こうどう》が学習《がくしゅう》されて恐怖症《きょうふしょう》を発症《はっしょう》するといわれます。

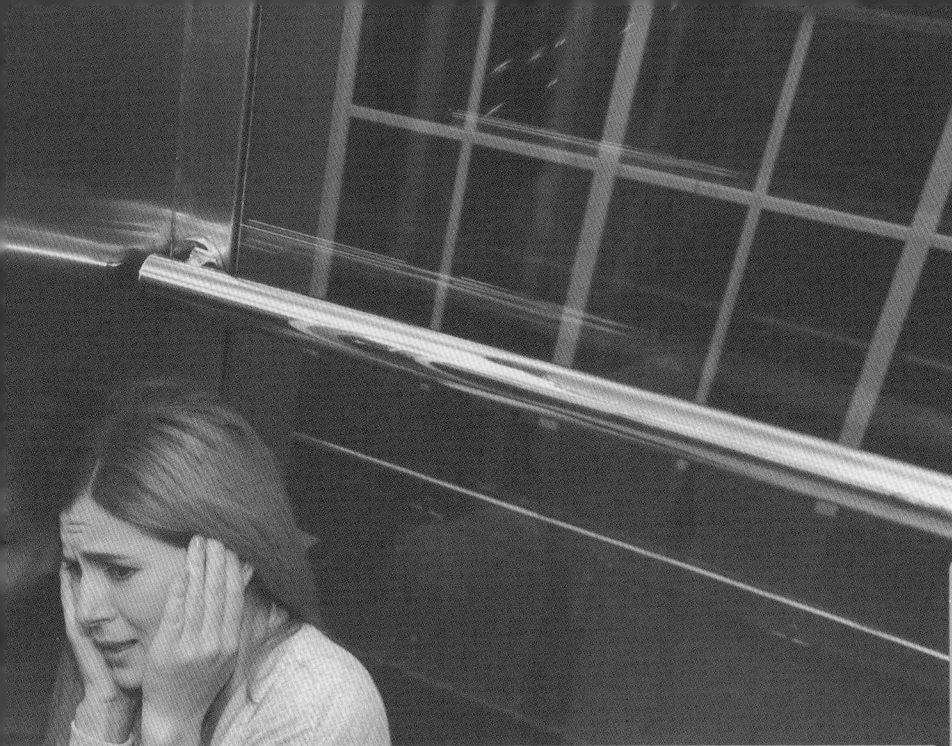

不安障害《ふあんしょうがい》の種類《しゅるい》

社交不安症《しゃこうふあんしょう》	社会的状況《しゃかいてきじょうきょう》，またはそこで行為《こうい》をすることに対《たい》する顕著《けんちょ》で持続的《じぞくてき》な不《ふ》安《あん》，または不安症状《ふあんしょうじょう》を呈《てい》することへの顕著《けんちょ》な恐怖《きょうふ》が主症状《しゅしょうじょう》です。それを回避《かいひ》することによって通常《つうじょう》の生活《せいかつ》，職業機能《しょくぎょうきのう》，社会機能《しゃかいきのう》，社会活動《しゃかいかつどう》，社会的関係《しゃかいてきかんけい》の支障《ししょう》が生《しょう》じています。
広場恐怖症《ひろばきょうふしょう》	逃《に》げることが困難《こんなん》であるかもしれない場所《ばしょ》，または助《たす》けが得《え》られない場所《ばしょ》にいることについての恐怖《きょうふ》や不安《ふあん》。広場恐怖《ひろばきょうふ》が生《しょう》じやすい典型的《てんけいてき》な状況《じょうきょう》には，家《いえ》の外《そと》に一人《ひとり》でいること，混雑《こんざつ》の中《なか》にいること，または列《れつ》に並《なら》んでいること，橋《はし》の上《うえ》にいること，バス，電車《でんしゃ》，または自動車《じどうしゃ》で移動《いどう》していることなどがあります。
特定《とくてい》の恐怖症《きょうふしょう》	高所《こうしょ》や閉所《へいしょ》，動物《どうぶつ》など特定《とくてい》の対象《たいしょう》に対《たい》する顕著《けんちょ》で持続的《じぞくてき》な恐怖《きょうふ》，または恐怖症状《きょうふしょうじょう》を呈《てい》することへの顕著《けんちょ》な恐怖《きょうふ》や不安《ふあん》が主症状《しゅしょうじょう》です。通常回《つうじょうかい》避《ひ》をともない，日常生活《にちじょうせいかつ》，職業機能《しょくぎょうきのう》，社会機能《しゃかいきのう》，社会活動《しゃかいかつどう》，社会的関《しゃかいてきかん》係《けい》の支障《ししょう》が生《しょう》じています。
全般不安症《ぜんぱんふあんしょう》	多数《たすう》の出来事《できごと》，または活動《かつどう》に対《たい》する過剰《かじょう》な不安《ふあん》と心配《しんぱい》が，少《すく》なくとも6か月間《げつかん》持続《じぞく》し，一般身体疾患《いっぱんしんたいしっかん》や物質《ぶっしつ》によって生《しょう》じたものでない著明《ちょめい》な苦痛《くつう》や障害《しょうがい》を引《ひ》きおこしているときに診断《しんだん》される不安障害《ふあんしょうがい》です。

不安《ふあん》から不合理《ふごうり》な行為《こうい》をくりかえす「強迫症《きょうはくしょう》」

強迫観念《きょうはくかんねん》の分類《ぶんるい》

攻撃《こうげき》	道《みち》を歩《ある》いていて，すれちがった人《ひと》を傷《きず》つけていないか，自分《じぶん》のせいで火事《かじ》がおこったのではないか，友人《ゆうじん》を刺《さ》すのではないか，車《くるま》を運転《うんてん》して人《ひと》をはねるのではないか，床《ゆか》が抜《ぬ》けて転落《てんらく》するのではないか，といった心配《しんぱい》がつねに頭《あたま》にあります。
不潔《ふけつ》	他人《たにん》がさわったものにはバイキンがついている，バイキンに感染《かんせん》する，他《た》人《にん》のあとにトイレに入《はい》ったら便座《べんざ》から性病《せいびょう》がうつる，AIDSになる，といった心配《しんぱい》がつねに頭《あたま》にあります。また，ほこりやよごれが気《き》になり，不潔感《ふけつかん》を強《つよ》く感《かん》じます。
対称性《たいしょうせい》	本棚《ほんだな》の本《ほん》が整然《せいぜん》と並《なら》んでいない，たんすの衣類《いるい》が整列《せいれつ》して収納《しゅうのう》されていない，机《つくえ》の上《うえ》の文房具《ぶんぼうぐ》が整列《せいれつ》して置《お》かれていない，といったことをつねに気《き》にします。また，衣服《いふく》を着《き》るときにも決《き》まった順番《じゅんばん》があります。
性的《せいてき》	自分《じぶん》が同性愛者《どうせいあいしゃ》ではないか，兄弟《きょうだい》が同性愛者《どうせいあいしゃ》ではないか，ペットと性交《せいこう》をするのではないか，といった心配《しんぱい》がつねに頭《あたま》にあります。異性《いせい》を見《み》ると裸《はだか》の想像《そうぞう》が頭《あたま》からはなれないといった症状《しょうじょう》もあります。
ためこみ	いろいろなもの，たとえば，ひもやレジ袋《ぶくろ》などを集《あつ》める，ものを捨《す》てられない，といった症状《しょうじょう》がみられます。
身体《しんたい》	鼻《はな》が低《ひく》い，目《め》が細《ほそ》い，足《あし》が太《ふと》い，腕《うで》が太《ふと》い，胸《むね》が小《ちい》さい，といった心配《しんぱい》がつねに頭《あたま》にあります。
宗教《しゅうきょう》	罪深《つみぶか》い行《おこな》いをしてしまった，自分《じぶん》は罰《ばつ》を受《う》けなければならない，天国《てんごく》・極《ごく》楽《らく》にはいけない，地獄《じごく》しかない，神《かみ》に見放《みはな》された，といった心配《しんぱい》がつねに頭《あたま》にあります。

強《きょう》迫症《はくしょう》では，不安《ふあん》を発生《はっせい》させる「強迫観念《きょうはくかんねん》」と，それを打《う》ち消《け》そうとする「強迫行為《きょうはくこうい》」がみられます。どちらか一《ひと》つのときもあれば，両《りょう》者《しゃ》が同時《どうじ》にみられる場合《ばあい》もあります。

強迫観念《きょうはくかんねん》とは，くりかえし頭《あたま》に浮《う》かび，自制《じせい》できない考《かんが》えです。特定《とくてい》の観念《かんねん》にとらわれてしまい，恐怖《きょうふ》，不《ふ》安《あん》，不快感《ふかいかん》などを感《かん》じます。患者《かんじゃ》もそれが不合理《ふごうり》であることを認識《にんしき》している点《てん》が特徴《とくちょう》です。強迫観念《きょうはくかんねん》は大《おお》きく七《なな》つに分類《ぶんるい》されます（下《した》の表《ひょう》）。

強迫行為《きょうはくこうい》とは，強迫観念《きょうはくかんねん》を打《う》ち消《け》すために，反復的《はんぷくてき》かつ意図的《いとてき》にくりかえされる行為《こうい》をさします。どんなに手《て》を洗《あら》っても不潔《ふけつ》だと思《おも》い，ずっと洗《あら》いつづける「洗浄強迫《せんじょうきょうはく》」，外出《がいしゅつ》するときに家《いえ》のかぎを閉《し》めたかどうかが気《き》になり，何度《なんど》も確認《かくにん》する「確《かく》認強迫《にんきょうはく》」などがあります。

強迫観念《きょうはくかんねん》や強迫行為《きょうはくこうい》は1日《にち》1時間《じかん》以上《いじょう》つづきます。このため，日常生《にちじょうせい》活《かつ》の行動《こうどう》が制限《せいげん》され，疲弊《ひへい》してしまいます。

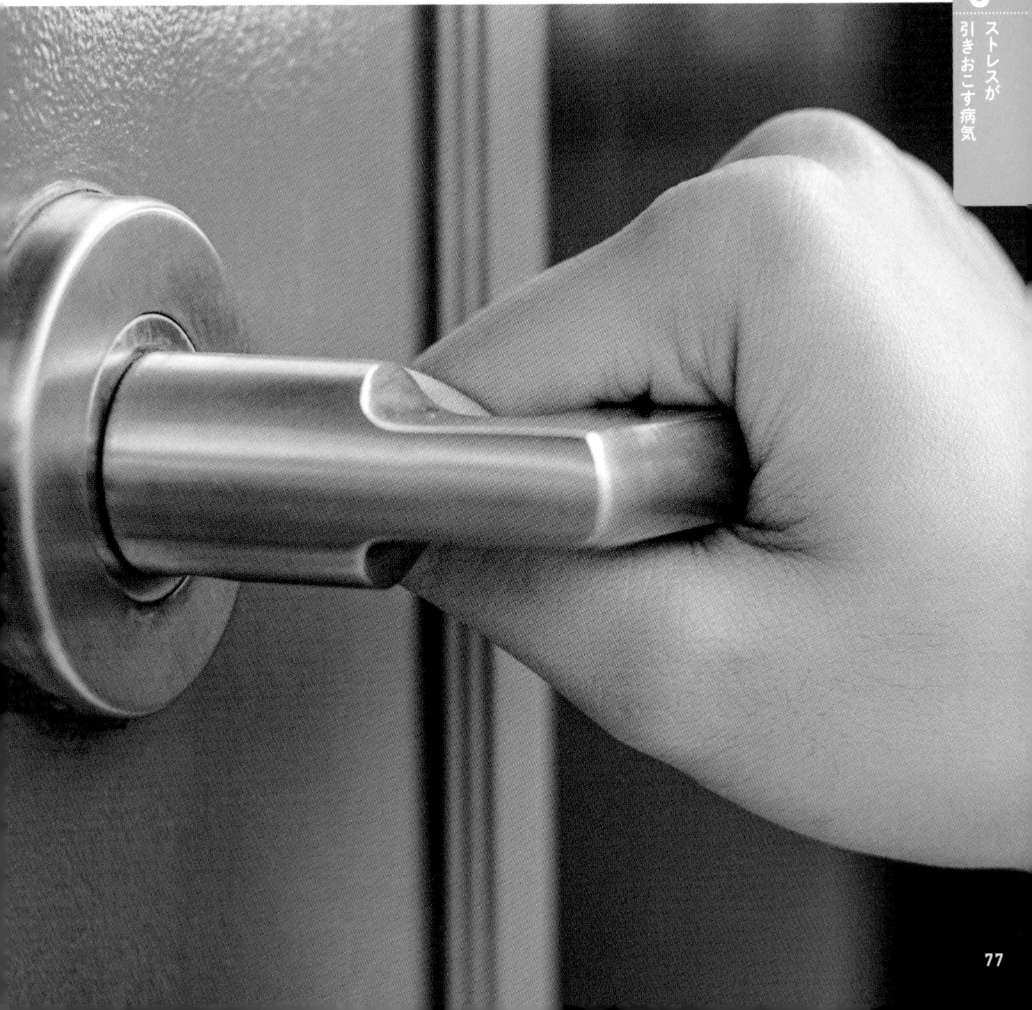

コーヒーブレイク
COFFEE BREAK

不安《ふあん》の抑制《よくせい》に期待《きたい》？ 愛情《あいじょう》ホルモン「オキシトシン」

「オキシトシン」は，脳《のう》の視《し》床《しょう》下《か》部《ぶ》でつくられるホルモンです。出産《しゅっさん》と育児《いくじ》にかかわるため，「愛情《あいじょう》ホルモン」ともよばれています。

近年《きんねん》の研究《けんきゅう》により，オキシトシンは社会活動《しゃかいかつどう》や協調行動《きょうちょうこうどう》などにもかかわり，ストレスホルモンの濃度《のうど》を下《さ》げるはたらきがあることが明《あき》らかになってきました。

2005年《ねん》に発表《はっぴょう》された研究《けんきゅう》では，扁桃体《へんとうたい》の活性化《かっせいか》にオキシトシンが大《おお》きく影響《えいきょう》していることが確認《かくにん》されました。すでに数々《かずかず》の動物実験《どうぶつじっけん》によって，不安《ふあん》や恐怖《きょうふ》の感情《かんじょう》は扁《へん》桃体《とうたい》から生《う》まれることが知《し》られています。そこでこの研究《けんきゅう》では，実《じっ》験協力者《けんきょうりょくしゃ》に怒《おこ》った顔《かお》を見《み》せて扁《へん》桃体《とうたい》を活性化《かっせいか》させ，fMRI※で脳《のう》の部位《ぶい》の血流《けつりゅう》を見《み》てオキシトシンがどのような影響《えいきょう》をおよぼすのかを確認《かくにん》しました。

その結果《けっか》，オキシトシンを投与《とうよ》したグループでは，不安《ふあん》や恐怖《きょうふ》を増加《ぞうか》させる部位《ぶい》の活動《かつどう》が大《おお》きく低《てい》下《か》していることが認《みと》められました。オキシトシンに扁桃体《へんとうたい》の活性化《かっせいか》を抑制《よくせい》させる効果《こうか》があることが，明《あき》らかとなったのです。

さらに，2008年《ねん》に行《おこな》われた研究《けんきゅう》では，オキシトシンは協調《きょうちょう》にも影《えい》響《きょう》をあたえることがわかりました。この研究《けんきゅう》では，47組《くみ》のカップルにオキシトシンと偽薬《ぎやく》を点鼻《てんび》スプレーで投与《とうよ》し，たがいの対立点《たいりつてん》について議論《ぎろん》をさせる実験《じっけん》を行《おこな》いました。すると，オキシトシンを投与《とうよ》されたカップルは，肯定的《こうていてき》なコミュニケーションに終始《しゅうし》したのに対《たい》して，偽薬《ぎやく》を投与《とうよ》されたカップルは対立《たいりつ》が深《ふか》まったといいます。また，**ストレスの度合《どあ》いをはかる指《し》標《ひょう》であるコルチゾールの濃度《のうど》も，偽薬《ぎやく》を投与《とうよ》されたグループにくらべて，オキシトシンを投与《とうよ》されたグループは減少《げんしょう》していました。**

ストレスの低減《ていげん》にオキシトシンを活用《かつよう》できるかどうかについては，今後《こんご》の研究結果《けんきゅうけっか》が待《ま》たれます。

※：functional（機能的な）magnetic（磁気の）resonance（共鳴）imaging（画像法）の略称。体の内部の構造を見ることができる「MRI」の手法を応用して，脳の構造やはたらきなどを測定するもの。

ストレスホルモンの濃度《のうど》を下《さ》げる

俗《ぞく》に「愛情《あいじょう》ホルモン」ともよばれている「オキシトシン」。抱《だ》き合《あ》ったりすることでも脳内《のうない》にオキシトシンが放出《ほうしゅつ》されるともいわれています。オキシトシンは，相手《あいて》への信頼度《しんらいど》を高《たか》めたり，ストレスホルモンといわれているコルチゾールの濃《のう》度《ど》を下《さ》げたりする効果《こうか》があります。

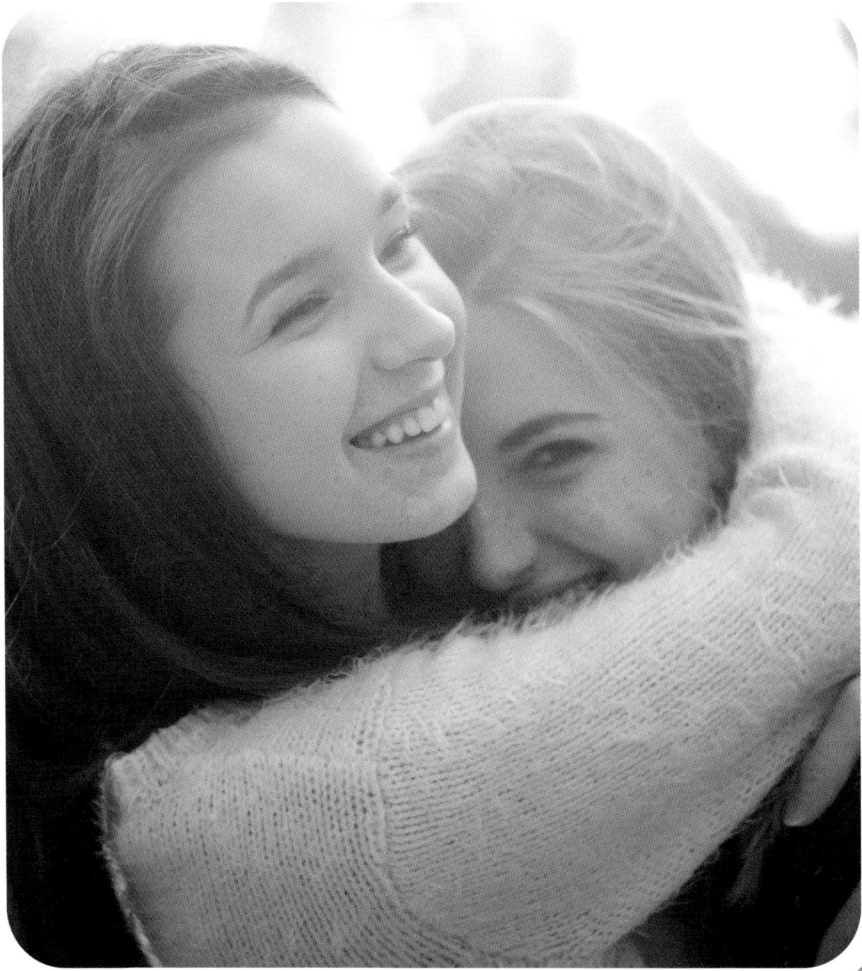

几帳面《きちょうめん》な人《ひと》ほどなりやすい

「自律神経失調症《じりつしんけいしっちょうしょう》」

自《じ》律神経《りつしんけい》は交感神経《こうかんしんけい》と副交感《ふくこうかん》神経《しんけい》からなり，両者《りょうしゃ》がバランスよくはたらくことで，身体《しんたい》のさまざまな機能《きのう》を正常《せいじょう》に保《たも》ちます。**慢性的《まんせいてき》なストレスなどでこのバランスがくずれた状態《じょうたい》を，「自律神《じりつしん》経失調症《けいしっちょうしょう》」といいます**。

自律神経失調症《じりつしんけいしっちょうしょう》は多様《たよう》な症状《しょうじょう》の総称《そうしょう》で，大《おお》きく，身体症状《しんたいしょうじょう》と精《せい》神症状《しんしょうじょう》に分《わ》けられます。身体症《しんたいしょう》状《じょう》には，倦怠感《けんたいかん》，不眠《ふみん》，頭痛《ずつう》，動《どう》悸《き》，低血圧《ていけつあつ》，吐《は》き気《け》，下痢《げり》や便秘《べんぴ》，発汗《はっかん》，めまい，微熱《びねつ》，手足《てあし》のしびれ，冷《ひ》え，耳鳴《みみな》り，眼精疲労《がんせいひろう》，生《せい》理不順《りふじゅん》などがあり，実《じつ》に多彩《たさい》です。患者《かんじゃ》は「よくない病気《びょうき》かもしれない」と心配《しんぱい》になりますが，調《しら》べても医学的《いがくてき》な異常《いじょう》はみられないのが特徴《とくちょう》です。精神症状《せいしんしょうじょう》では，不安感《ふあんかん》，憂《ゆう》うつ感《かん》，イライラ，情緒不安定《じょうちょふあんてい》，意欲低下《いよくていか》，記憶力低下《きおくりょくていか》，集中力《しゅうちゅうりょく》低下《ていか》などがみられます。

上記《じょうき》のような症状《しょうじょう》があって日《にち》常生活《じょうせいかつ》の質《しつ》がそこなわれる場合《ばあい》は，「最《もっと》もつらい症状《しょうじょう》」に合《あ》う医療《いりょう》機関《きかん》を受診《じゅしん》しましょう。たとえば，動悸《どうき》が気《き》になるのなら循環器内科《じゅんかんきないか》，吐《は》き気《け》・下痢《げり》・便秘《べんぴ》なら消化器内《しょうかきない》科《か》，複数《ふくすう》の身体症状《しんたいしょうじょう》でつらいのなら一般内科《いっぱんないか》というぐあいです。自《じ》律神経失調症《りつしんけいしっちょうしょう》が疑《うたが》われるときは，心療内科《しんりょうないか》などほかの医療機関《いりょうきかん》を紹介《しょうかい》されることもあります。

自律神経《じりつしんけい》の状態《じょうたい》を正確《せいかく》に調《しら》べる手法《しゅほう》はないため，診察《しんさつ》では，まず「身体症状《しんたいしょうじょう》から疑《うたが》われる病気《びょうき》」に関《かん》する検査《けんさ》を行《おこな》います。うつ病《びょう》，パニック障害《しょうがい》，更年期障害《こうねんきしょうがい》，パーキンソン病《びょう》，認知症《にんちしょう》などでは自律神《じりつしん》経症状《けいしょうじょう》がみられるため，これらを注意深《ちゅういぶか》く鑑別《かんべつ》します。そのうえで自律神経失調症《じりつしんけいしっちょうしょう》が疑《うたが》われる場合《ばあい》には，問診《もんしん》やカウンセリングで，心身《しんしん》のストレスのチェックを行《おこな》います。

出現《しゅつげん》する症状《しょうじょう》は人《ひと》それぞれ

自律神経失調症《じりつしんけいしっちょうしょう》は，真面目《まじめ》で几帳面《きちょうめん》，完璧主義《かんぺきしゅぎ》の人《ひと》がなりやすいとされています。あらわれる症状《しょうじょう》は人《ひと》によってそれぞれで，いくつかの症状《しょうじょう》が同時《どうじ》にあらわれる場合《ばあい》や，ある症状《しょうじょう》が出現《しゅつげん》したあとに別《べつ》の症状《しょうじょう》が出現《しゅつげん》する場合《ばあい》があります。

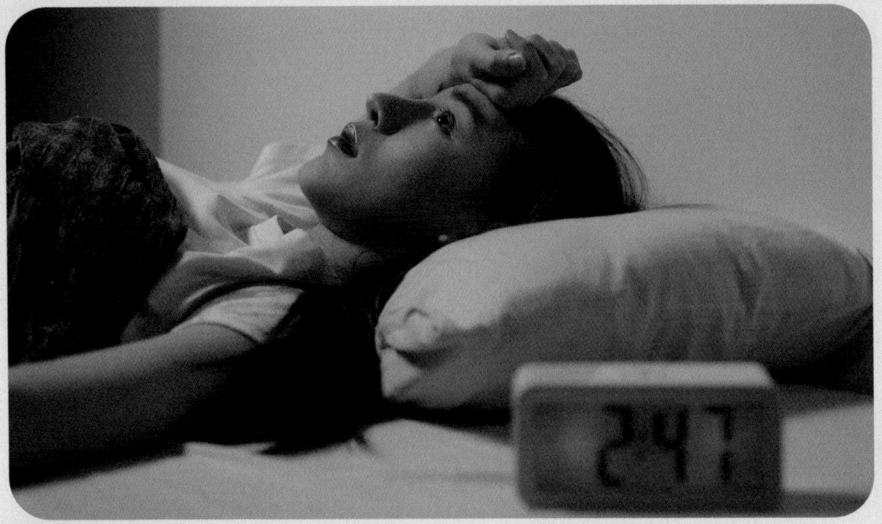

身体症状《しんたいしょうじょう》の例《れい》

倦怠感《けんたいかん》　不眠《ふみん》　頭痛《ずつう》　動悸《どうき》　低血圧《ていけつあつ》　吐《は》き気《け》　下痢《げり》や便秘《べんぴ》　発汗《はっかん》　めまい　微熱《びねつ》　手足《てあし》のしびれ　冷《ひ》え　耳鳴《みみな》り　眼精疲労《がんせいひろう》　生理不順《せいりふじゅん》　など

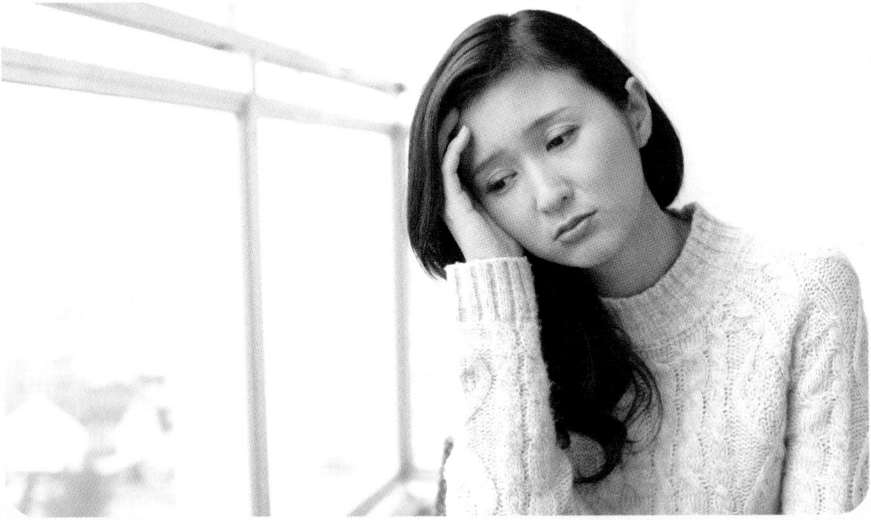

精神症状《せいしんしょうじょう》の例《れい》

不安感《ふあんかん》　憂《ゆう》うつ感《かん》　イライラ　情緒不安定《じょうちょふあんてい》　意欲低下《いよくていか》　記憶力低下《きおくりょくていか》　集中力低下《しゅうちゅうりょくていか》　など

自律神経失調症《じりつしんけいしっちょうしょう》の治療《ちりょう》は，生活習慣《せいかつしゅうかん》の改善《かいぜん》から

自《じ》律神経失調症《りつしんけいしっちょうしょう》と診断《しんだん》された場合《ばあい》，**まずはストレスを減《へ》らすための環境調整《かんきょうちょうせい》，十分《じゅうぶん》な休《きゅう》息《そく》，睡眠《すいみん》や食事《しょくじ》などの生活《せいかつ》リズムを改善《かいぜん》することが重要《じゅうよう》です**。カフェイン摂取《せっしゅ》や飲酒《いんしゅ》が多《おお》い場合《ばあい》は，その減量《げんりょう》も必要《ひつよう》です。

そのうえで，必要《ひつよう》に応《おう》じて，薬《やく》物療法《ぶつりょうほう》や心理療法《しんりりょうほう》（カウンセリング，認知行動療法《にんちこうどうりょうほう》など）が行《おこな》われます。

薬物療法《やくぶつりょうほう》は，病気《びょうき》を根本《こんぽん》からなおすのではなく，つらい症状《しょうじょう》をやわらげるための対症療法《たいしょうりょうほう》として行《おこな》われます。心理療法《しんりりょうほう》は心療内科《しんりょうないか》や精神科《せいしんか》で行《おこな》っていることが多《おお》く，医師《いし》のほか，臨床心理士《りんしょうしんりし》や公認心《こうにんしん》理士《りし》などが対応《たいおう》します。

カウンセリングは，対話《たいわ》によって「ストレスを抱《かか》えやすい考《かんが》え方《かた》のくせ」に気《き》づき，ストレスを手《て》放《ばな》す方法《ほうほう》や生活《せいかつ》リズムを整《ととの》える方《ほう》法《ほう》をみつけるのが主《おも》な目的《もくてき》です。認知行動療法《にんちこうどうりょうほう》は，対話《たいわ》や心理《しんり》テストによってストレスの原因《げんいん》や状態《じょうたい》を具体的《ぐたいてき》にさぐり，症状《しょうじょう》の経緯《けいい》，考《かんが》え方《かた》や行動《こうどう》のくせなどを把握《はあく》したうえで，考《かんが》えや行動《こうどう》を修正《しゅうせい》していく心理療法《しんりりょうほう》です。臨床心理士《りんしょうしんりし》などが行《おこな》います。

以上《いじょう》のような治療《ちりょう》に加《くわ》え，**ウォーキングなどの軽《かる》い運動《うんどう》や，呼吸《こきゅう》を意識《いしき》してありのままの自分《じぶん》に気《き》づくマインドフルネス（4章《しょう》で紹《しょう》介《かい》）などを行《おこな》うと，さらによいとされています**。

自律神経失調症《じりつしんけいしっちょうしょう》の薬物治療《やくぶつちりょう》

自律神経失調症《じりつしんけいしっちょうしょう》の薬物治療《やくぶつちりょう》で用《もち》いられる主《おも》な治療薬《ちりょうやく》（処方薬《しょほうやく》）を，右《みぎ》の表《ひょう》に示《しめ》しました。このほか，漢方薬《かんぽうやく》も症状《しょうじょう》に合《あ》わせて処方《しょほう》されることがあります。なお薬物療法《やくぶつりょうほう》は対症療法《たいしょうりょうほう》であるため，並行《へいこう》してストレスを減《へ》らすような対策《たいさく》をとる必要《ひつよう》があります。

薬《くすり》の種類《しゅるい》	特徴《とくちょう》
自律神経調整薬《じりつしんけいちょうせいやく》	自律神経《じりつしんけい》のバランスを整《ととの》え，正常《せいじょう》に近《ちか》づける。
抗不安薬《こうふあんやく》 （ベンゾジアゼピン系《けい》）	ギャバ（GABA，γ-アミノ酪酸《らくさん》）のはたらきを助《たす》け，不安《ふあん》をやわらげる。筋肉《きんにく》の緊張《きんちょう》をやわらげる作用《さよう》もあるため，めまいや頭痛《ずつう》の治療《ちりょう》にも用《もち》いられる。
抗不安薬《こうふあんやく》 （ベンゾジアゼピン系以外《けいいがい》）	セロトニンを調整《ちょうせい》するはたらきがある。主《しゅ》として抑《よく》うつ，不安《ふあん》，あせり，恐怖《きょうふ》，不眠《ふみん》の症状《しょうじょう》を改善《かいぜん》する。
睡眠導入薬《すいみんどうにゅうやく》	睡眠障害《すいみんしょうがい》のタイプ（入眠障害《にゅうみんしょうがい》，中途覚醒《ちゅうとかくせい》，早朝覚醒《そうちょうかくせい》，熟眠障害《じゅくみんしょうがい》）に合《あ》わせて，適切《てきせつ》な時間《じかん》だけ作用《さよう》する薬《くすり》が処方《しょほう》される。また，従来《じゅうらい》の睡眠薬《すいみんやく》よりも副作用《ふくさよう》が比較的《ひかくてき》少《すく》ない新《あたら》しい睡眠薬《すいみんやく》が，複数普及《ふくすうふきゅう》している。
抗《こう》うつ薬《やく》 （SSRI）	セロトニンなどのはたらきをよくする。憂《ゆう》うつ感《かん》や意欲低下《いよくていか》を改善《かいぜん》する。
抗《こう》うつ薬《やく》 （SNRI）	セロトニンやノルアドレナリンのはたらきをよくする。憂《ゆう》うつ感《かん》や意欲低下《いよくていか》を改善《かいぜん》する。
抗《こう》うつ薬《やく》 （NaSSA）	SNRIとはことなるアプローチでセロトニンやノルアドレナリンのはたらきをよくする。不安感《ふあんかん》や不眠《ふみん》などを改善《かいぜん》する。
ホルモン製剤《せいざい》	2種類《しゅるい》の女性《じょせい》ホルモン（エストロゲン，プロゲステロン）のバランスを整《ととの》える。

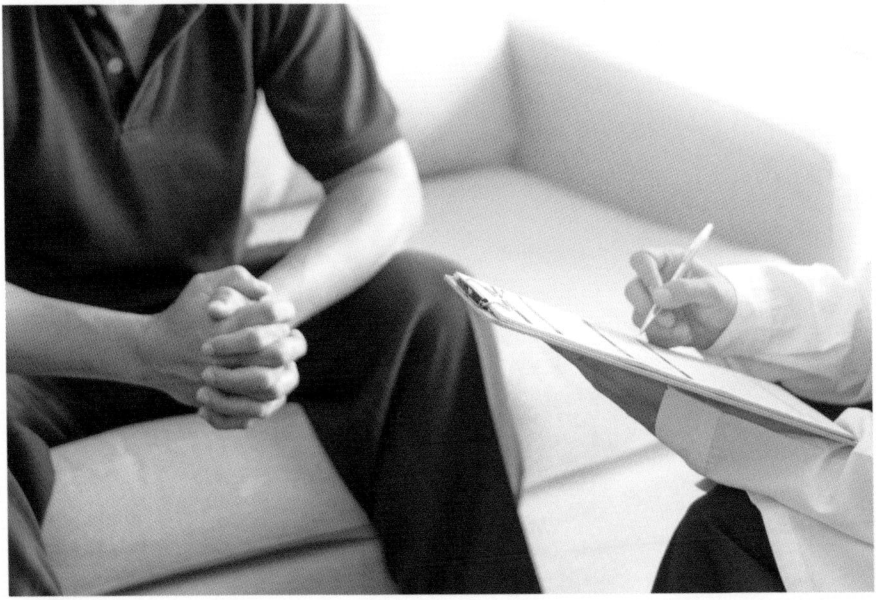

心身《しんしん》のストレスが「うつ病《びょう》」につながる

環境《かんきょう》の変化《へんか》がうつを引《ひ》きおこす

うつ病《びょう》の発症《はっしょう》につながるさまざまな誘因《ゆういん》と症状《しょうじょう》をえがきました。ライフステージにおけるさまざまな出来事《できごと》が，うつ病発症《びょうはっしょう》のきっかけとなります。

子供《こども》のうつ

いじめられたり，学校生活《がっこうせいかつ》がうまくいかなかったりすることで，ひきこもりや不登校《ふとうこう》となるケースがあります。また，過度《かど》な受験戦争《じゅけんせんそう》による“燃《も》え尽《つ》き症候群《しょうこうぐん》”からうつ病《びょう》を発症《はっしょう》することもあります。

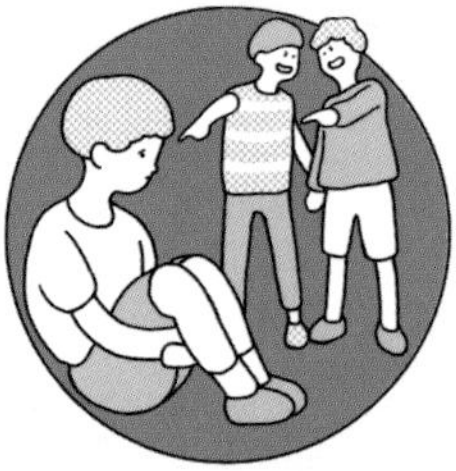

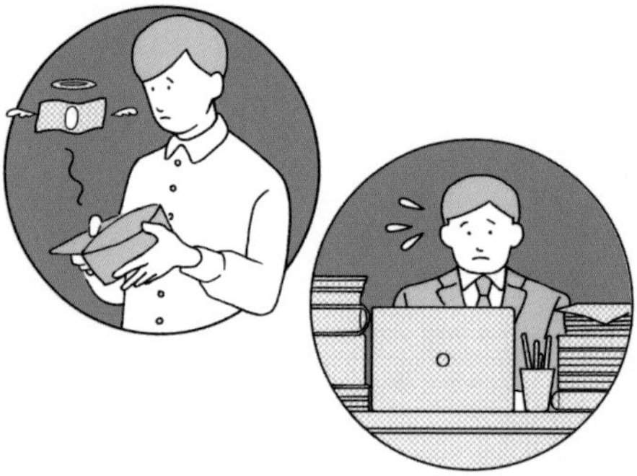

働《はたら》き盛《ざか》りのうつ

失敗《しっぱい》による環境《かんきょう》の変化《へんか》だけでなく，昇進《しょうしん》という，一見《いっけん》ポジティブに思《おも》える環境《かんきょう》の変化《へんか》であっても，仕事内容《しごとないよう》や人間関係《にんげんかんけい》が変《か》わることに適応《てきおう》できず，うつ病《びょう》を発症《はっしょう》するケースがあります。

※：過剰に気分が高揚し，活動的になったり，怒りっぽくなったりする状態。

うつ病《びょう》は，抑《よく》うつ感《かん》や不安感《ふあんかん》といった精神症状《せいしんしょうじょう》とともに，不《ふ》眠《みん》，食欲不振《しょくよくふしん》，倦怠感《けんたいかん》などの身体症《しんたいしょう》状《じょう》もおきる病気《びょうき》です。**患者数《かんじゃすう》は世界《せかい》的《てき》にふえており，日本《にほん》でも「100人《にん》に6人《にん》が，一生《いっしょう》のどこかでうつ病《びょう》を経《けい》験《けん》する」という調査結果《ちょうさけっか》があります**。

発症《はっしょう》の詳細《しょうさい》なメカニズムは不明《ふめい》ですが，脳内《のうない》の感情《かんじょう》や意欲《いよく》をつかさどる部位《ぶい》に何《なん》らかの異常《いじょう》がおきるためだと考《かんが》えられています。**一般《いっぱん》につらい体験《たいけん》や環境《かんきょう》の変化《へんか》などによる心身《しんしん》のストレスが，発症《はっしょう》の引《ひ》き金《がね》になることが多《おお》いようです**。

うつの症状《しょうじょう》はうつ病以外《びょういがい》の病気《びょうき》でもみられるため，医師《いし》による鑑別《かんべつ》が重要《じゅうよう》です。たとえば，服用《ふくよう》している薬《くすり》の副作用《ふくさよう》で発症《はっしょう》することがあります。また，うつ病《びょう》とは別《べつ》の精神疾患《せいしんしっかん》である双極性障害《そうきょくせいしょうがい》でも，うつ状態《じょうたい》がみられます。双極性障害《そうきょくせいしょうがい》は，うつ状《じょう》態《たい》と躁状態《そうじょうたい》※をくりかえす病気《びょうき》で，うつ病《びょう》とは治療法《ちりょうほう》がことなります。

精神《せいしん》にあらわれる症状《しょうじょう》の例《れい》

うつ病《びょう》になると，憂《ゆう》うつな気分《きぶん》がつづき，何《なに》に対《たい》しても興味《きょうみ》や感心《かんしん》がなくなります。また，悲《ひ》哀感《あいかん》や劣等感《れっとうかん》，罪悪感《ざいあくかん》などを抱《いだ》いたり，思考力《しこうりょく》や集中力《しゅうちゅうりょく》が低《てい》下《か》したりすることで，日常生《にちじょうせい》活《かつ》に支障《ししょう》をきたすようになります。

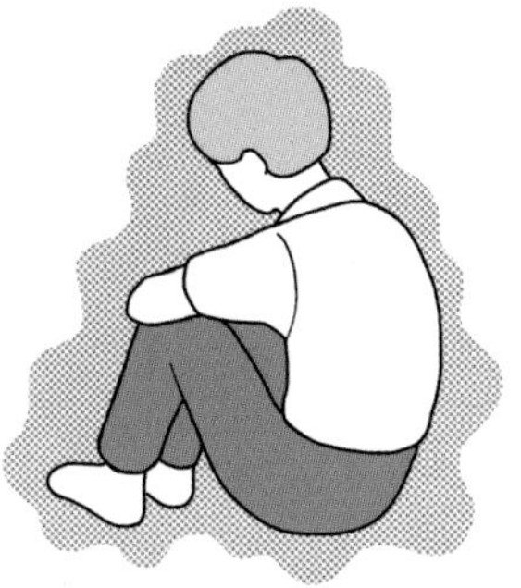

身体《しんたい》にあらわれる症状《しょうじょう》の例《れい》

うつ病《びょう》になると，食欲低下《しょくよくていか》（もしくは食欲亢進《しょくよくこうしん》），不眠《ふみん》（もしくは過眠《かみん》），頭痛《ずつう》，肩《かた》こり，腰痛《ようつう》，腹痛《ふくつう》，便秘《べんぴ》，嘔《おう》吐《と》，動悸《どうき》，めまい，全身《ぜんしん》の倦《けん》怠感《たいかん》などがおき，疲《つか》れやすくなります。

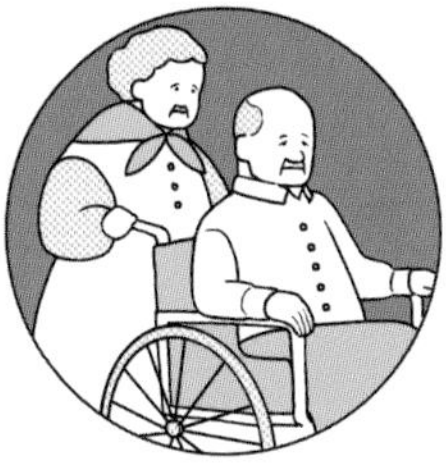

老年期《ろうねんき》のうつ

退職《たいしょく》や配偶者《はいぐうしゃ》の病気《びょうき》や死亡《しぼう》がきっかけとなって，うつ病《びょう》を発症《はっしょう》することがあります。また，子供《こども》が自立《じりつ》することで生《い》きがいを失《うしな》ってしまうことが，うつ病発症《びょうはっしょう》の引《ひ》き金《がね》となることもあります。

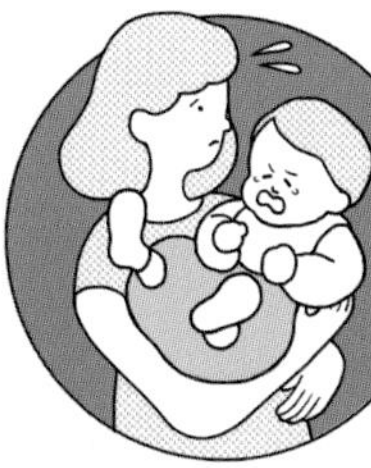

女性《じょせい》のうつ

結婚《けっこん》や妊娠《にんしん》，出産《しゅっさん》といった，一見幸《いっけんしあわ》せな環境《かんきょう》の変化《へんか》であっても，うつ病《びょう》を発症《はっしょう》することがあります。また，身体《しんたい》にとっての大《おお》きな負担《ふたん》である出産《しゅっさん》に加《くわ》え，子育《こそだ》てに対《たい》して過度《かど》な責任《せきにん》を感《かん》じてしまうことで，うつ病《びょう》を発症《はっしょう》するケース（産後《さんご》うつ）や，仕事《しごと》も家《か》事《じ》も完璧《かんぺき》にこなそうとするあまり，うつ病《びょう》を発症《はっしょう》してしまうケースもあります。

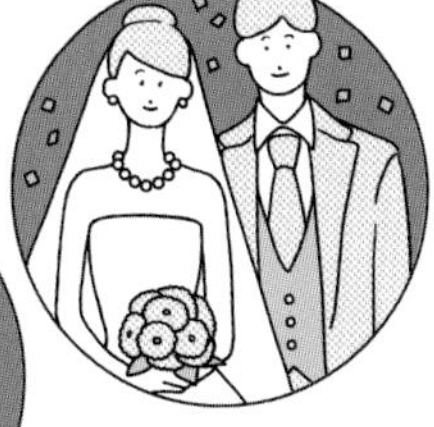

ストレスを受《う》けつづけると，神経細胞《しんけいさいぼう》にダメージが！

うつ病《びょう》と，ストレスホルモンの「コルチゾール」との間《あいだ》には，大《おお》きな関連《かんれん》がある可能性《かのうせい》が指摘《してき》されています。2章《しょう》でもみてきたように，私《わたし》たちがストレスを感《かん》じると，副腎皮質《ふくじんひしつ》からコルチゾールが分泌《ぶんぴつ》されます。コルチゾールは全身《ぜんしん》にはたらきかけ，血圧《けつあつ》や血糖《けっとう》を上《あ》げることで，ストレスに対抗《たいこう》します。

そしてコルチゾールは，視床下《ししょうか》部《ぶ》や下垂体《かすいたい》にもはたらきかけ，コルチゾールの分泌《ぶんぴつ》をうながす「コルチコトロピン遊離促進《ゆうりそくしん》ホルモン(CRH)」というホルモンの分泌《ぶんぴつ》をおさえます。これによりコルチゾールの量《りょう》が減《へ》り，体《からだ》は通常《つうじょう》の状態《じょうたい》にもどります。

しかし，強《つよ》いストレスを長期間《ちょうきかん》受《う》けつづけると，つねにコルチゾールが分泌《ぶんぴつ》されつづけるため，体《からだ》は緊張状態《きんちょうじょうたい》がつづくことになってしまいます。最近《さいきん》の研究《けんきゅう》によれば，過剰《かじょう》なコルチゾールの分泌《ぶんぴつ》がつづくと，脳《のう》の神経細胞《しんけいさいぼう》，とくに記憶《きおく》をつかさどる「海馬《かいば》」の神経《しんけい》細胞《さいぼう》がダメージを受《う》けることが明《あき》らかになっています。そのため，ストレスを受《う》けつづけると，記憶力《きおくりょく》が低下《ていか》することが知《し》られています。

またストレスは，恐怖《きょうふ》や不安《ふあん》を感《かん》じる扁桃体《へんとうたい》のはたらきを高《たか》めます。**つねに緊張状態《きんちょうじょうたい》がつづいているうつ病患者《びょうかんじゃ》では，扁桃体《へんとうたい》が異常《いじょう》に活発《かっぱつ》になっているため，怒《いか》りや悲《かな》しみ，不安《ふあん》といったネガティブな感《かん》情《じょう》を頻繁《ひんぱん》に抱《いだ》くようになります。**

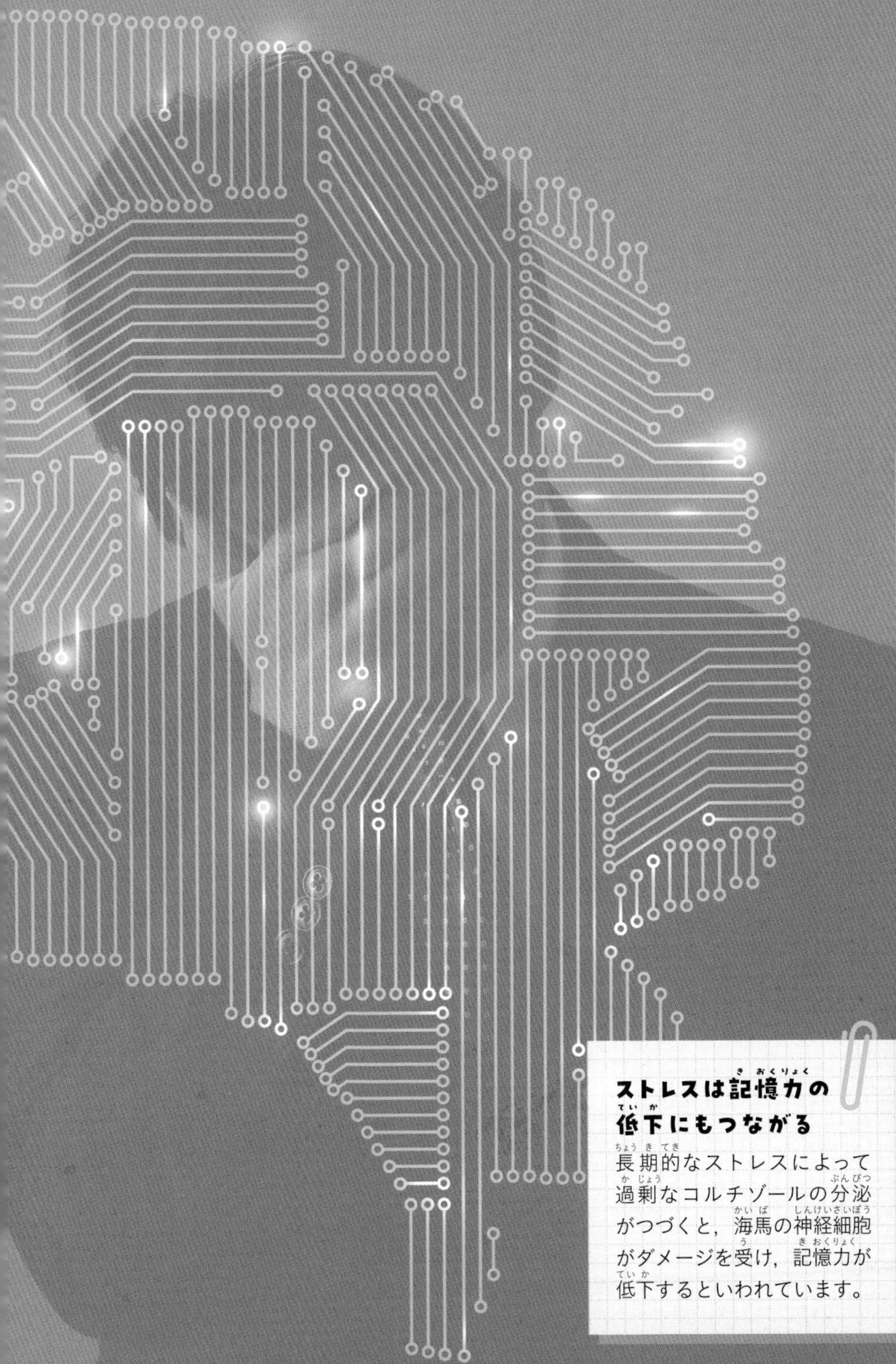

ストレスは記憶力《きおくりょく》の低下《ていか》にもつながる

長期的《ちょうきてき》なストレスによって過剰《かじょう》なコルチゾールの分泌《ぶんぴつ》がつづくと，海馬《かいば》の神経細胞《しんけいさいぼう》がダメージを受《う》け，記憶力《きおくりょく》が低下《ていか》するといわれています。

孤独感《こどくかん》は，うつ病《びょう》や不安障害《ふあんしょうがい》のリスクを上《あ》げる

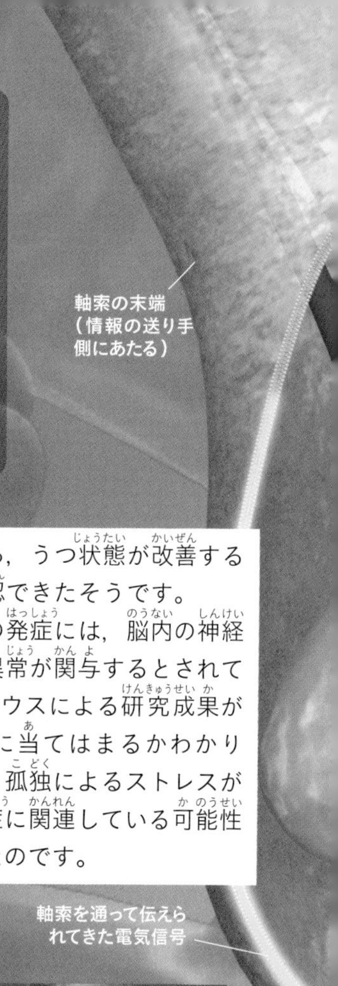

孤《こ》独感《どくかん》は大《おお》きなストレスにつながります（42ページ）。そして，うつ病発症《びょうはっしょう》の引《ひ》き金《がね》になる可能性《かのうせい》も示唆《しさ》されています。

NPO法人《ほうじん》「あなたのいばしょ」と，早稲田大学政治経済学術院《わせだだいがくせいじけいざいがくじゅついん》の研究《けんきゅう》チームは，2022年《ねん》2月《がつ》に約《やく》3000人《にん》（20歳以上《さいいじょう》）の調査《ちょうさ》を行《おこな》い，**「孤独状態《こどくじょうたい》にある人《ひと》は，うつ状態《じょうたい》や不安障害《ふあんしょうがい》を抱《かか》える傾向《けいこう》が，孤独《こどく》でない人《ひと》にくらべて5倍程度《ばいていど》に高《たか》まる」**と報告《ほうこく》しています※1。

また，理化学研究所《りかがくけんきゅうしょ》と大阪大学《おおさかだいがく》の研究《けんきゅう》チームは，ヒトと同《おな》じように社会性《しゃかいせい》をもつマウスを長期間隔《ちょうきかんかく》離《り》することで，うつ病《びょう》に似《に》た症状《しょうじょう》を示《しめ》す「孤独《こどく》マウス」の脳《のう》を分子《ぶんし》レベルで解析《かいせき》し，「前頭前野《ぜんとうぜんや》や海《かい》馬《ば》などの領域《りょういき》で，精神疾患《せいしんしっかん》との関《かん》連《れん》が知《し》られる神経伝達物質《しんけいでんたつぶっしつ》の受容《じゅよう》体《たい》（グルタミン酸受容体《さんじゅようたい》）の数《かず》がふえた」と報告《ほうこく》しています※2。この変化《へんか》は正常《せいじょう》マウスではみられず，孤独《こどく》マウスにグルタミン酸受容体《さんじゅようたい》のはたらきを抑制《よくせい》する薬剤《やくざい》を投与《とうよ》したところ，うつ状態《じょうたい》が改善《かいぜん》することも確認《かくにん》できたそうです。

うつ病《びょう》の発症《はっしょう》には，脳内《のうない》の神経《しんけい》伝達系《でんたつけい》の異常《いじょう》が関与《かんよ》するとされています。マウスによる研究成果《けんきゅうせいか》が直接《ちょくせつ》ヒトに当《あ》てはまるかわかりませんが，孤独《こどく》によるストレスがうつ病発症《びょうはっしょう》に関連《かんれん》している可能性《かのうせい》が示《しめ》されたのです。

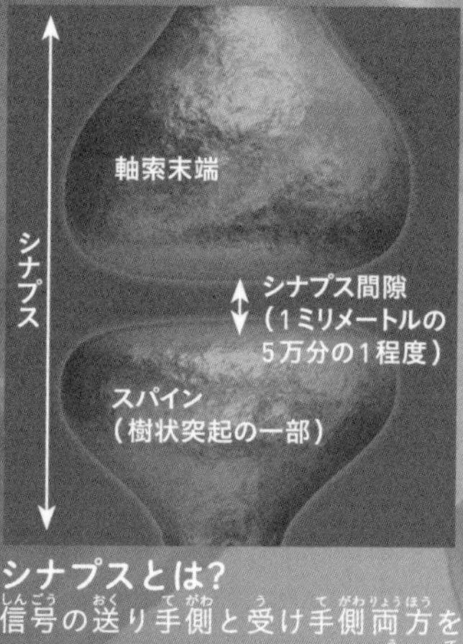

シナプスとは？
信号《しんごう》の送《おく》り手側《てがわ》と受《う》け手側両方《てがわりょうほう》を合《あ》わせてシナプスといいます。受《う》け手側《てがわ》の樹状突起《じゅじょうとっき》からさらに飛《と》びだした部《ぶ》分《ぶん》は「スパイン」とよばれます。

信号伝達《しんごうでんたつ》にかかわるグルタミン酸《さん》とその受容体《じゅようたい》

神経細胞《しんけいさいぼう》の軸索末端《じくさくまったん》と樹状突起《じゅじょうとっき》とのつなぎ目《め》の役割《やくわり》を果《は》たす「シナプス」をえがきました。シナプスのすき間《ま》（シナプス間隙《かんげき》）にグルタミン酸《さん》が放出《ほうしゅつ》され，樹状突起《じゅじょうとっき》側《がわ》のグルタミン酸受容体《さんじゅようたい》に結合《けつごう》することで，軸索《じくさく》の末端《まったん》に伝《つた》わった電気信号《でんきしんごう》が化学《かがく》信号《しんごう》に変換《へんかん》され，その後《ご》ふたたび電気信号《でんきしんごう》に変換《へんかん》されます。

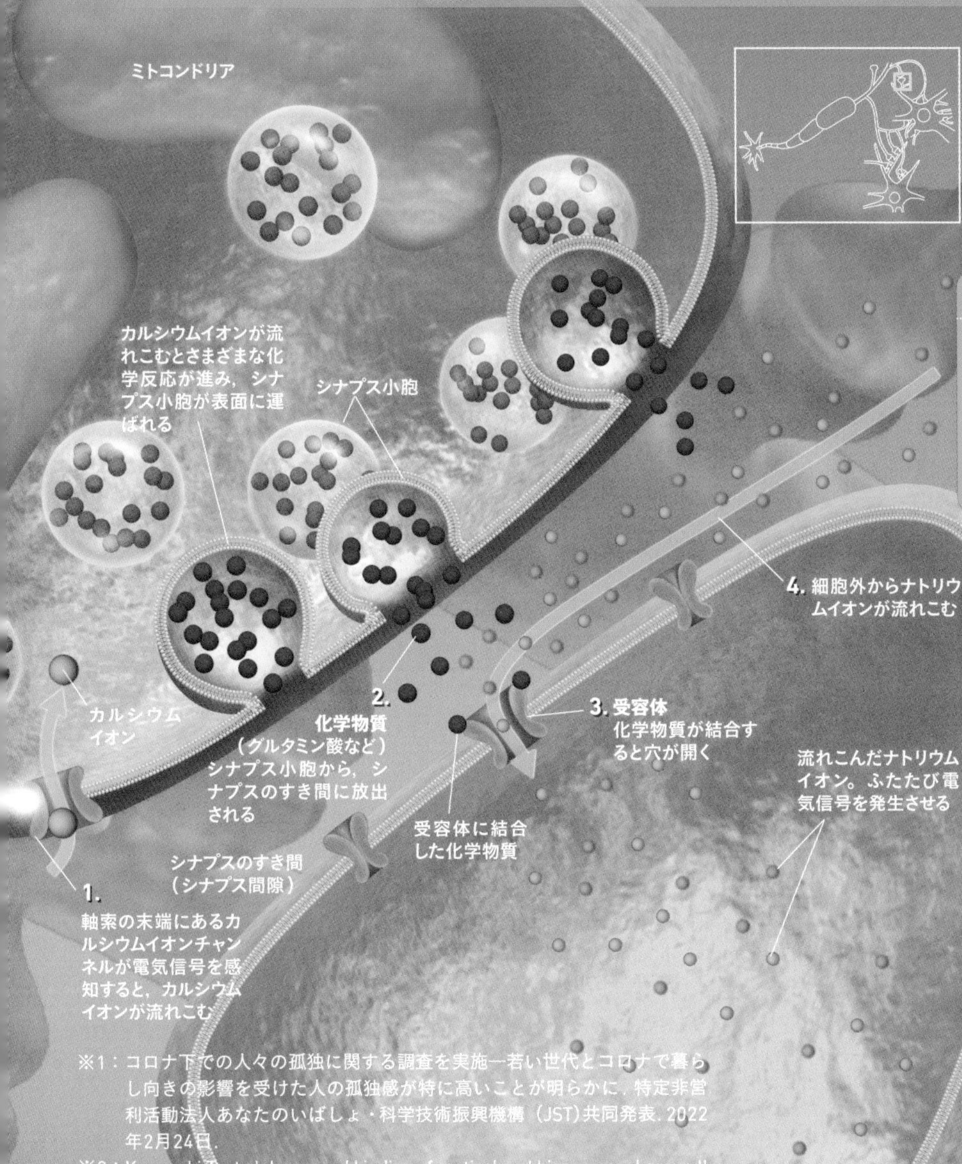

※1：コロナ下での人々の孤独に関する調査を実施―若い世代とコロナで暮らし向きの影響を受けた人の孤独感が特に高いことが明らかに．特定非営利活動法人あなたのいばしょ・科学技術振興機構（JST）共同発表．2022年2月24日．

※2：Kawasaki T, et al. Increased binding of cortical and hippocampal group II metabotropic glutamate receptors in isolation-reared mice. Neuropharmacology. 2011; 60: 397-404.

うつ病《びょう》の治療《ちりょう》に使《つか》われる「抗《こう》うつ薬《やく》」

セロトニンの再取《さいと》りこみを防《ふせ》ぐ

抗《こう》うつ薬《やく》の一種《いっしゅ》であるSSRIが薬効《やっこう》を示《しめ》すメカニズムをえがきました。

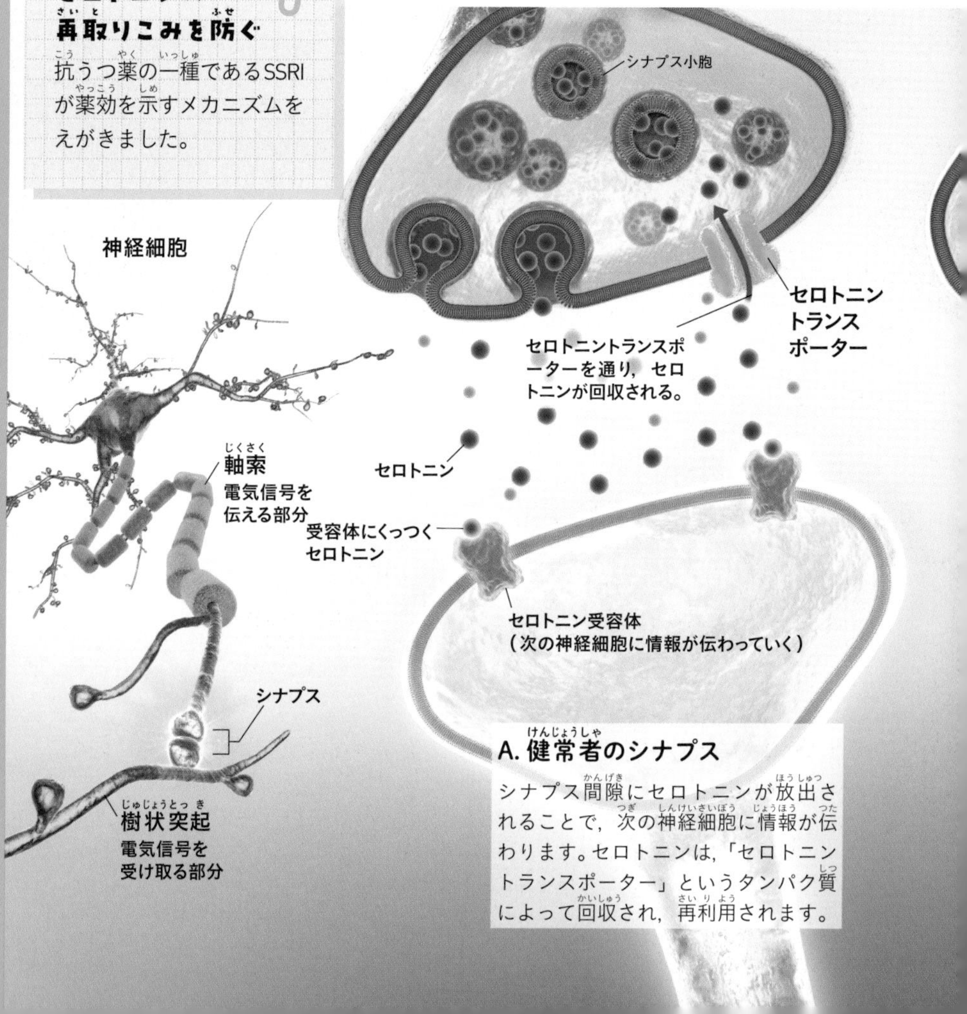

A. 健常者《けんじょうしゃ》のシナプス

シナプス間隙《かんげき》にセロトニンが放出《ほうしゅつ》されることで，次《つぎ》の神経細胞《しんけいさいぼう》に情報《じょうほう》が伝《つた》わります。セロトニンは，「セロトニントランスポーター」というタンパク質《しつ》によって回収《かいしゅう》され，再利用《さいりよう》されます。

うつ病《びょう》の治療《ちりょう》では，精神療法《せいしんりょうほう》と薬物療法《やくぶつりょうほう》とを組《く》み合《あ》わせるのが一般的《いっぱんてき》です。

薬物療法《やくぶつりょうほう》では，最近《さいきん》は従来《じゅうらい》の抗《こう》うつ薬《やく》に加《くわ》えて，副作用《ふくさよう》の少《すく》ない選択的《せんたくてき》セロトニン再取《さいと》りこみ阻害薬《そがいやく》（SSRI）が広《ひろ》く使《つか》われています。**SSRIは神経伝達物質《しんけいでんたつぶっしつ》であるセロトニンの再取《さいと》りこみを防《ふせ》ぎ，シナプス間隙《かんげき》のセロトニン濃度《のうど》を上《あ》げることでうつ病《びょう》を改善《かいぜん》させます**（下《した》の図《ず》）。

ただし，**SSRIで抑《よく》うつ状態《じょうたい》を改善《かいぜん》させるには，最低《さいてい》でも数週間《すうしゅうかん》は服用《ふくよう》をつづける必要《ひつよう》があります**。SSRIを数日《すうじつ》飲《の》んで効《き》き目《め》があらわれないからといって勝手《かって》に服用《ふくよう》をやめてしまうと，効果《こうか》が得《え》られません。

また，薬物療法《やくぶつりょうほう》で十分改善《じゅうぶんかいぜん》しないうつ病《びょう》に対《たい》して行《おこな》われる，「経頭蓋《けいとうがい》磁気刺激治療法《じきしげきちりょうほう》（TMS治療《ちりょう》）」という治療方法《ちりょうほうほう》が注目《ちゅうもく》を集《あつ》めています。これは，脳《のう》の背外前頭前野《はいがいぜんとうぜんや》という部位《ぶい》に磁気刺激《じきしげき》をあたえ，神経細胞《しんけいさいぼう》の活動《かつどう》を変化《へんか》させる治療方法《ちりょうほうほう》です。

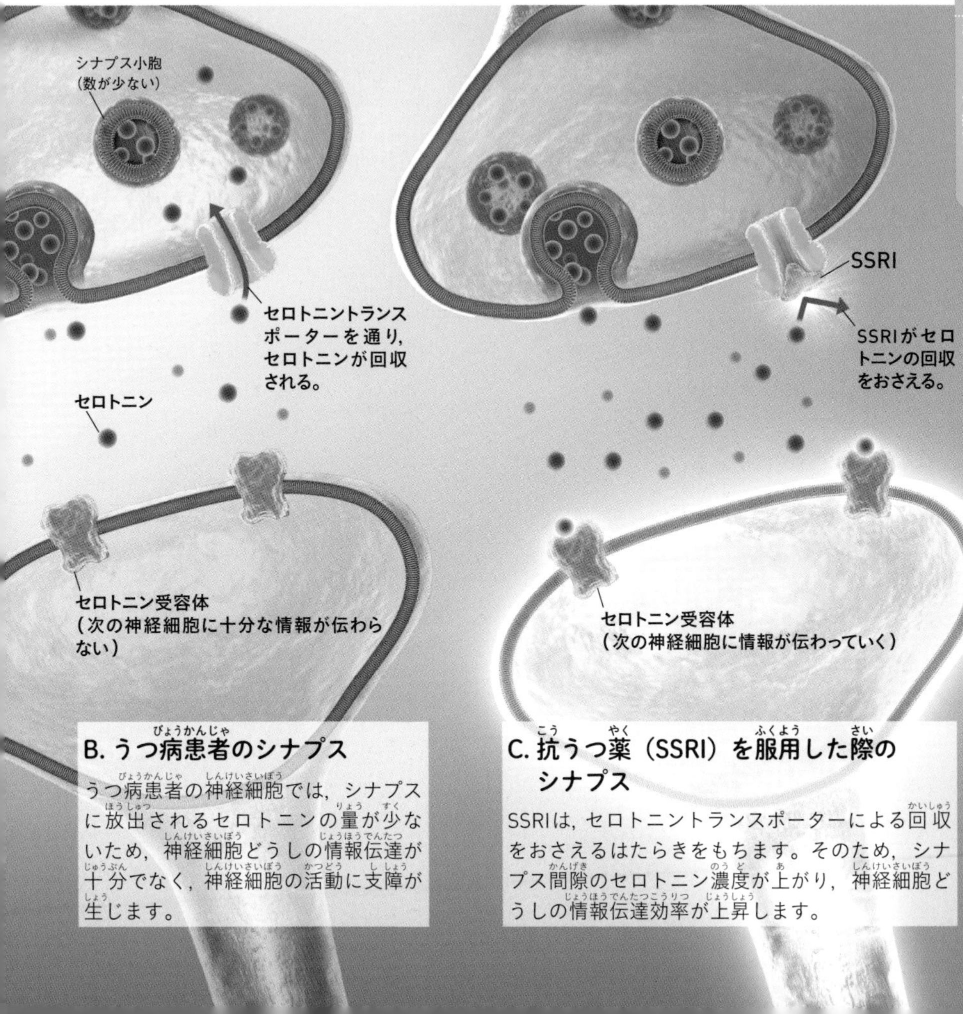

B. うつ病患者《びょうかんじゃ》のシナプス

うつ病患者《びょうかんじゃ》の神経細胞《しんけいさいぼう》では，シナプスに放出《ほうしゅつ》されるセロトニンの量《りょう》が少《すく》ないため，神経細胞《しんけいさいぼう》どうしの情報伝達《じょうほうでんたつ》が十分《じゅうぶん》でなく，神経細胞《しんけいさいぼう》の活動《かつどう》に支障《ししょう》が生《しょう》じます。

C. 抗《こう》うつ薬《やく》（SSRI）を服用《ふくよう》した際《さい》のシナプス

SSRIは，セロトニントランスポーターによる回収《かいしゅう》をおさえるはたらきをもちます。そのため，シナプス間隙《かんげき》のセロトニン濃度《のうど》が上《あ》がり，神経細胞《しんけいさいぼう》どうしの情報伝達効率《じょうほうでんたつこうりつ》が上昇《じょうしょう》します。

対話《たいわ》を行《おこな》い,「考《かんが》え方《かた》のくせ」に気《き》づかせる

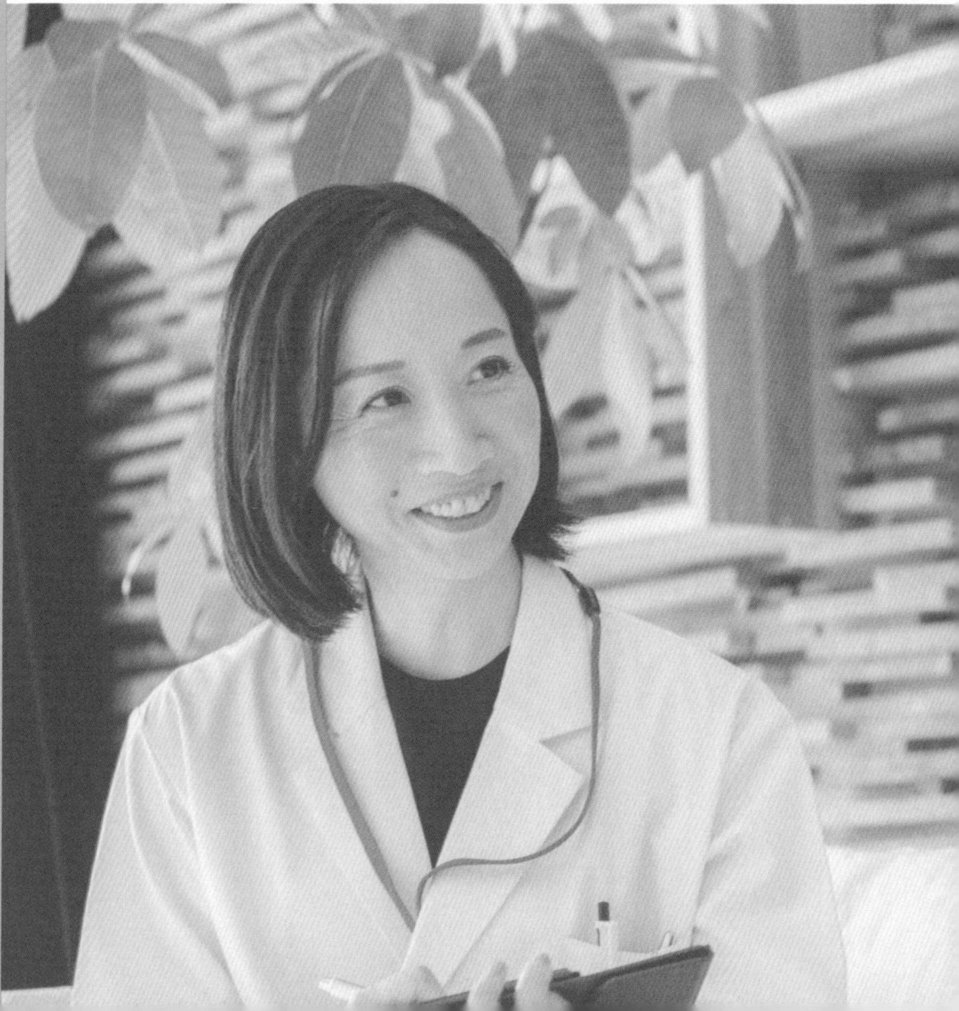

うつ病《びょう》では薬物《やくぶつ》以外《いがい》の治療《ちりょう》も重《じゅう》要《よう》で，カウンセリングもその一《ひと》つです。ただし，すべてのうつ病患《びょうかん》者《じゃ》にカウンセリングを行《おこな》うわけではありません。カウンセリング実施《じっし》の条件《じょうけん》としては，「患者《かんじゃ》が考《かんが》えて話《はな》せる状態《じょうたい》であること」「うつ病《びょう》の背景《はいけい》に，患者《かんじゃ》の性格《せいかく》や考《かんが》え方《かた》，行動《こうどう》パターンなどが影響《えいきょう》していること」「患者自身《かんじゃじしん》がカウンセリングを必要《ひつよう》としていること」などがあげられます。

医師《いし》やカウンセラーは，患者《かんじゃ》の話《はなし》に耳《みみ》を傾《かたむ》け（傾聴《けいちょう》という），受容《じゅよう》しながら，患者《かんじゃ》の心《こころ》の状態《じょうたい》を理解《りかい》しようとします。うつ病患者《びょうかんじゃ》の多《おお》くは，「過《か》去《こ》の失敗《しっぱい》など，考《かんが》えてもしかたのないことを延々《えんえん》と考《かんが》えてしまう」といった思考《しこう》の悪循環《あくじゅんかん》におちいっています。**カウンセリングでは，自分《じぶん》について振《ふ》りかえることで「考《かんが》え方《かた》やものの見方《みかた》のくせ」に気《き》づいてもらい，患者自身《かんじゃじしん》が主体的《しゅたいてき》に問題《もんだい》を解決《かいけつ》できるようにサポートします**。

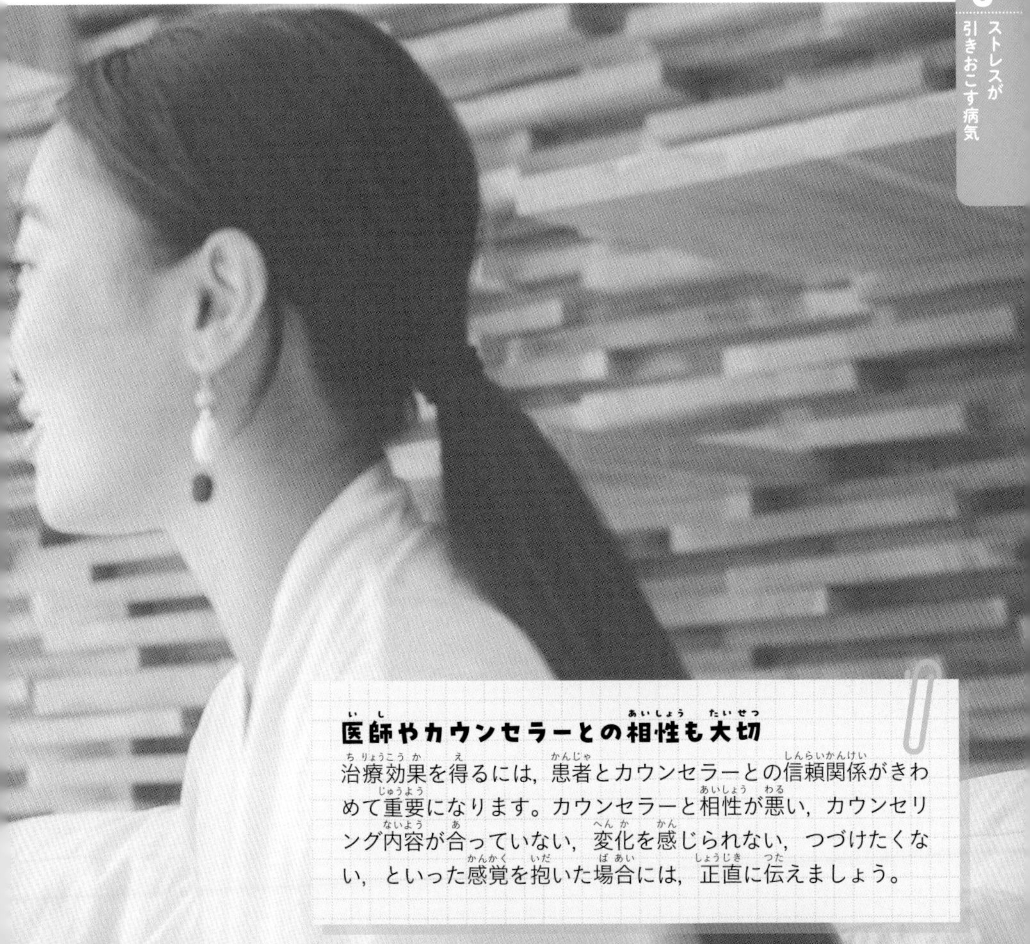

医師《いし》やカウンセラーとの相性《あいしょう》も大切《たいせつ》

治療効果《ちりょうこうか》を得《え》るには，患者《かんじゃ》とカウンセラーとの信頼関係《しんらいかんけい》がきわめて重要《じゅうよう》になります。カウンセラーと相性《あいしょう》が悪《わる》い，カウンセリング内容《ないよう》が合《あ》っていない，変化《へんか》を感《かん》じられない，つづけたくない，といった感覚《かんかく》を抱《いだ》いた場合《ばあい》には，正直《しょうじき》に伝《つた》えましょう。

問題《もんだい》のある行動《こうどう》の修正《しゅうせい》をめざす「行動療法《こうどうりょうほう》」

行《こう》動療法《どうりょうほう》は，1950年代《ねんだい》の終《お》わりから開発《かいはつ》が進《すす》められた治《ち》療方法《りょうほうほう》です。

「人前《ひとまえ》で話《はな》そうとすると極度《きょくど》に緊張《きんちょう》する」「バイキンが怖《こわ》くてドアノブにさわれない」といった，患者《かんじゃ》が現在抱《げんざいかか》えている行動上《こうどうじょう》の問《もん》題《だい》は，誤《あやま》った学習《がくしゅう》をした結果《けっか》，身《み》についてしまったものだと考《かんが》えられます。そこで患者《かんじゃ》が正《ただ》しい行動《こうどう》を学習《がくしゅう》することをめざして，さまざまな療法《りょうほう》が開発《かいはつ》されてきました。その例《れい》を二《ふた》つあげましょう。

「フラッディング」は，不安《ふあん》・恐《きょう》怖反応《ふはんのう》をおこす刺激《しげき》に患者《かんじゃ》を長時《ちょうじ》間《かん》さらし，その結果生《けっかしょう》じる慣《な》れによって，不安《ふあん》・恐怖《きょうふ》の減少《げんしょう》をめざす治療法《ちりょうほう》です。不安《ふあん》・恐怖《きょうふ》を生《しょう》じさせる刺激《しげき》を最《もっと》も強《つよ》いものから弱《よわ》いものまで順位《じゅんい》づけをしたリスト（不安階層表《ふあんかいそうひょう》）にもとづいて，弱《よわ》い刺激《しげき》から強《つよ》い刺激《しげき》へと段階的《だんかいてき》にさらす手法《しゅほう》は，暴露法《ばくろほう》とよばれています。

「系統的脱感作《けいとうてきだつかんさ》」では，まず，患《かん》者《じゃ》に不安《ふあん》・恐怖《きょうふ》を打《う》ち消《け》すためのリラクゼーション法《ほう》を習得《しゅうとく》してもらいます。そのうえで，患者《かんじゃ》に不《ふ》安階層表《あんかいそうひょう》にある最《もっと》も弱《よわ》い刺激《しげき》をイメージしてもらい，不安《ふあん》が生《しょう》じたらそれをリラクゼーション法《ほう》によって打《う》ち消《け》します。この手順《てじゅん》を不《ふ》安階層表《あんかいそうひょう》の最《もっと》も強《つよ》い刺激《しげき》まで段階《だんかい》的《てき》にくりかえすことで，不安《ふあん》や恐《きょう》怖《ふ》の克服《こくふく》をめざします。

行動療法《こうどうりょうほう》では現在《げんざい》，認知面《にんちめん》の作《さ》用《よう》を重視《じゅうし》する認知療法《にんちりょうほう》などの技《ぎ》法《ほう》を取《と》り入《い》れる動《うご》きがみられます。しかしやはり，実際《じっさい》にあらわれた行動《こうどう》の修正《しゅうせい》を重視《じゅうし》していることに変《か》わりはないでしょう。

不安《ふあん》や恐怖《きょうふ》を段階的《だんかいてき》に克服《こくふく》する

人前《ひとまえ》で話《はな》すことが苦手《にがて》な人《ひと》が，少人数《しょうにんずう》の前《まえ》で話《はな》すことに挑戦《ちょうせん》しているようすです。段階的《だんかいてき》に不安《ふあん》を克服《こくふく》し，最終的《さいしゅうてき》には大人数《おおにんずう》の前《まえ》で話《はな》すことをめざします。

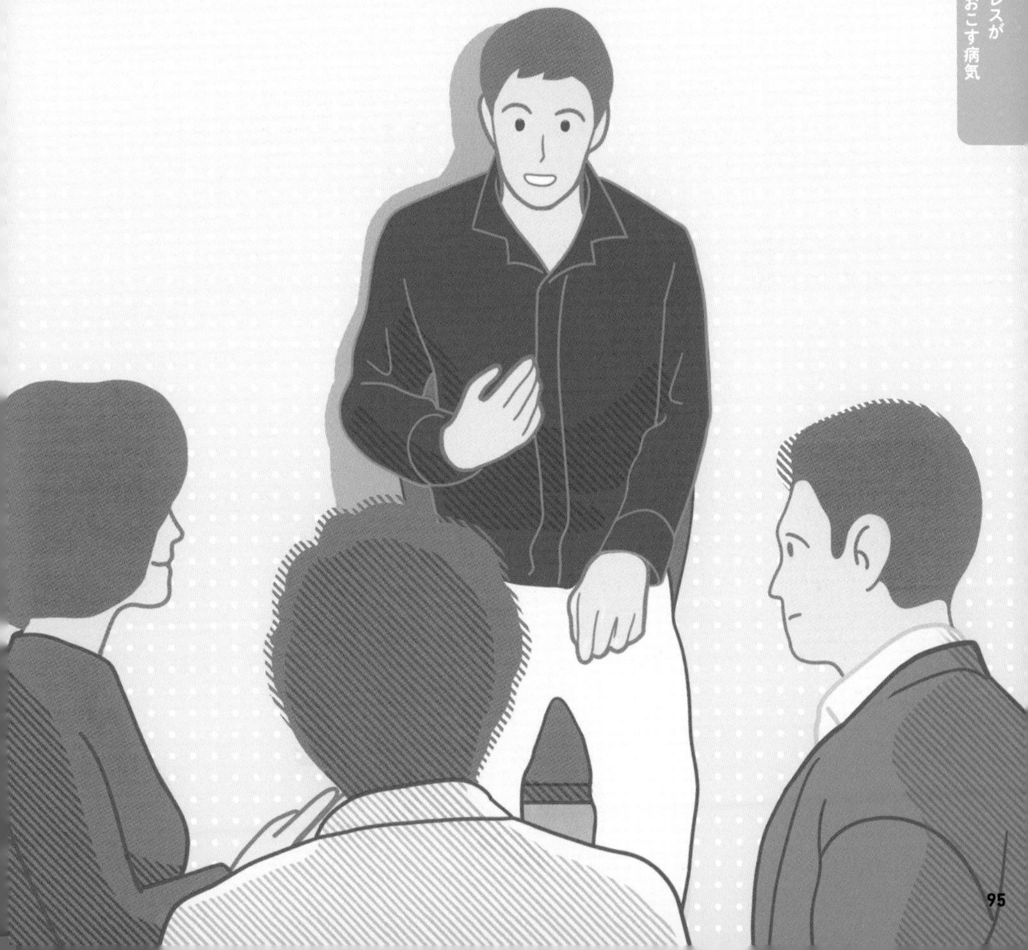

前《まえ》向《む》き思考《しこう》を養《やしな》う

「認知行動療法《にんちこうどうりょうほう》」

仕事でミスをした人

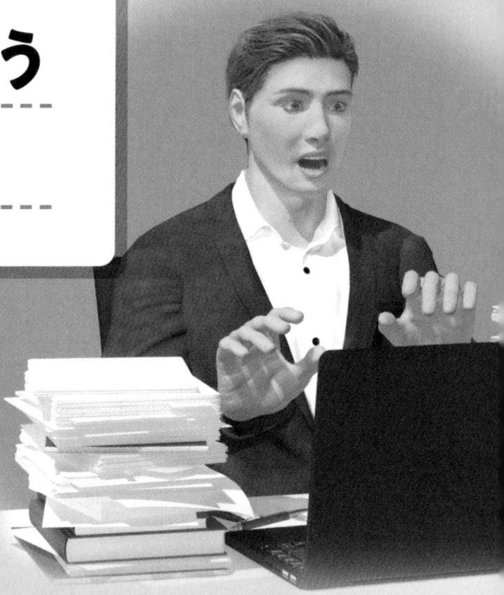

多《おお》**くのうつ病患者《びょうかんじゃ》はもともと，「未来《みらい》を悲観的《ひかんてき》に考《かんが》えるマイナス思考《しこう》」「うまくいかないことばかりに注目《ちゅうもく》する過小評価《かしょうひょうか》」といった，かたよった認知《にんち》をもっています**。このような考《かんが》え方《かた》がくせになると，自然《しぜん》と悲観的《ひかんてき》な考《かんが》えに行《い》き着《つ》き，それがさらに悲観的《ひかんてき》な考《かんが》えを生《う》むという悪循環《あくじゅんかん》を引《ひ》きおこします。こういった**認知《にんち》のゆがみを修正《しゅうせい》するのが，「認知行《にんちこう》動療法《どうりょうほう》」です**。

たとえば，仕事《しごと》で大《おお》きなミスをして，強《つよ》いストレスを感《かん》じている人《ひと》がいたとします。この人《ひと》は，仕《し》事《ごと》でミスをしたときにとっさに浮《う》かぶ考《かんが》え（自動思考《じどうしこう》）が，「自分《じぶん》はだめなやつだ」「一人《ひとり》でなんとかしなければ」といった極端《きょくたん》なものになってしまっています。

このストレスを軽減《けいげん》するには，カウンセラーとの対話《たいわ》などを通《つう》じて，自動思考《じどうしこう》を冷静《れいせい》に見《み》つめなおし，問題《もんだい》の解決策《かいけつさく》を考《かんが》え，実行《じっこう》していくことが重要《じゅうよう》になります。

ストレスを軽減《けいげん》して，前向《まえむ》きな考《かんが》えに

自動思考《じどうしこう》が極端《きょくたん》だと，強《つよ》いストレスを感《かん》じてしまうと考《かんが》えられています。認知行動療法《にんちこうどうりょうほう》では，カウンセラーとの対話《たいわ》などを通《つう》じて自《じ》動思考《どうしこう》にしばられずに情報《じょうほう》を集《あつ》めなおし，問題解決《もんだいかいけつ》の対処法《たいしょほう》を考《かんが》え，実践《じっせん》します。自分《じぶん》の考《かんが》えた対《たい》処法《しょほう》がうまくいけば，「自分《じぶん》はだめだ」という考《かんが》えが修正《しゅうせい》され，ストレスが少《すく》なくなるはずです。

認知行動療法《にんちこうどうりょうほう》は，問題《もんだい》を解決《かいけつ》する方法《ほうほう》の一《ひと》つとして，**これまでの経験《けいけん》から得《え》られた「スキーマ（心《こころ》の中《なか》にあるルール）」への気《き》づきをうながすものでもあります**。

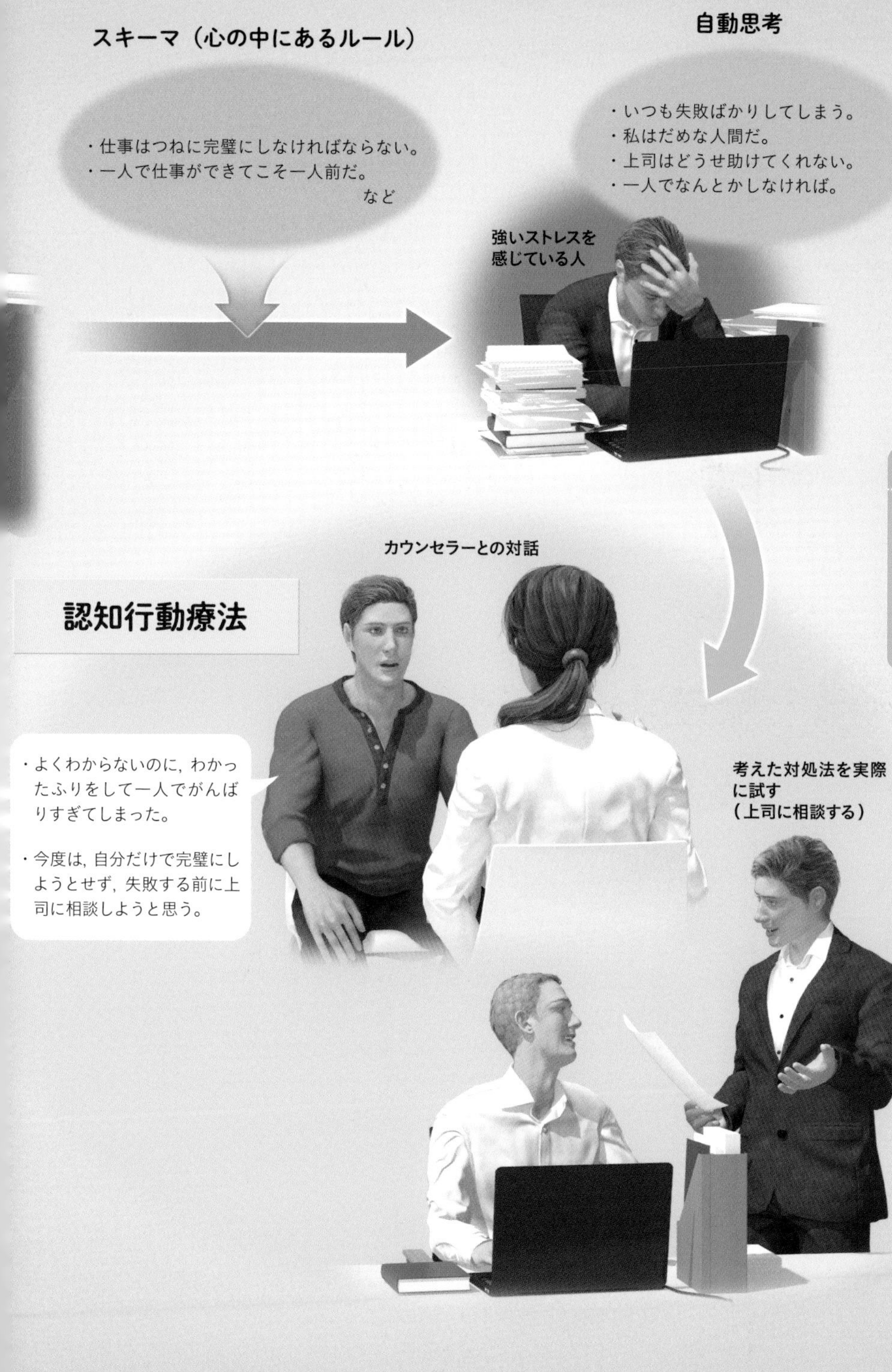

スキーマ（心の中にあるルール）
・仕事はつねに完璧にしなければならない。
・一人で仕事ができてこそ一人前だ。
など
自動思考
・いつも失敗ばかりしてしまう。
・私はだめな人間だ。
・上司はどうせ助けてくれない。
・一人でなんとかしなければ。
強いストレスを感じている人
カウンセラーとの対話
認知行動療法
・よくわからないのに，わかったふりをして一人でがんばりすぎてしまった。
・今度は，自分だけで完璧にしようとせず，失敗する前に上司に相談しようと思う。
考えた対処法を実際に試す（上司に相談する）

おかしいなと思《おも》ったら 受診《じゅしん》や相談《そうだん》を

ストレスに対《たい》する体《からだ》の不調《ふちょう》は，入浴《にゅうよく》や運動《うんどう》などである程度《ていど》解消《かいしょう》させることができます（4章《しょう》でくわしく紹介《しょうかい》）。しかし，**ストレスを受《う》けている期間《きかん》が長《なが》くなると，「ストレス障害《しょうがい》」という病的《びょうてき》な状態《じょうたい》になります**。

日常生活《にちじょうせいかつ》で受《う》けるストレス（ローリスクストレッサー）の場合《ばあい》は，ストレスを受《う》けている状態《じょうたい》が3か月《げつ》ほどつづくと，ストレス障害《しょうがい》に移《い》行《こう》することが多《おお》いようです。しかし，命《いのち》の危機《きき》に直面《ちょくめん》するような強《きょう》力《りょく》なストレス刺激《しげき》を受《う》けた場合《ばあい》は，より短期間《たんきかん》で症状《しょうじょう》は進行《しんこう》します。

ストレス障害《しょうがい》になると，脳《のう》や臓《ぞう》器《き》にもさまざまな症状《しょうじょう》がみられるようになり，自力《じりき》でストレスを解《かい》消《しょう》することが困難《こんなん》になります。長《なが》く放置《ほうち》するほど回復《かいふく》がむずかしくなるので，できるだけ早急《そうきゅう》に医師《いし》の診断《しんだん》を受《う》けましょう。日々《ひび》の生《せい》活《かつ》がつらい，不安《ふあん》から抜《ぬ》けだせない，眠《ねむ》れないなど，**ささいな変化《へんか》だと感《かん》じることでも，これまでの自分《じぶん》と何《なに》かちがうと感《かん》じたら，受《じゅ》診《しん》のタイミングといえます。**

日常生活《にちじょうせいかつ》に支障《ししょう》をきたすほどの障害《しょうがい》があらわれても，本人《ほんにん》が病《びょう》気《き》だと自覚《じかく》しない場合《ばあい》もあります。変化《へんか》に気《き》づいた周囲《しゅうい》の人《ひと》が，受診《じゅしん》をすすめることも大切《たいせつ》です。

また，ドメスティックバイオレンス（DV）など，法律《ほうりつ》がからむ悩《なや》みごとで不安《ふあん》やストレスを抱《かか》えている人《ひと》には，都道府県《とどうふけん》の女性《じょせい》センターや法《ほう》テラス（国《くに》によって設立《せつりつ》された法的《ほうてき》トラブル解決《かいけつ》のための総合案内所《そうごうあんないじょ》）などに相談《そうだん》することもできます。いずれにしても，不《ふ》安《あん》や悩《なや》みを一人《ひとり》で抱《かか》えこまずに，身近《みぢか》な人《ひと》や専門家《せんもんか》に相談《そうだん》することも，ストレスから身《み》を守《まも》る重要《じゅうよう》な対策《たいさく》です。

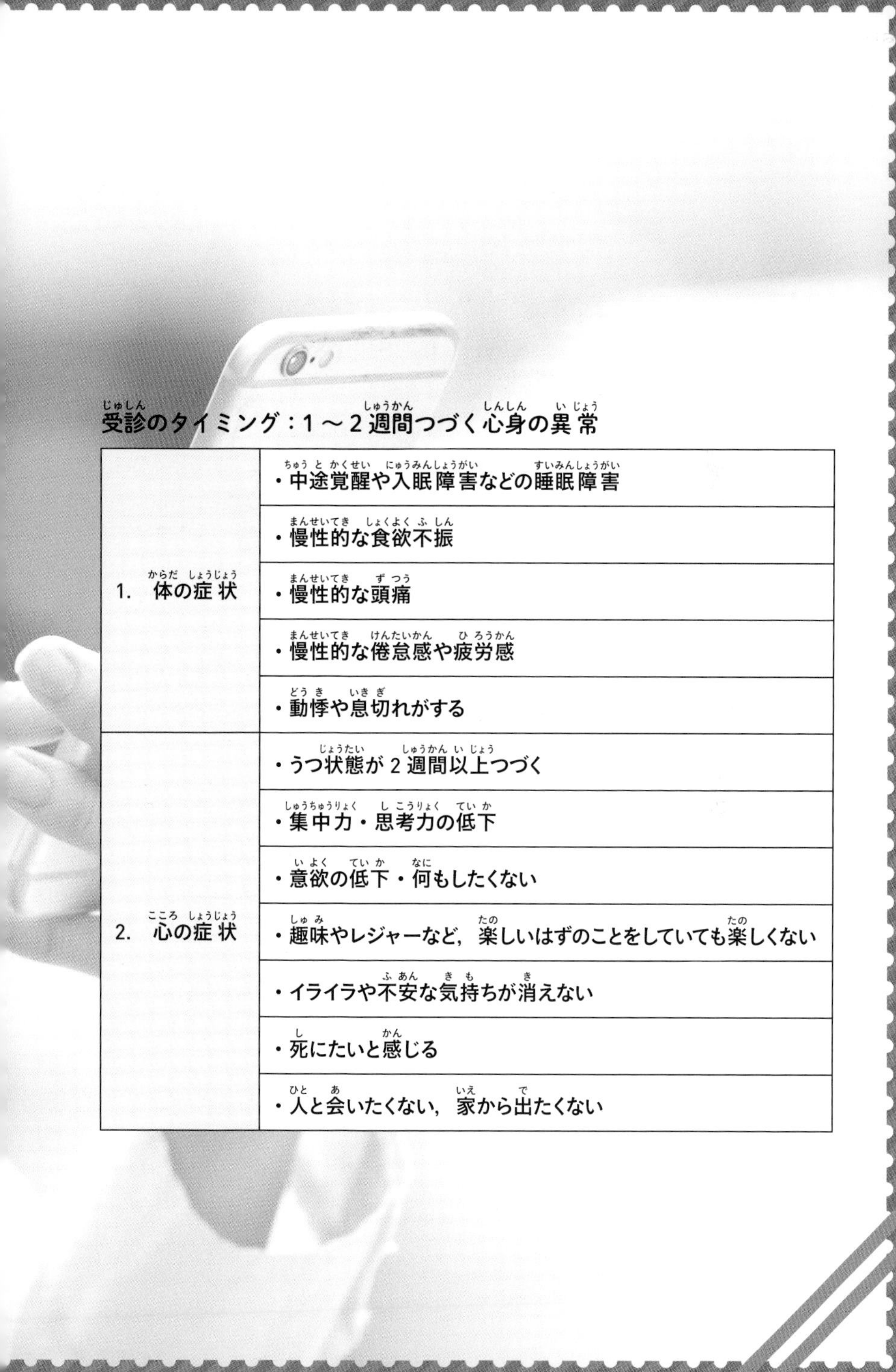

受診《じゅしん》のタイミング：1～2週間《しゅうかん》つづく心身《しんしん》の異常《いじょう》

1.　体《からだ》の症状《しょうじょう》	・中途《ちゅうと》覚醒《かくせい》や入眠障害《にゅうみんしょうがい》などの睡眠障害《すいみんしょうがい》
	・慢性的《まんせいてき》な食欲不振《しょくよくふしん》
	・慢性的《まんせいてき》な頭痛《ずつう》
	・慢性的《まんせいてき》な倦怠感《けんたいかん》や疲労感《ひろうかん》
	・動悸《どうき》や息切《いきぎ》れがする
2.　心《こころ》の症状《しょうじょう》	・うつ状態《じょうたい》が2週間以上《しゅうかんいじょう》つづく
	・集中力《しゅうちゅうりょく》・思考力《しこうりょく》の低下《ていか》
	・意欲《いよく》の低下《ていか》・何《なに》もしたくない
	・趣味《しゅみ》やレジャーなど，楽《たの》しいはずのことをしていても楽《たの》しくない
	・イライラや不安《ふあん》な気持《きも》ちが消《き》えない
	・死《し》にたいと感《かん》じる
	・人《ひと》と会《あ》いたくない，家《いえ》から出《で》たくない

4

ストレスとの上手《じょうず》なつきあい方《かた》

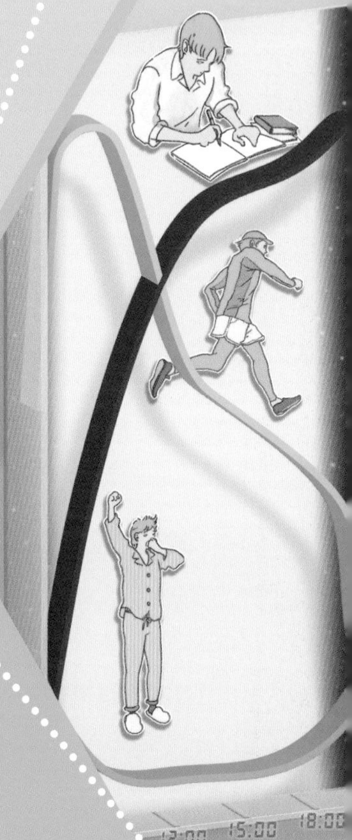

ストレスは適切《てきせつ》な対策《たいさく》をとることで軽減《けいげん》でき，病気《びょうき》を未然《みぜん》に防《ふせ》ぐことができます。4章《しょう》では，ストレスと上手《じょうず》につきあっていくための科学的《かがくてき》な方法《ほうほう》を紹介《しょうかい》します。ストレスに対《たい》して具体的《ぐたいてき》な行動《こうどう》をおこす「コーピング」をはじめ，睡眠《すいみん》，運動《うんどう》，入浴《にゅうよく》，呼吸法《こきゅうほう》など，すぐにはじめられるストレス対策《たいさく》が満載《まんさい》です。

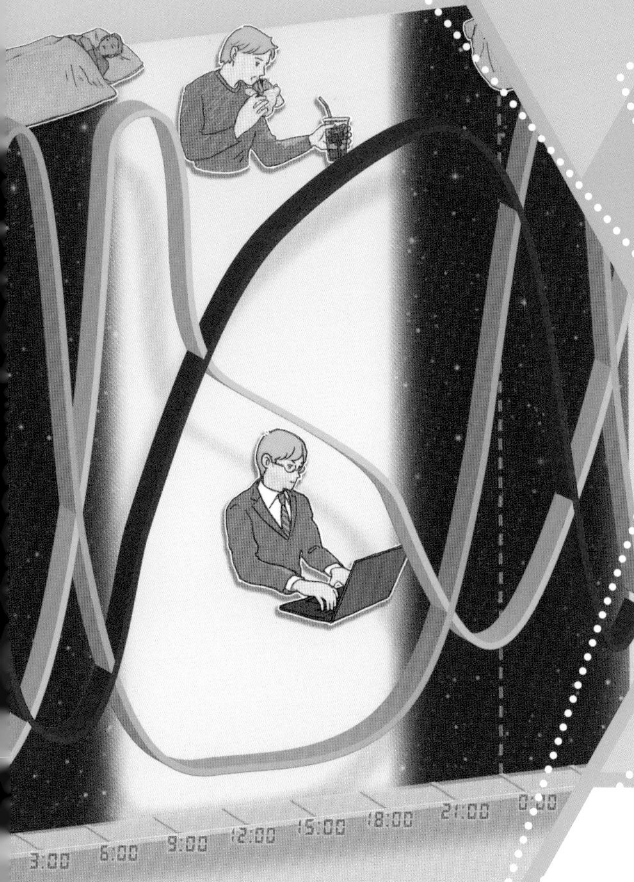
3:00
6:00
9:00
12:00
15:00
18:00
21:00
0:00

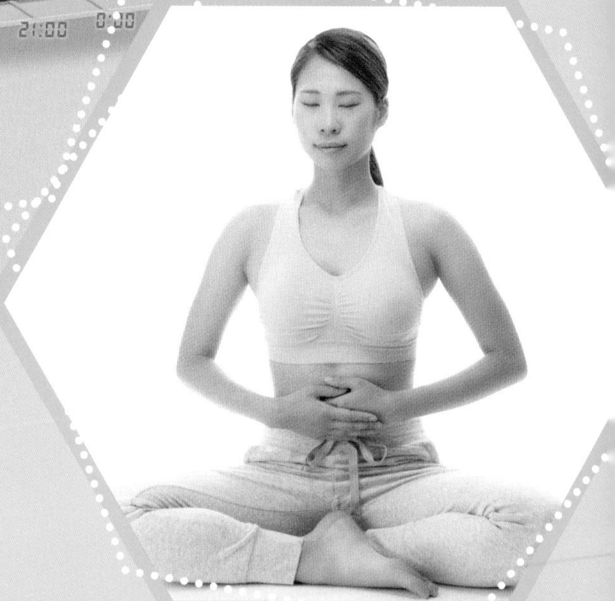

ストレスに対処《たいしょ》するための行動《こうどう》「コーピング」

ストレスに対処《たいしょ》するための行動《こうどう》を**「コーピング」**といいます。コーピングには2種類《しゅるい》あります。**一《ひと》つは「問題焦点型《もんだいしょうてんがた》コーピング」。ストレスの原因《げんいん》をさぐり，その原因《げんいん》に対《たい》して具体的《ぐたいてき》な行動《こうどう》をおこすことで問題《もんだい》を解決《かいけつ》させ，ストレスを感《かん》じている状況《じょうきょう》から抜《ぬ》けだす方法《ほうほう》です**。

たとえば，塾《じゅく》の先生《せんせい》との関係《かんけい》がストレスになっているのなら，塾《じゅく》をかえるなどでストレッサー（この場合《ばあい》は塾《じゅく》の先生《せんせい》）からはなれることで，ストレスを軽減《けいげん》できます。しかし，それは容易《ようい》ではありません。塾《じゅく》ではなく学校《がっこう》の先生《せんせい》がストレッサーの場合《ばあい》，簡単《かんたん》に転校《てんこう》などできないでしょう。対処方法《たいしょほうほう》がわかっているのに実行《じっこう》がむずかしい状況《じょうきょう》は，それ自体《じたい》がストレスになります。

問題焦点型《もんだいしょうてんがた》コーピングには，問題《もんだい》に対《たい》する自分《じぶん》の考《かんが》え方《かた》を修正《しゅうせい》することで，問題《もんだい》のとらえ方《かた》や向《む》き合《あ》い方《かた》を変《か》えるという方法《ほうほう》もあります。先《さき》の例《れい》の場合《ばあい》，塾《じゅく》（学校《がっこう》）の先生《せんせい》との関係《かんけい》が良好《りょうこう》な友人《ゆうじん》に相談《そうだん》してアドバイスをもらうことで，問題解決《もんだいかいけつ》のヒントが得《え》られるかもしれません。

ストレスを感《かん》じているとき，人《ひと》は実現《じつげん》できないことにばかり着目《ちゃくもく》して，イライラをつのらせがちです。今《いま》，自分《じぶん》がすでに得《え》ているものに目《め》を向《む》けたり，視野《しや》を広《ひろ》げて先《さき》の未来《みらい》に目《め》を向《む》けたりすることで思考《しこう》を切《き》りかえられ，ストレス状態《じょうたい》の改善《かいぜん》につながります。

ただし，無理《むり》に自身《じしん》の考《かんが》えを変《か》えようとすると，かえって疲《つか》れてしまいます。小《ちい》さなことから少《すこ》しずつ変《か》えていくのが理想的《りそうてき》です。

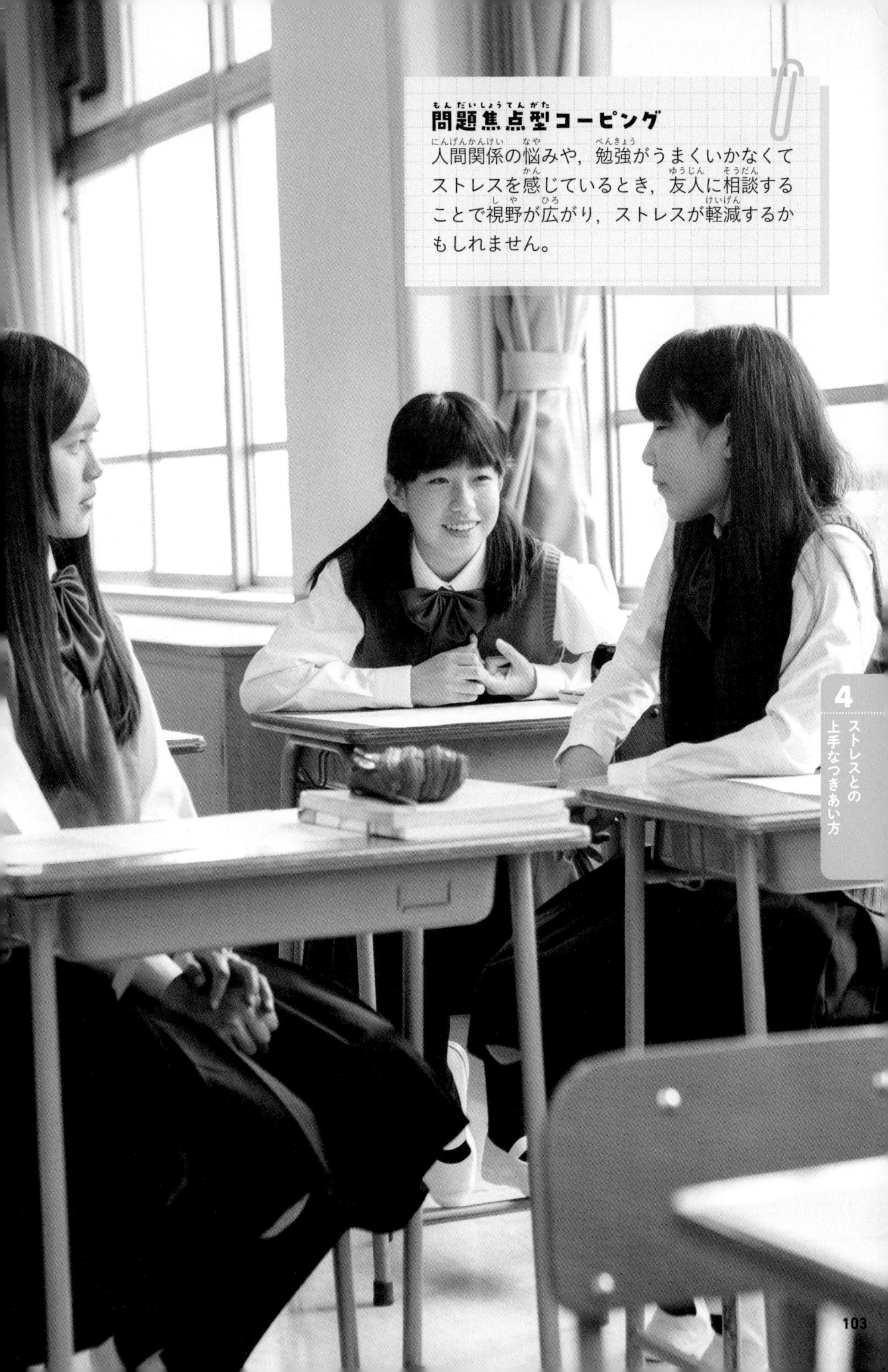

問題焦点型《もんだいしょうてんがた》コーピング

人間関係《にんげんかんけい》の悩《なや》みや，勉強《べんきょう》がうまくいかなくてストレスを感《かん》じているとき，友人《ゆうじん》に相談《そうだん》することで視野《しや》が広《ひろ》がり，ストレスが軽減《けいげん》するかもしれません。

コーピングは，複数《ふくすう》の種類《しゅるい》をもつのがベター

もう一《ひと》つのコーピングは，**「情《じょう》動焦点型《どうしょうてんがた》コーピング」**といいます。これは，**ストレッサーによって発生《はっせい》した怒《いか》りや不安《ふあん》，体《からだ》の緊張《きんちょう》をしずめるものです。**

情動焦点型《じょうどうしょうてんがた》コーピングには，問題《もんだい》の見方《みかた》や発想《はっそう》を変《か》える「認知的再評価型《にんちてきさいひょうかがた》」，話《はなし》を聞《き》いてもらうなどによって気持《きも》ちを整理《せいり》する「情動処理型《じょうどうしょりがた》」，趣味《しゅみ》などの活動《かつどう》を行《おこな》う「気晴《きば》らし型《がた》」などがあります。

ストレスをためないようにするには，一《ひと》つではなく，複数《ふくすう》の種類《しゅるい》のコーピングをもっているほうがいいようです。「自分一人《じぶんひとり》でもできること」「仲間《なかま》といっしょにできること」「外《そと》でやれること」「家《いえ》の中《なか》でやれること」といったカテゴリーに分《わ》けて，ストレス解消《かいしょう》につながりそうなことを書《か》きだしてみましょう。あまり趣味《しゅみ》をもっていない人《ひと》でも，書《か》きだしてみると，実行《じっこう》できそうなストレス解消法《かいしょうほう》がいろいろとみつかるはずです。

コーピングの前提《ぜんてい》として，まずはストレスを感《かん》じていることを認《みと》めるのが大切《たいせつ》です。一日《いちにち》の終《お》わりにその日《ひ》を振《ふ》りかえり，自分《じぶん》の心《こころ》と向《む》き合《あ》う時間《じかん》をつくることで，自分《じぶん》が抱《かか》えているストレスにいち早《はや》く気《き》づくことができます。

「なんだか調子《ちょうし》が悪《わる》いな」と思《おも》ったときには，コーピングを実践《じっせん》してみましょう。

情動焦点型《じょうどうしょうてんがた》コーピングの例《れい》

「認知的再評価型《にんちてきさいひょうかがた》」「情動処理《じょうどうしょり》型《がた》」「気晴《きば》らし型《がた》」の例《れい》を示《しめ》しました。情動焦点型《じょうどうしょうてんがた》コーピングを行《おこな》うことで，不快《ふかい》な感情《かんじょう》や体《からだ》の緊張《きんちょう》を落《お》ちつかせることができます。

①認知《にんち》的《てき》再評価《さいひょうか》型《がた》：問題《もんだい》の見方《みかた》や発想《はっそう》を変《か》えてみる

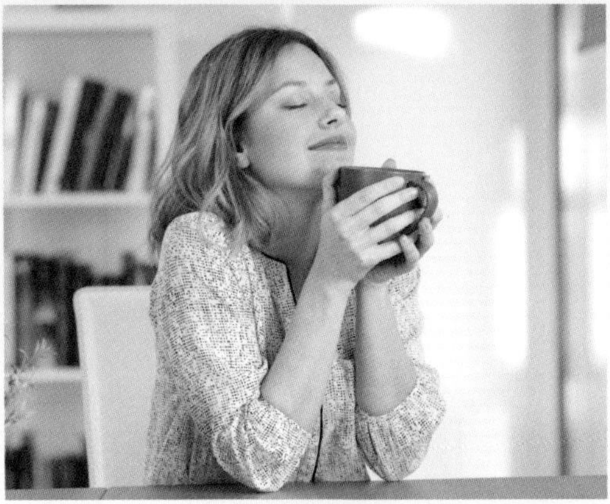

②情動処理《じょうどうしょり》型《がた》（情動焦点《じょうどうしょうてん》型《がた》）：家族《かぞく》に話《はなし》を聞《き》いてもらう

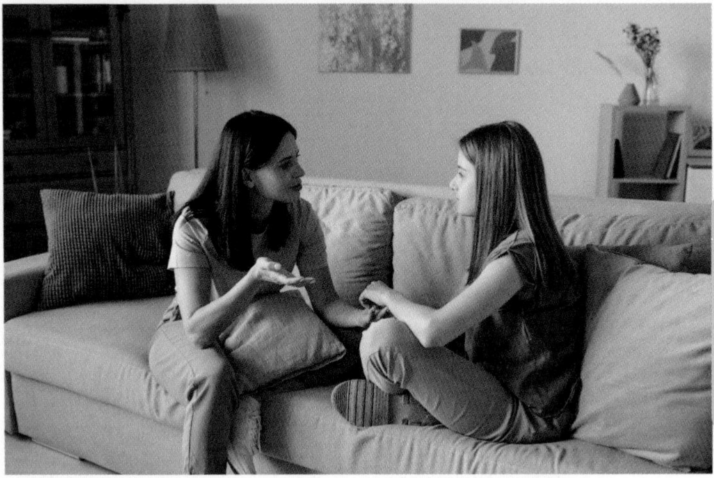

③気晴《きば》らし型《がた》：好《す》きな映画《えいが》を鑑賞《かんしょう》する

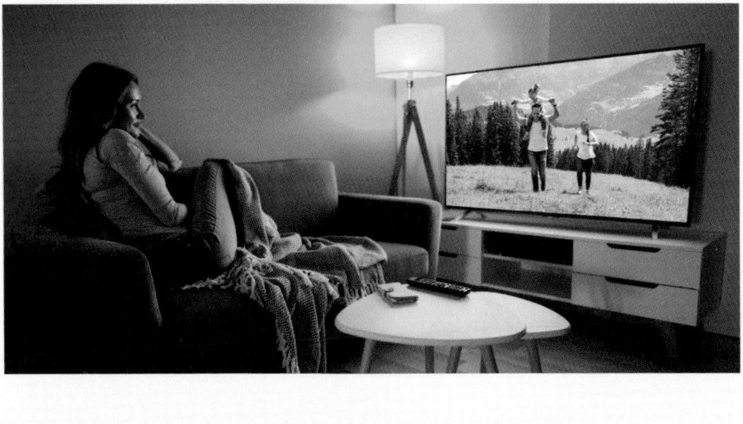

まずは，生活《せいかつ》リズムを改善《かいぜん》しよう

上《じょう》質《しつ》な睡眠《すいみん》は疲労《ひろう》や病気《びょうき》からの回復《かいふく》をうながし，ストレスの軽減《けいげん》につながります。

私《わたし》たちの体《からだ》が朝《あさ》になると目覚《めざ》めて活動《かつどう》をはじめ，夜《よる》になると眠《ねむ》くなるのは，体《からだ》にそなわっている「体内時計《たいないどけい》（概日《がいじつ》リズム）」のおかげです。

ところが，体内時計《たいないどけい》は目《め》から入《はい》る光《ひかり》の刺激《しげき》によって，周期《しゅうき》がずれることがあります。たとえば，朝《あさ》に太陽《たいよう》の光《ひかり》を浴《あ》びなかったり，夜《よる》にスマートフォンを見《み》つづけていたりすると，体内時計《たいないどけい》が昼夜《ちゅうや》のリズムに対《たい》して遅《おく》れていってしまうのです。また，食《しょく》生活《せいかつ》の乱《みだ》れも，体内時計《たいないどけい》を乱《みだ》す原因《げんいん》になります。

こうした**体内時計《たいないどけい》の乱《みだ》れは，体《からだ》の不調《ふちょう》につながります。また，ホルモンの分泌《ぶんぴつ》や自律神経《じりつしんけい》のはたらきに影響《えいきょう》がおよぶことで，気持《きも》ちの落《お》ちこみや集中力《しゅうちゅうりょく》の低下《ていか》といった，心《こころ》の不調《ふちょう》もまねくことがあります**。

まずは生活習慣《せいかつしゅうかん》を見《み》なおして，体内時計《たいないどけい》を正常《せいじょう》に保《たも》ちましょう。

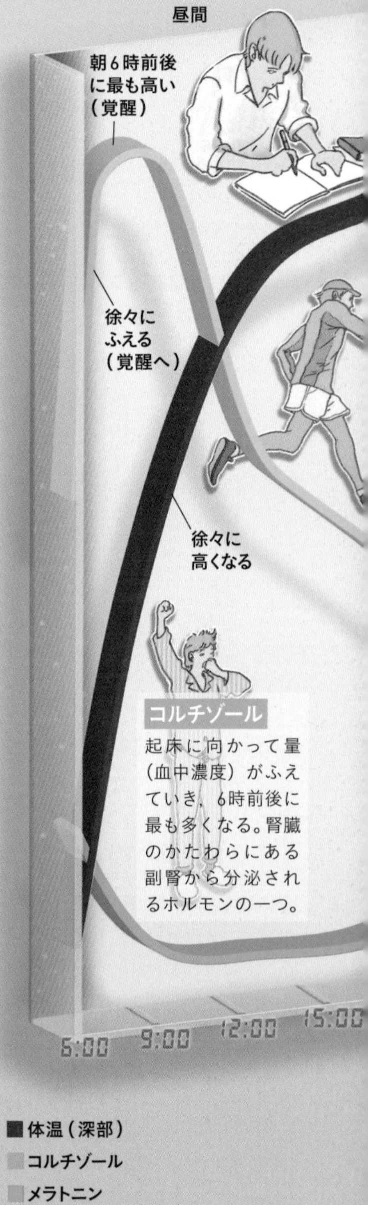

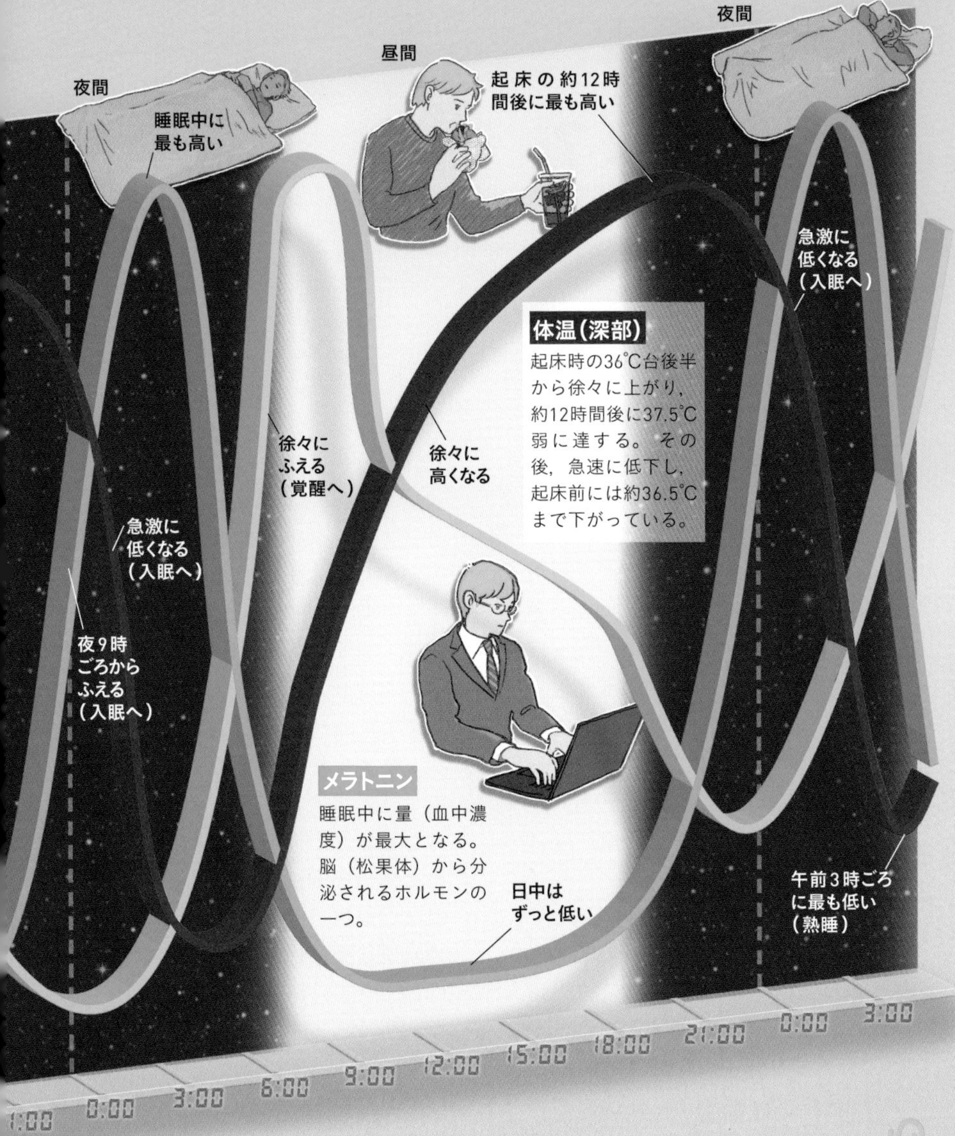

今《いま》の時刻《じこく》，体内時計《たいないどけい》の状態《じょうたい》は？

私《わたし》たちの体《からだ》の中《なか》で「約《やく》24時間《じかん》の周期《しゅうき》」で変化《へんか》している三《みっ》つの要素《ようそ》をグラフで示《しめ》しました。体温《たいおん》，そして眠《ねむ》りを誘《さそ》う「メラトニン」と，覚醒《かくせい》に関係《かんけい》する「コルチゾール」という二《ふた》つのホルモン物質《ぶっしつ》の量《りょう》（血中濃度《けっちゅうのうど》）です。なお，午後《ごご》2時《じ》くらいに眠《ねむ》くなるのは，こうしたリズムのためです。

自分《じぶん》に必要《ひつよう》な睡眠時間《すいみんじかん》は？

忙《いそが》しく生《い》きる現代人《げんだいじん》にとって，睡眠不足《すいみんぶそく》は日常的《にちじょうてき》な悩《なや》みといえます。

睡眠不足《すいみんぶそく》が何日《なんにち》もつづき，数日《すうじつ》から数週間《すうしゅうかん》の単位《たんい》で睡眠不足《すいみんぶそく》が慢性化《まんせいか》すると，「睡眠負債《すいみんふさい》」とよばれる状態《じょうたい》になります。睡眠負債《すいみんふさい》は，睡眠不足《すいみんぶそく》が重荷《おもに》のように積《つ》み重《かさ》なった状態《じょうたい》で，日中《にっちゅう》のパフォーマンスを下《さ》げるだけでなく，肥満《ひまん》や脳《のう》の老化《ろうか》など，さまざまな健康《けんこう》リスクにつながります。

こうした睡眠負債《すいみんふさい》を解消《かいしょう》したり，ぐっすりと心地《ここち》よく眠《ねむ》ったりするためには，「自分《じぶん》に必要《ひつよう》な睡眠時《すいみんじ》間《かん》」が何時間《なんじかん》なのかを知《し》ることが大切《たいせつ》になります。一般的《いっぱんてき》に，必要《ひつよう》な睡眠時間《すいみんじかん》は1日《にち》7時間程度《じかんていど》といわれますが，実際《じっさい》には個人差《こじんさ》があり，1日《にち》6時間《じかん》ですむ人《ひと》もいれば，8時間《じかん》でも足《た》りない人《ひと》もいます。「だいたい7時間《じかん》くらい」といった感覚《かんかく》に頼《たよ》るのではなく，実際《じっさい》に記録《きろく》して確認《かくにん》することが大事《だいじ》です。そこで，睡眠《すいみん》の専門家《せんもんか》がすすめるのが「睡眠日誌《すいみんにっし》」です。

まずは，2週間分《しゅうかんぶん》の睡眠時間《すいみんじかん》を記録《きろく》します。途中《とちゅう》で目覚《めざ》めたときはその時間帯《じかんたい》も記録《きろく》し，「ぐっすり眠《ねむ》れたか」「目覚《めざ》めはよかったか」など，睡眠《すいみん》の質《しつ》についてのメモを残《のこ》します。そして平日《へいじつ》と休日《きゅうじつ》の睡眠時間《すいみんじかん》をくらべます。**もし，平《へい》日《じつ》と休日《きゅうじつ》の睡眠時間《すいみんじかん》にほとんど差《さ》がなければ，それが自分《じぶん》にとっての必要《ひつよう》な睡眠時間《すいみんじかん》です**。より正確《せいかく》にたしかめるには，たとえば「毎《まい》日《にち》7時間《じかん》眠《ねむ》る」と決《き》めて1～2週《しゅう》間《かん》すごし，もっと寝《ね》たいと思《おも》わなければ，7時間《じかん》があなたに必要《ひつよう》な睡眠時間《すいみんじかん》です。もっと寝《ね》たければ30分《ぷん》ずつ長《なが》くし，決《き》めた睡眠時間《すいみんじかん》ほど多《おお》くは眠《ねむ》れなければ30分《ぷん》ずつ短《みじか》くしていきます。

日本《にほん》は，世界一《せかいいち》の「睡眠負債大国《すいみんふさいたいこく》」

先進国《せんしんこく》が加盟《かめい》するOECD（経済協力開発機構《けいざいきょうりょくかいはつきこう》）がまとめた国別《くにべつ》の平均睡眠時間《へいきんすいみんじかん》の抜粋《ばっすい》です。日本《にほん》の7時間《じかん》22分《ふん》は，OECD加盟国中《かめいこくちゅう》33か国《こく》の平均《へいきん》（8時間《じかん》27分《ふん》）にくらべて1時間以上《じかんいじょう》も短《みじか》いことがわかります。このデータは純粋《じゅんすい》な睡眠時間《すいみんじかん》を調《しら》べたものではなく，床《とこ》についてから眠《ねむ》りに入《はい》るまでの時間《じかん》（入眠潜時《にゅうみんせんじ》）などが含《ふく》まれている可能性《かのうせい》があります。（OECD, Gender data portal 2021: Time use across the world）

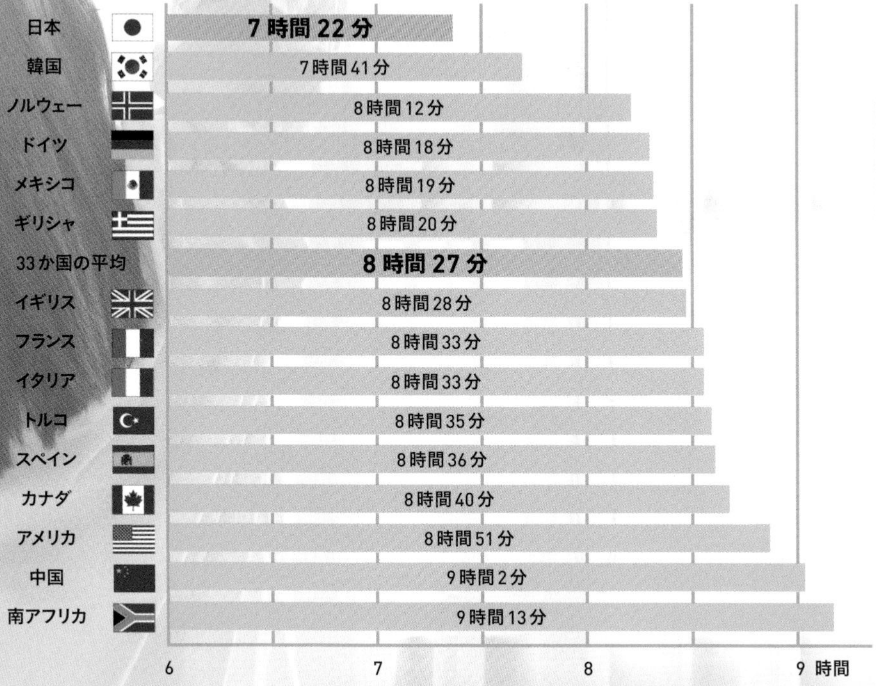

日光浴《にっこうよく》を習慣《しゅうかん》にして，さらにストレス削減《さくげん》へ

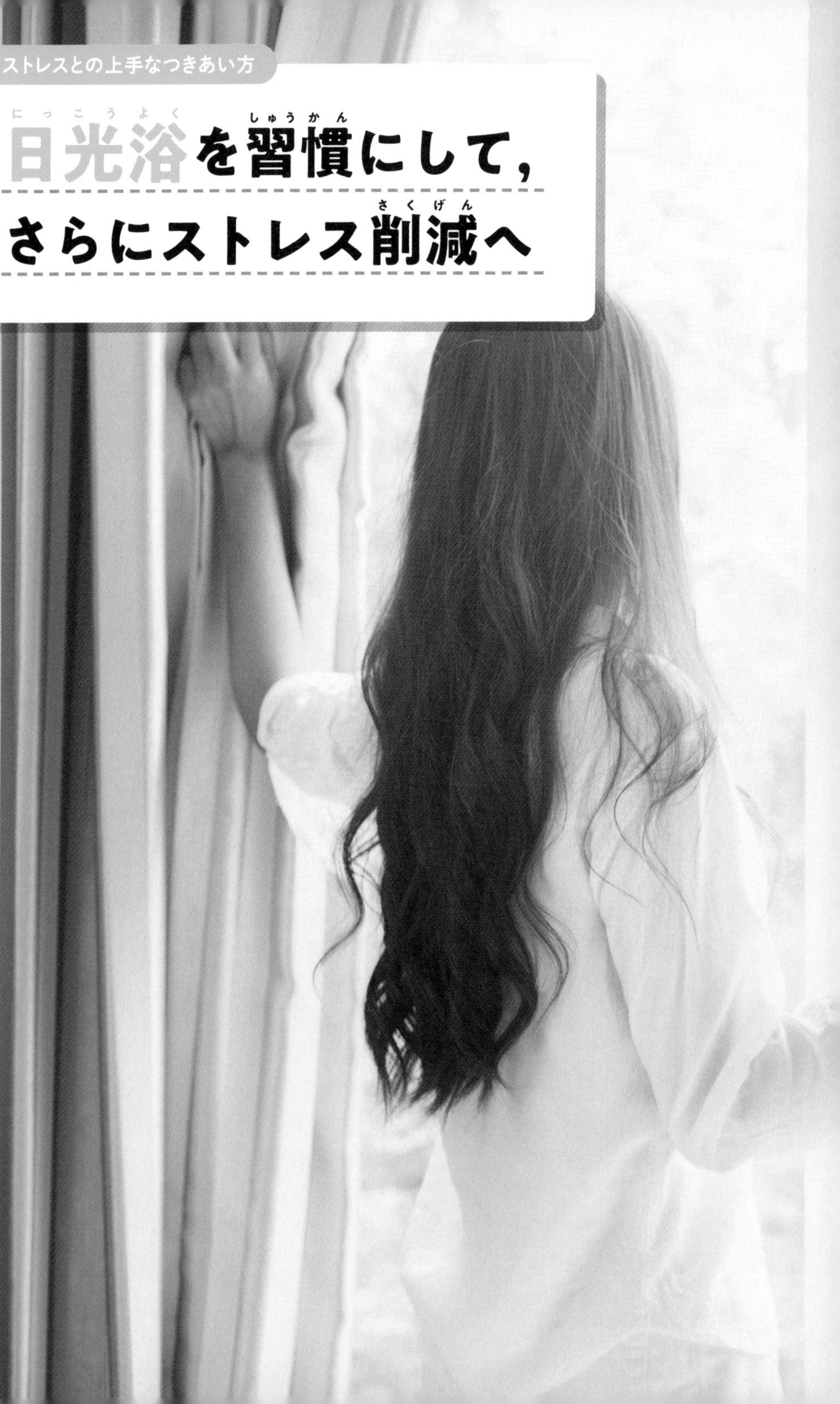

日光浴《にっこうよく》も，ストレス削減《さくげん》に効果《こうか》があることが知《し》られています。**日光《にっこう》を浴《あ》びると，体内《たいない》で「セロトニン」が合成《ごうせい》されます。セロトニンは神経伝達物質《しんけいでんたつぶっしつ》の一《ひと》つで，感情《かんじょう》を制御《せいぎょ》する前頭前野《ぜんとうぜんや》に作用《さよう》して，不安感《ふあんかん》の軽減《けいげん》やストレスを制御《せいぎょ》するはたらきがあります。**

反対《はんたい》に，日光《にっこう》を浴《あ》びることで抑制《よくせい》されるのが「メラトニン」の合成《ごうせい》です。メラトニンは「睡眠《すいみん》ホルモン」ともよばれ，分泌《ぶんぴつ》がさかんになることで眠気《ねむけ》が引《ひ》きおこされます。

目《め》の網膜《もうまく》が太陽光《たいようこう》のような強《つよ》い光《ひかり》を感知《かんち》している間《あいだ》は，メラトニンはあまり分泌《ぶんぴつ》されません。メラトニンは，朝起《あさお》きて目《め》に強《つよ》い光《ひかり》を浴《あ》びてからおよそ14時間後《じかんご》から分泌《ぶんぴつ》されはじめます。セロトニンはメラトニンの材料《ざいりょう》であり，日中《にっちゅう》につくられたセロトニンが，酵素《こうそ》のはたらきでメラトニンにつくりかえられます。つまり，**日中《にっちゅう》にセロトニンを十分《じゅうぶん》に分泌《ぶんぴつ》させることが，良質《りょうしつ》な睡眠《すいみん》につながっていくのです。**

セロトニンが不足《ふそく》するとストレスを感《かん》じやすくなり，気分《きぶん》がしずみ，無気力《むきりょく》な状態《じょうたい》（抑《よく》うつ状態《じょうたい》）になりやすくなります。冬《ふゆ》になり日照時間《にっしょうじかん》が短《みじか》くなると，「季節性情動障害《きせつせいじょうどうしょうがい》」とよばれる抑《よく》うつ症状《しょうじょう》の患者《かんじゃ》がふえるのも，それと関連《かんれん》があります。

日光《にっこう》はセロトニンの分泌《ぶんぴつ》をうながす

セロトニンは，次《つぎ》のページで紹介《しょうかい》するエンドルフィンとともに，「幸《しあわ》せホルモン」とよばれています。朝起《あさお》きたら太陽《たいよう》の光《ひかり》をたっぷり浴《あ》びて，幸《しあわ》せホルモンを活性化《かっせいか》させましょう。

コーヒーブレイク
COFFEE BREAK

幸福感《こうふくかん》を感《かん》じると多《おお》く出《で》る「エンドルフィン」

幸《こう》福感《ふくかん》を感《かん》じるときに多《おお》く分《ぶん》泌《ぴつ》される，「エンドルフィン」というホルモンがあります。脳下垂体《のうかすいたい》中葉《ちゅうよう》・後葉《こうよう》に多《おお》く含《ふく》まれる神経伝達物質《しんけいでんたつぶっしつ》で，1976年《ねん》に子《こ》ウシやブタの脳内《のうない》からはじめて抽《ちゅう》出《しゅつ》され，その役割《やくわり》が調《しら》べられてきました。

エンドルフィンの名前《なまえ》は，内因《ないいん》性《せい》のモルヒネ様物質《ようぶっしつ》（endogenous morphine）に由来《ゆらい》します。「脳内麻《のうないま》薬《やく》」ともいわれ，麻薬性鎮痛剤《まやくせいちんつうざい》の代表《だいひょう》であるモルヒネと同《おな》じようなはたらきをします。エンドルフィンは痛《いた》みを脳《のう》に伝《つた》える神経《しんけい》の活動《かつどう》を抑制《よくせい》することで，強力《きょうりょく》な鎮痛作《ちんつうさ》用《よう》をもたらすのです。

また，**エンドルフィンには陶酔《とうすい》感《かん》や幸福感《こうふくかん》をもたらす作用《さよう》もあります**。

私《わたし》たちの体《からだ》は，ストレスや不安《ふあん》を感《かん》じると扁桃体《へんとうたい》が活性化《かっせいか》し，副《ふく》腎《じん》からストレスホルモンであるコルチゾールを過剰《かじょう》に分泌《ぶんぴつ》させます。エンドルフィンの分泌量《ぶんぴつりょう》がふえると，幸福感《こうふくかん》を感《かん》じて気分《きぶん》が上《あ》がるため，扁桃体《へんとうたい》の暴走《ぼうそう》がしずまり，コルチゾールの分泌量《ぶんぴつりょう》が減少《げんしょう》するのです。

エンドルフィンは，おいしいものを食《た》べたときや，笑《わら》ったりほめられたりしたとき，恋愛《れんあい》で心《こころ》がときめいているときなど，心地《ここち》よさを感《かん》じるときにも分泌《ぶんぴつ》されることがわかっています。

サルの毛《け》づくろいとエンドルフィン

チンパンジーやゴリラは，おきている時間《じかん》の20％をたがいの毛《け》づくろいに使《つか》っているという調査結果《ちょうさけっか》があります。この毛《け》づくろいは「グルーミング」とよばれ，ただ単《たん》に被毛《ひもう》の手入《てい》れをするだけではなく，たがいの関係性《かんけいせい》に親密《しんみつ》さを生《う》みだす重要《じゅうよう》な役目《やくめ》になっています。グルーミングをしている間《あいだ》，サルたちの脳《のう》では，エンドルフィンがつくられていることが知《し》られています。

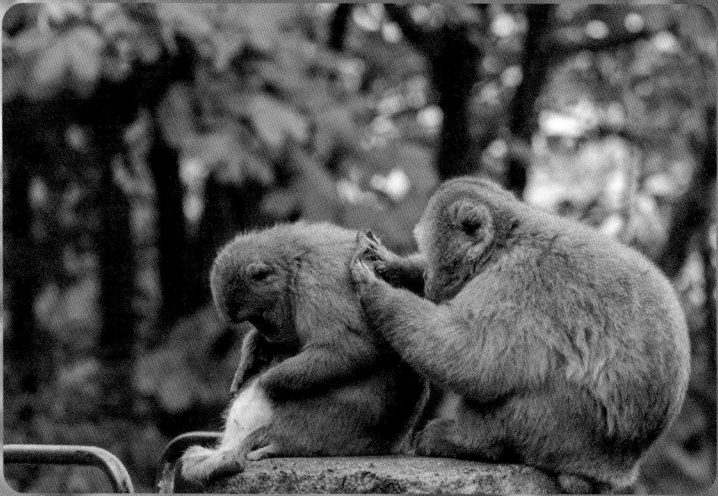

笑《わら》いは，「幸《しあわ》せホルモン」の分泌《ぶんぴつ》をうながす

ストレスを感《かん》じたとき，友人《ゆうじん》と会《あ》ったり楽《たの》しいバラエティー番組《ばんぐみ》を見《み》たりしてたくさん笑《わら》うと，なぜか気持《きも》ちがすっきりした，という経験《けいけん》はありませんか。

また，人《ひと》から笑顔《えがお》を向《む》けられると，好意的《こういてき》に受《う》け入《い》れられていると感《かん》じて，安心《あんしん》した気持《きも》ちになります。笑顔《えがお》には緊張《きんちょう》をやわらげ，人間関係《にんげんかんけい》を円滑《えんかつ》にする効果《こうか》があるのです。

笑《わら》いや笑顔《えがお》は，ストレス解消《かいしょう》に効果《こうか》があることがわかっています。前《ぜん》ページで紹介《しょうかい》した**「エンドルフィン」は，鎮痛作用《ちんつうさよう》をもち，強《つよ》い幸福感《こうふくかん》をあたえてくれるホルモンですが，笑《わら》うことによっても放出《ほうしゅつ》されることが明《あき》らかになっています**。また，自発的《じはつてき》に笑顔《えがお》をつくるだけでも，実際《じっさい》に笑《わら》うのと同様《どうよう》のリラックス効果《こうか》が得《え》られることが報告《ほうこく》されています。ストレスを感《かん》じたときには，意識《いしき》して笑顔《えがお》をつくってみるといいでしょう。

災害《さいがい》などの大《おお》きなストレスを受《う》けると，笑《わら》いの頻度《ひんど》が減《へ》ることが明《あき》らかになっています。2011年《ねん》の東日本大震災《ひがしにほんだいしんさい》のあと，福島県《ふくしまけん》ではほかの地域《ちいき》よりも笑《わら》いの頻度《ひんど》が顕著《けんちょ》に少《すく》なかったことが報告《ほうこく》されています。しかしこのような状況《じょうきょう》でも，**運動《うんどう》を定期的《ていきてき》に行《おこな》う人《ひと》や，レクリエーション活動《かつどう》によく参加《さんか》する人《ひと》は，声《こえ》を出《だ》して笑《わら》う頻度《ひんど》がより多《おお》いことがわかりました**※。

強《つよ》いストレスを感《かん》じたときは，運動《うんどう》や社会活動《しゃかいかつどう》などをできる範囲《はんい》でつづけ，笑《わら》う機会《きかい》をふやしていくと，ストレスをやわらげられるかもしれません。

※：大平哲也. 笑いと身体心理的健康・疾病との関連についての近年の研究動向. 笑い学研究. 2020; 27: 3-18.

たくさん笑《わら》ってストレス解消《かいしょう》！

笑《わら》いはエンドルフィンの分泌《ぶんぴつ》をうながし，幸福感《こうふくかん》をもたらします。運動《うんどう》や社会活動《しゃかいかつどう》の機会《きかい》が多《おお》い人《ひと》ほど，声《こえ》を出《だ》して笑《わら》う頻度《ひんど》が多《おお》いという報告《ほうこく》もあります。

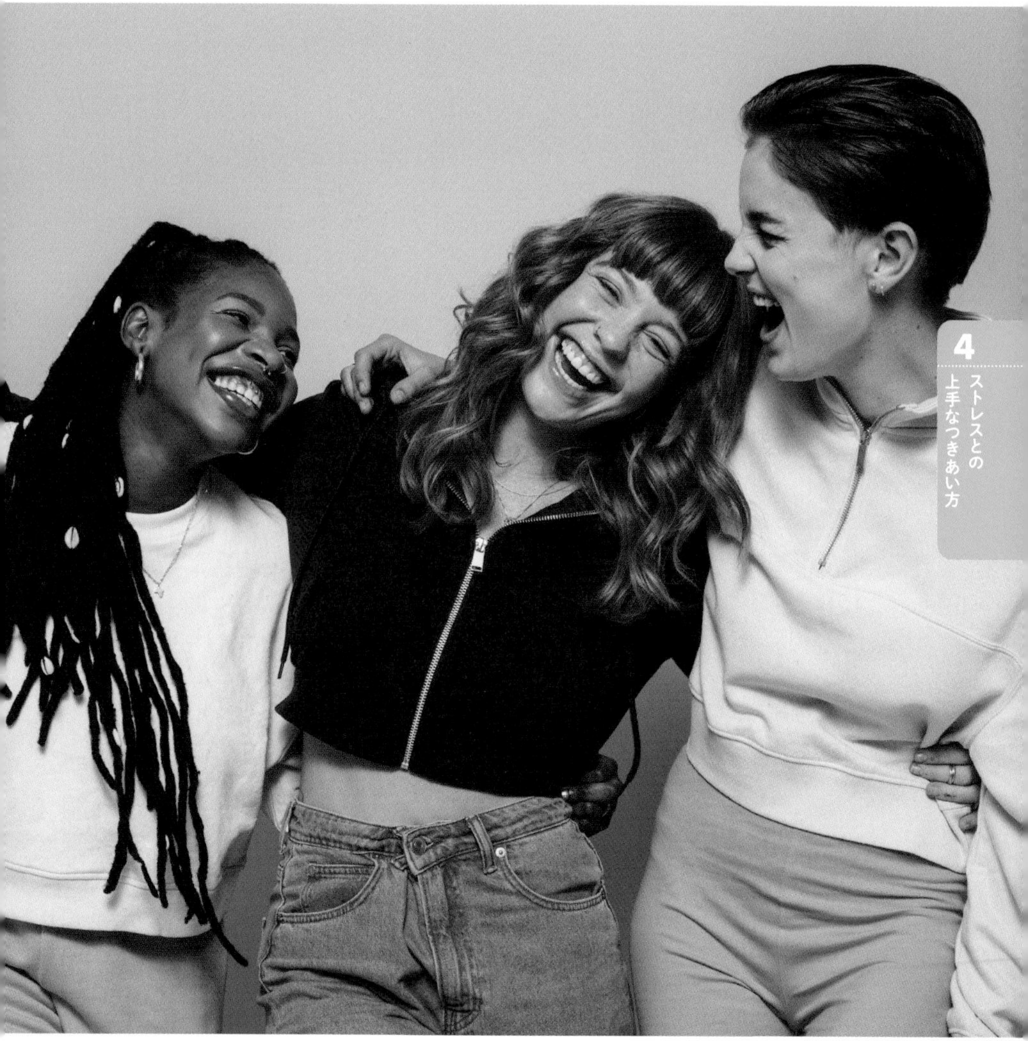

「浅《あさ》く広《ひろ》く」よりも「せまく深《ふか》い」交流《こうりゅう》が大事《だいじ》

アメリカのハーバード大学《だいがく》で1930年代《ねんだい》にはじまった「人生《じんせい》に幸《しあわ》せをもたらすものは何《なに》か」を調《しら》べる研究《けんきゅう》では，**浅《あさ》いつきあいの相手《あいて》が多《おお》くいるよりも，強《つよ》い結束《けっそく》を感《かん》じられる親《した》しい友人《ゆうじん》が数人《すうにん》いるほうが大事《だいじ》であるという結果《けっか》が出《で》ています。**

この研究《けんきゅう》は，80年《ねん》たった今《いま》も継続《けいぞく》中《ちゅう》で，当時《とうじ》の被験者《ひけんしゃ》500人《にん》の継続調《けいぞくちょう》査《さ》に加《くわ》えて，最初《さいしょ》の被験者《ひけんしゃ》の子供《こども》や孫《まご》にもインタビュー調査《ちょうさ》が行《おこな》われているといいます。

被験者《ひけんしゃ》たちは，年齢《ねんれい》を重《かさ》ねるにつれて，お金《かね》や権力《けんりょく》ではなく，家族《かぞく》や友人《ゆうじん》との良好《りょうこう》な人間関係《にんげんかんけい》が大切《たいせつ》であるという認識《にんしき》に，変《か》わってきたことがわかりました。このことから，共《きょう》感《かん》や連帯感《れんたいかん》を抱《いだ》ける仲間《なかま》がいることが，人生《じんせい》にはとても大事《だいじ》だということがわかります。

いざというときに頼《たよ》れる友人《ゆうじん》がいると思《おも》える心強《こころづよ》さも，ストレス軽減《けいげん》につながるようです。

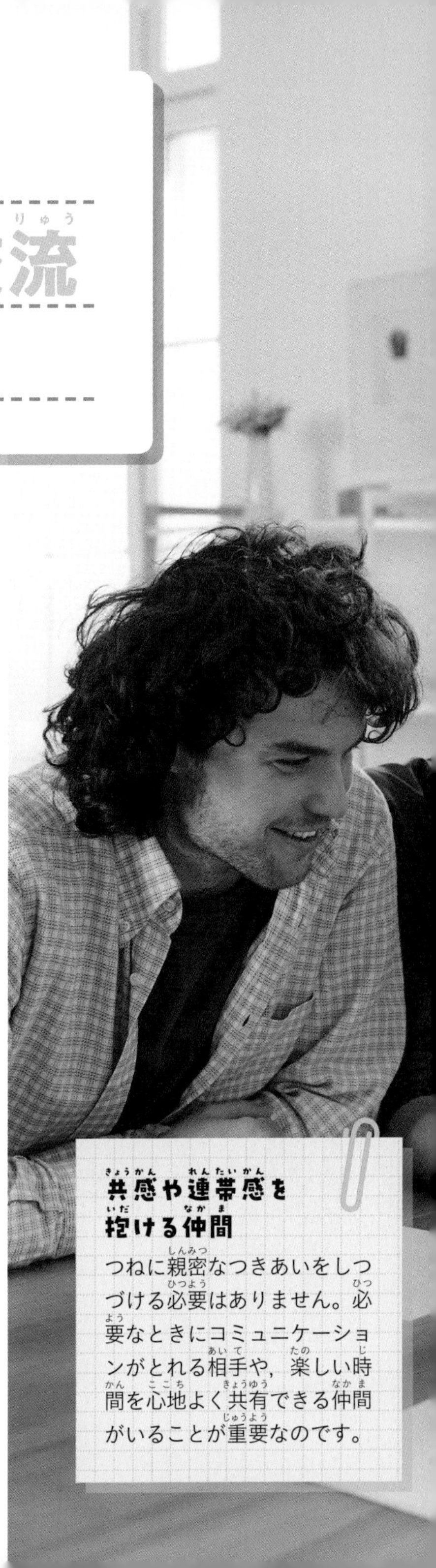

共感《きょうかん》や連帯感《れんたいかん》を抱《いだ》ける仲間《なかま》

つねに親密《しんみつ》なつきあいをしつづける必要《ひつよう》はありません。必《ひつ》要《よう》なときにコミュニケーションがとれる相手《あいて》や，楽《たの》しい時《じ》間《かん》を心地《ここち》よく共有《きょうゆう》できる仲間《なかま》がいることが重要《じゅうよう》なのです。

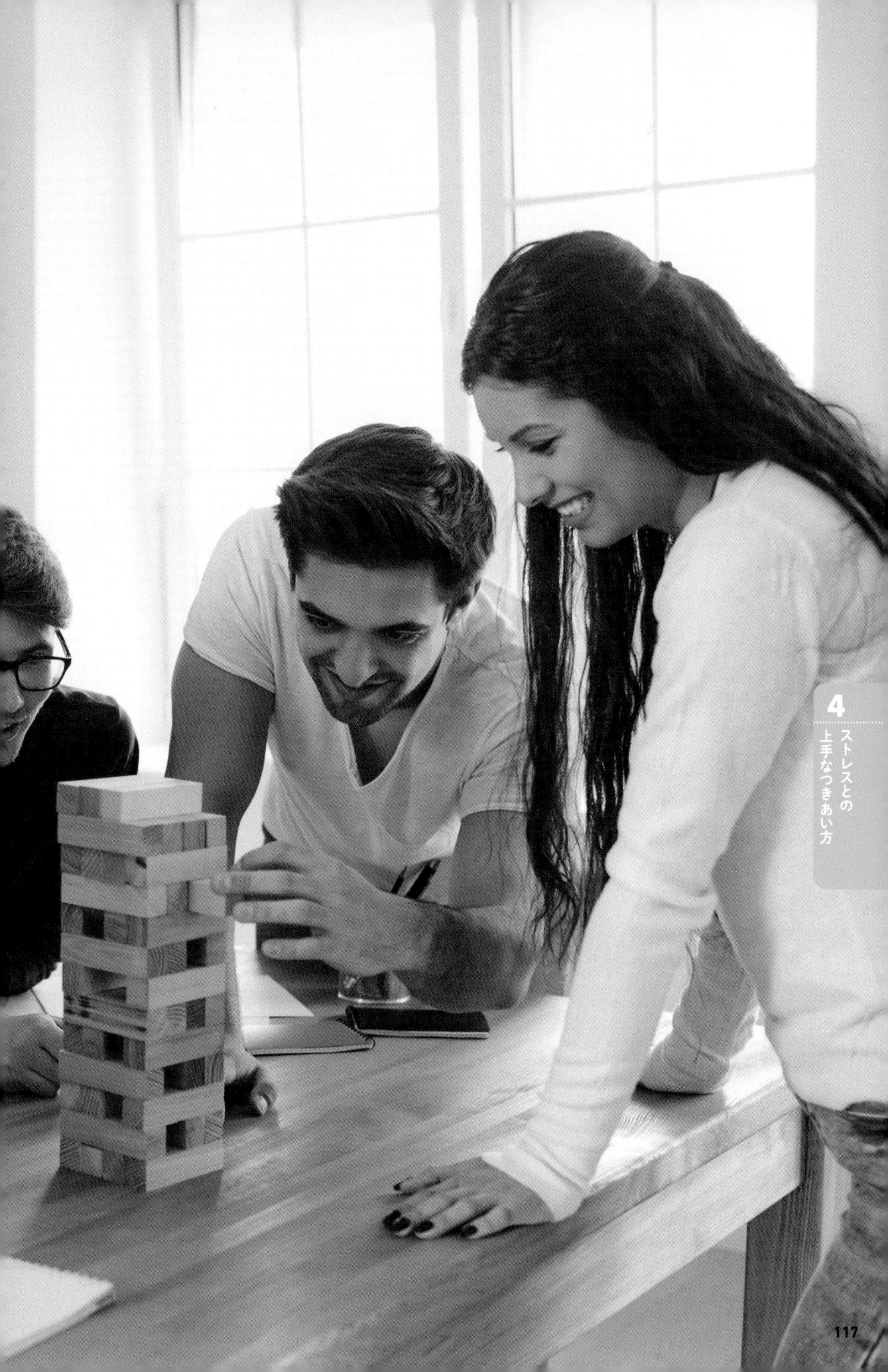

長期的《ちょうきてき》な運動習慣《うんどうしゅうかん》でストレスを軽減《けいげん》

運動《うんどう》を行《おこな》うと，血液中《けつえきちゅう》のコルチゾールの量《りょう》が下《さ》がり，ストレス反応《はんのう》を落《お》ちつかせるといわれています。

ただし，運動《うんどう》によってストレスを軽減《けいげん》するには，長期的《ちょうきてき》に継続《けいぞく》して運動《うんどう》を行《おこな》う必要《ひつよう》があります。短《たん》期的《きてき》な運動《うんどう》やはげしいトレーニングでは，かえってストレス反応《はんのう》が活発《かっぱつ》になってしまい，運動《うんどう》すること自体《じたい》がストレスになってしまいます。

数週間《すうしゅうかん》くらい運動《うんどう》をつづけると，ストレス反応《はんのう》は徐々《じょじょ》に落《お》ちついていきます。さらに，記憶《きおく》の中枢《ちゅうすう》である海馬《かいば》と分析的思考《ぶんせきてきしこう》をつかさどる前頭葉《ぜんとうよう》は，運動《うんどう》によって強化《きょうか》されることがわかっています。運動《うんどう》をすることで海馬《かいば》が大《おお》きくなり，前頭葉《ぜんとうよう》は細《こま》かな血管《けっかん》がふえ，酸素供給量《さんそきょうきゅうりょう》がふえていくのです。

マウスを用《もち》いた実験《じっけん》では，運動《うんどう》をすることによって，延髄《えんずい》の神経細胞《しんけいさいぼう》の突起《とっき》の数《かず》が半減《はんげん》するという研究報告《けんきゅうほうこく》があります。延髄《えんずい》は，恐怖《きょうふ》や不安《ふあん》を感《かん》じる扁桃体《へんとうたい》と脊髄《せきずい》とをつなぐ経路《けいろ》に位置《いち》し，扁桃体《へんとうたい》からの情報《じょうほう》を自律神経《じりつしんけい》に伝《つた》える役割《やくわり》をになうます。

神経細胞《しんけいさいぼう》の突起《とっき》が多《おお》いと，受《う》け取《と》る情報《じょうほう》がふえます。これは一見《いっけん》よいことに思《おも》えますが，神経細胞《しんけいさいぼう》の突起《とっき》が多《おお》いと扁桃体《へんとうたい》から大量《たいりょう》に情報《じょうほう》を受《う》け取《と》ることになり，自律神経《じりつしんけい》を過剰《かじょう》に興奮《こうふん》させてしまいます。**運動《うんどう》によって神経細胞《しんけいさいぼう》の突起《とっき》の数《かず》が減《へ》ると，適正《てきせい》な量《りょう》の情報《じょうほう》が伝達《でんたつ》され，自律神経《じりつしんけい》の活性化《かっせいか》がおさえられます。**

さらに，延髄《えんずい》には血圧《けつあつ》をコントロールするはたらきもあるため，血圧《けつあつ》も正常《せいじょう》にコントロールできるようになります。

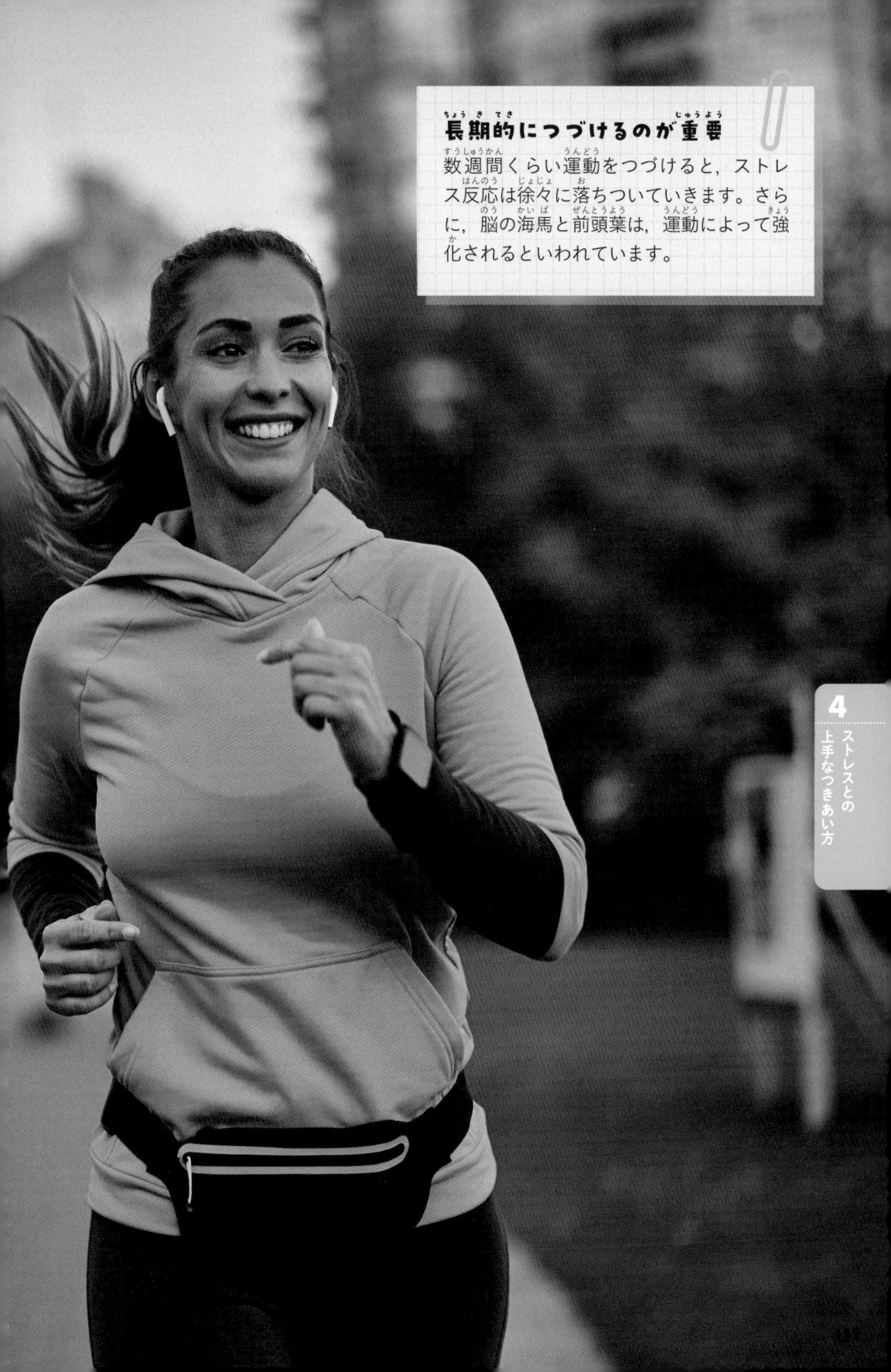

長期的《ちょうきてき》につづけるのが重要《じゅうよう》

数週間《すうしゅうかん》くらい運動《うんどう》をつづけると，ストレス反応《はんのう》は徐々《じょじょ》に落《お》ちついていきます。さらに，脳《のう》の海馬《かいば》と前頭葉《ぜんとうよう》は，運動《うんどう》によって強化《きょうか》されるといわれています。

不安《ふあん》や緊張《きんちょう》をゆるめる「腹式呼吸《ふくしきこきゅう》」

不安《ふあん》や緊張《きんちょう》が強《つよ》くなると，私《わたし》たちの体《からだ》はストレスを感《かん》じます。無意識《むいしき》のうちに鼓動《こどう》が速《はや》くなり，呼吸《こきゅう》も浅《あさ》くなってきます。これは不安《ふあん》や緊張《きんちょう》を感《かん》じた体《からだ》が，交感神経《こうかんしんけい》を興奮《こうふん》させている証拠《しょうこ》です。

体《からだ》が緊張《きんちょう》しているストレス状態《じょうたい》を落《お》ちつかせるには，呼吸《こきゅう》に意識《いしき》を向《む》けるといいでしょう。おすすめは「腹式呼吸《ふくしきこきゅう》」です。

通常《つうじょう》，私《わたし》たちが行《おこな》っている呼吸《こきゅう》は「胸式呼吸《きょうしきこきゅう》」といわれます。大《おお》きく息《いき》を吸《す》う深呼吸《しんこきゅう》も，胸式呼吸《きょうしきこきゅう》です。一方《いっぽう》，「腹式呼吸《ふくしきこきゅう》」は横隔膜《おうかくまく》※を上下《じょうげ》させて，深《ふか》く空気《くうき》を取《と》りこむ呼吸《こきゅう》です。

腹式呼吸《ふくしきこきゅう》を行《おこな》うと，副交感神経《ふくこうかんしんけい》が優位《ゆうい》になります。そして，セロトニンの分泌量《ぶんぴつりょう》がふえ，気持《きも》ちが安定《あんてい》し，筋肉《きんにく》の緊張《きんちょう》がとけて体《からだ》がリラックスすることでストレスが軽減《けいげん》していきます。さらに，横隔膜《おうかくまく》を大《おお》きく動《うご》かすには腹筋《ふっきん》を使《つか》うため，腹筋強化《ふっきんきょうか》や腰痛対策《ようつうたいさく》にもなるといわれています。

やり方《かた》はとても簡単《かんたん》です。座《すわ》っていても立《た》っていても行《おこな》えますが，仰向《あおむ》けに寝転《ねころ》がった姿勢《しせい》で膝《ひざ》を立《た》てると，横隔膜《おうかくまく》がより動《うご》きやすくなります。

まず，ゆっくり3秒《びょう》かけてしっかりと口《くち》から息《いき》を吐《は》きだしましょう。このとき，おなかに手《て》を当《あ》て，おなかがぺたんこになるまで吐《は》きだします。そして，今度《こんど》は鼻《はな》から，同《おな》じように3秒《びょう》かけてゆっくり息《いき》を吸《す》いこみましょう。おなかがふくらむことを意識《いしき》しながら，深《ふか》く吸《す》いこみます。これを5〜10分《ぷん》くらいくりかえします。

呼吸《こきゅう》に集中《しゅうちゅう》することで雑念《ざつねん》が振《ふ》りはらわれ，交感神経《こうかんしんけい》の興奮《こうふん》がしずまり，感《かん》じていた不安《ふあん》や緊張《きんちょう》が緩和《かんわ》されていきます。

※：胸部と腹部の境にあるドーム状の筋肉。呼吸にかかわる大切な筋肉の一つ。

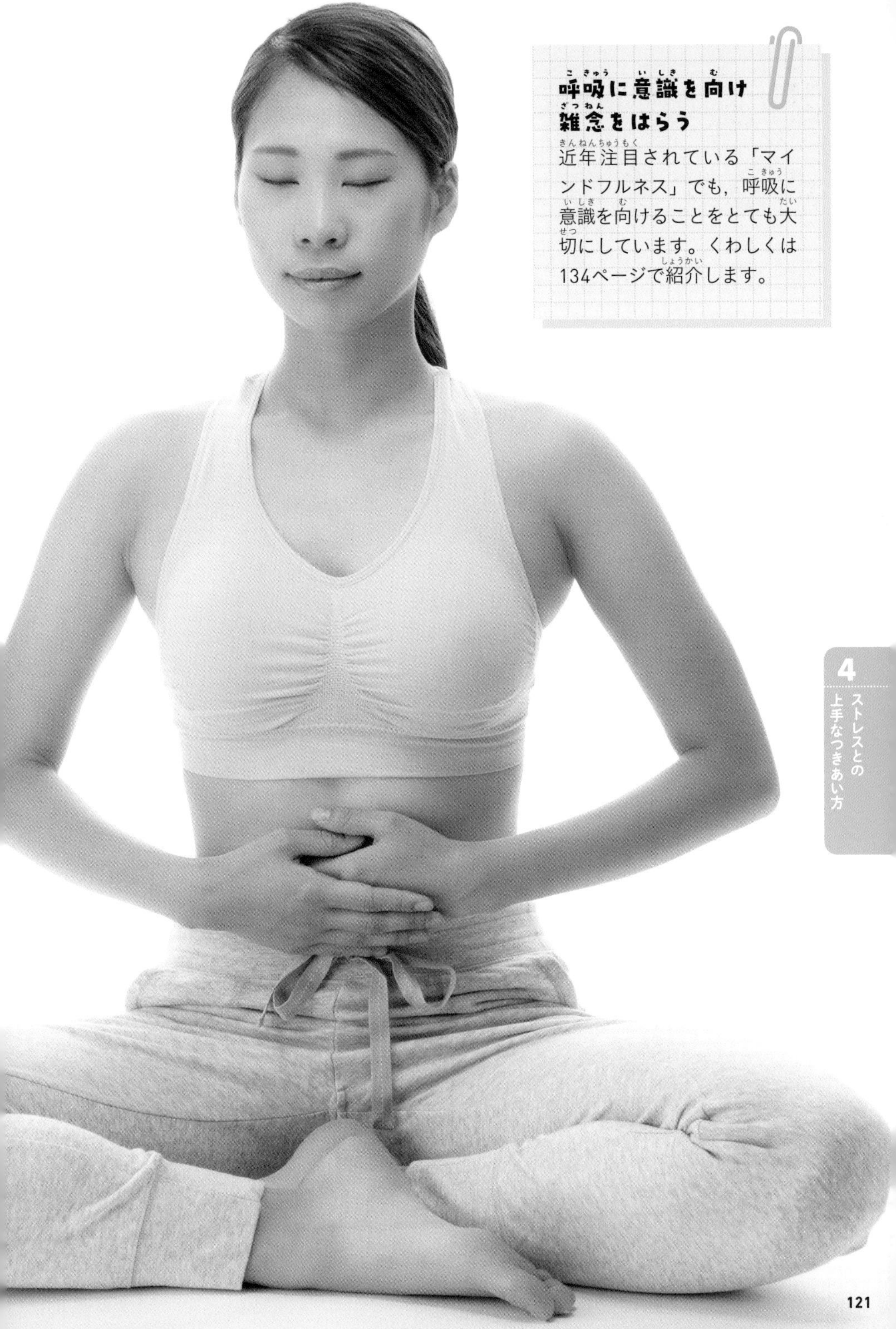

呼吸《こきゅう》に意識《いしき》を向《む》け雑念《ざつねん》をはらう

近年注目《きんねんちゅうもく》されている「マインドフルネス」でも，呼吸《こきゅう》に意識《いしき》を向《む》けることをとても大《たい》切《せつ》にしています。くわしくは134ページで紹介《しょうかい》します。

ぬるめのお風呂《ふろ》で心身《しんしん》の緊張《きんちょう》や疲《つか》れをほぐす

入《にゅう》浴《よく》にはさまざまな効果《こうか》・効《こう》能《のう》があります。まず，お湯《ゆ》につかると水圧《すいあつ》と温浴効果《おんよくこうか》によって末梢神経《まっしょうしんけい》が拡張《かくちょう》し，血行《けっこう》がうながされ，筋肉《きんにく》や関節《かんせつ》がほぐれて体《からだ》の緊張《きんちょう》がおさまります。そして体《からだ》があたたまり，血行《けっこう》がよくなることで体内《たいない》の老廃物《ろうはいぶつ》が流《なが》れやすくなり，疲労回復効果《ひろうかいふくこうか》が得《え》られます。

また，肩《かた》までつかる「全身浴《ぜんしんよく》」では心臓《しんぞう》への負担《ふたん》が大《おお》きくなりますが，へその上《うえ》までつかる「半身浴《はんしんよく》」では下半身《かはんしん》にだけ水圧《すいあつ》がかかるため，足《あし》に滞《とどこお》っていた血液《けつえき》を効率《こうりつ》よく心臓《しんぞう》にもどすことができます。

日本人《にほんじん》は入浴《にゅうよく》を習慣《しゅうかん》にしており，温泉《おんせん》につかるのを好《この》む人《ひと》が多《おお》い傾《けい》向《こう》にあります。裸《はだか》でお湯《ゆ》につかる行為《こうい》は，それだけで開放的《かいほうてき》な気分《きぶん》になります。入浴《にゅうよく》することでリラックスできるという心理的《しんりてき》な思《おも》いこみも，ストレスを軽減《けいげん》させるのに役立《やくだ》つと考《かんが》えられています。

入浴《にゅうよく》をストレス解消《かいしょう》に利用《りよう》する場合《ばあい》は，お湯《ゆ》の温度《おんど》が重要《じゅうよう》なポイントになります。42℃以上《いじょう》の熱《あつ》いお湯《ゆ》では，交感神経《こうかんしんけい》が活発《かっぱつ》になってしまい，入浴後《にゅうよくご》に眠《ねむ》れなくなることがあります。**ストレス解消《かいしょう》のためには，38～40℃程度《ていど》のぬるめのお湯《ゆ》に，20分程度《ぶんていど》ゆっくりとつかるのが効果的《こうかてき》です**。副交感神《ふくこうかんしん》経《けい》が刺激《しげき》されて，リラックス効果《こうか》が高《たか》まります。

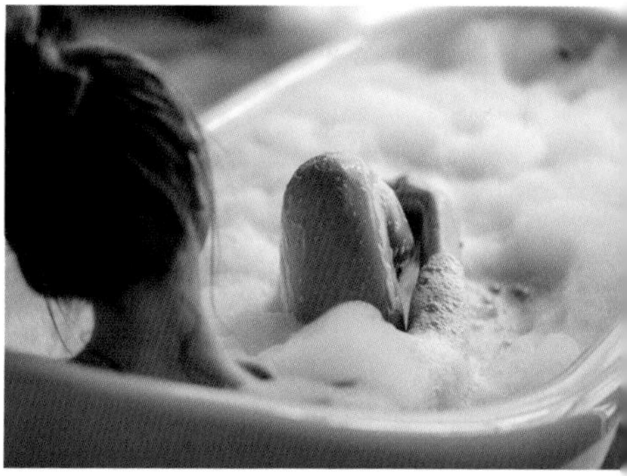

寝《ね》る直前《ちょくぜん》の入浴《にゅうよく》はぬるめのお湯《ゆ》で

下《した》のグラフは，深部体温《しんぶたいおん》（ピンク色《いろ》）と皮膚体温《ひふたいおん》（オレンジ色《いろ》）の変化《へんか》を示《しめ》したものです。深部体温《しんぶたいおん》は脳《のう》や内臓《ないぞう》における体温《たいおん》で，皮膚体温《ひふたいおん》よりも3〜5℃程度《ていど》高《たか》くなっています。入眠前後《にゅうみんぜんご》には，この体温差《たいおんさ》の減少《げんしょう》と，それにともなう体外《たいがい》への放《ほう》熱《ねつ》がおきます。就寝直前《しゅうしんちょくぜん》に熱《あつ》いお風呂《ふろ》に入《はい》ったりすると，深部体温《しんぶたいおん》が下《さ》がりにくくなって入眠《にゅうみん》しにくくなることがあります。就寝直前《しゅうしんちょくぜん》に入浴《にゅうよく》する場合《ばあい》は，ぬるめのお湯《ゆ》につかるのがよいでしょう。

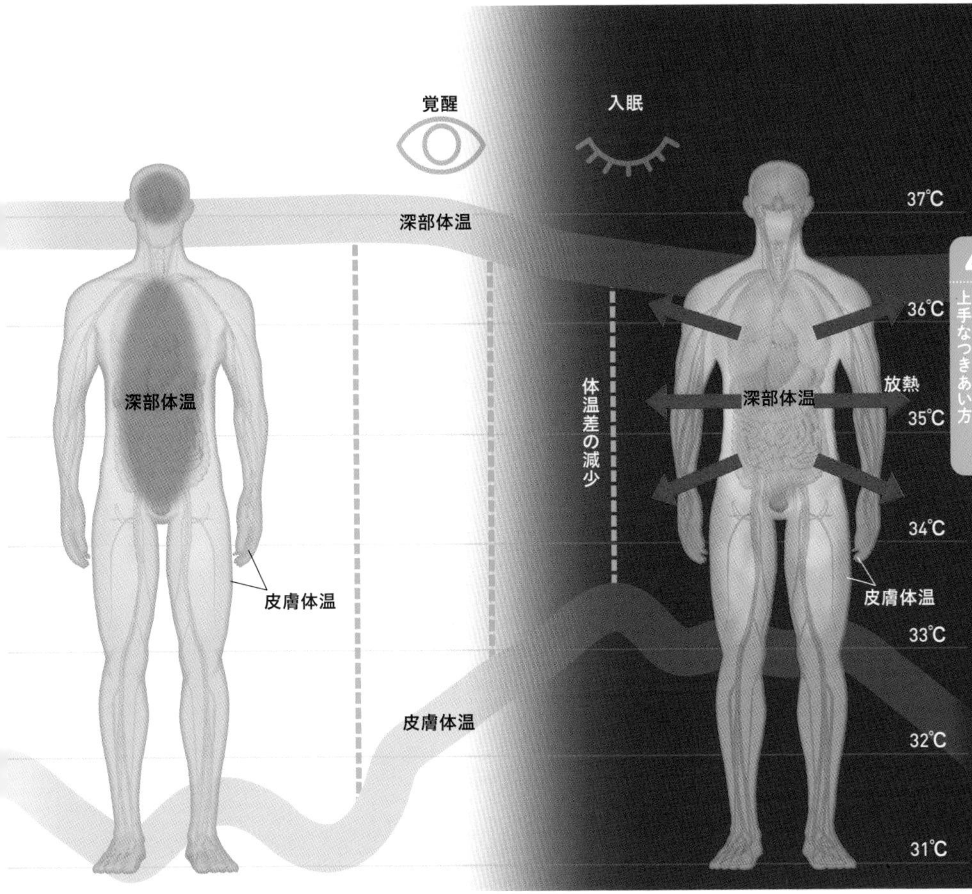

体温グラフの出典：Krauchi K, Deboer T. The interrelationship between sleep regulation and thermoregulation. Front Biosci (Landmark Ed). 2010; 15: 604-625. Fig 3.

ストレス対策《たいさく》にとりたい栄養素《えいようそ》

食《しょく》生活《せいかつ》とストレスは，密接《みっせつ》にかかわっています。

たとえば，**イワシやサバなどの青魚《あおざかな》に多《おお》く含《ふく》まれるEPA（エイコサペンタエン酸《さん》），DHA（ドコサヘキサエン酸《さん》）には，神経細胞《しんけいさいぼう》に栄《えい》養《よう》をあたえるはたらきがあります**。ストレスによって障害《しょうがい》を受《う》ける海《かい》馬《ば》を助《たす》けるためにも，積極的《せっきょくてき》に摂《せっ》取《しゅ》しましょう。

タンパク質《しつ》は神経伝達物質《しんけいでんたつぶっしつ》の材《ざい》料《りょう》となり，不足《ふそく》すると神経伝達物《しんけいでんたつぶっ》質《しつ》の合成《ごうせい》や分泌《ぶんぴつ》に影響《えいきょう》が出《で》ます。とくに，**必須《ひっす》アミノ酸《さん》※の一《ひと》つであるトリプトファンは，セロトニンの材料《ざいりょう》として非常《ひじょう》に重要《じゅうよう》です**。セロトニンは，睡眠《すいみん》に不可欠《ふかけつ》なメラトニンの合成《ごうせい》にかかわっています（110ページ）。ストレスに対抗《たいこう》するためにも，良質《りょうしつ》な睡眠《すいみん》をとるためにも，トリプトファンを含《ふく》んだ食品《しょくひん》を十分《じゅうぶん》に摂取《せっしゅ》する必要《ひつよう》があります。

脳《のう》がストレスに対処《たいしょ》するためには，栄養《えいよう》が必要《ひつよう》です。**脳《のう》の唯一《ゆいいつ》の栄養《えいよう》となるのがブドウ糖《とう》です。ブドウ糖《とう》は炭水化物《たんすいかぶつ》を構成《こうせい》する成分《せいぶん》ですが，効率《こうりつ》よくエネルギーにかえるにはビタミンB群《ぐん》が不可欠《ふかけつ》です**。ビタミンB群《ぐん》は，神経伝達物《しんけいでんたつぶっ》質《しつ》の合成《ごうせい》にもかかわっています。

また，ストレスを受《う》けると興奮《こうふん》している交感神経《こうかんしんけい》をおさえるために，カルシウムとビタミンCが大《たい》量《りょう》に消費《しょうひ》されます。食事《しょくじ》で積極的《せっきょくてき》におぎないましょう。カルシウムの吸収《きゅうしゅう》を助《たす》けるビタミンD，カルシウムを骨《ほね》にするビタミンAの摂《せっ》取《しゅ》も大切《たいせつ》です。

近年《きんねん》，朝食《ちょうしょく》を抜《ぬ》いたり，低《てい》カロリーの食事《しょくじ》を好《この》んだりする人《ひと》がふえています。**ストレスに対抗《たいこう》するという意味《いみ》では，極度《きょくど》に低《てい》カロリーな食事《しょくじ》は栄養不足《えいようぶそく》をまねきます**。朝食《ちょうしょく》を含《ふく》め，1日《にち》3食《しょく》バランスのよい食事《しょくじ》を適量《てきりょう》とることを心《こころ》がけましょう。

※：タンパク質を構成するアミノ酸のうち，ヒトや動物が体内でつくることができず，食事からの摂取が必要なもの。

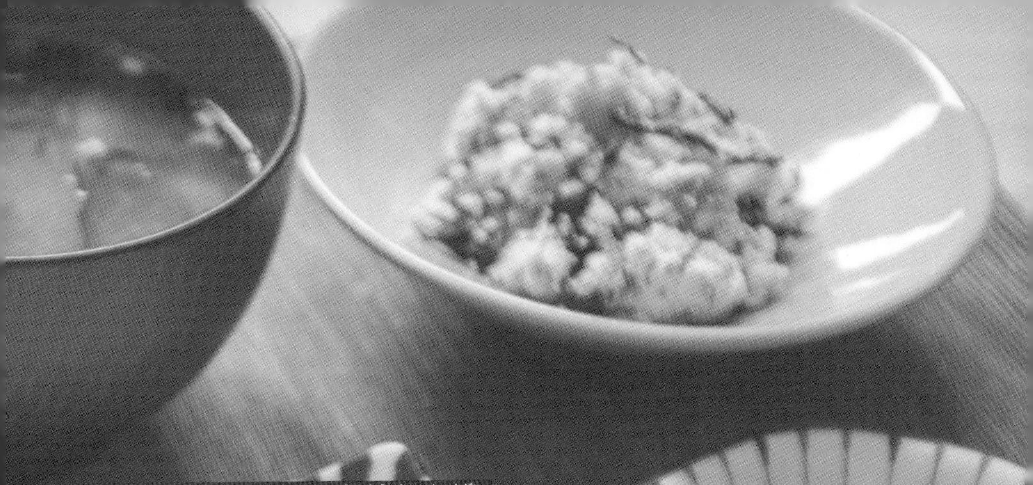

ストレス対策《たいさく》にとりたい栄養素《えいようそ》と食材《しょくざい》

栄養素《えいようそ》	はたらき	多《おお》く含《ふく》まれる食材《しょくざい》
EPA，DHA	神経細胞《しんけいさいぼう》に栄養《えいよう》をあたえる	イワシやサバなどの青魚《あおざかな》
トリプトファン	神経伝達物質《しんけいでんたつぶっしつ》（セロトニン）の材料《ざいりょう》となる	豆乳《とうにゅう》や納豆《なっとう》などの大豆製品《だいずせいひん》
ブドウ糖《とう》	脳《のう》の唯一《ゆいいつ》の栄養源《えいようげん》	米《こめ》，パン，いも類《るい》など
ビタミンB群《ぐん》 （B_1，B_2，B_6 など）	神経伝達物質《しんけいでんたつぶっしつ》の合成《ごうせい》	豚肉《ぶたにく》など（ビタミン B_1） 鶏卵《けいらん》など（ビタミン B_2） バナナやナッツ類《るい》など（ビタミン B_6）
ビタミンB群《ぐん》 （ビタミン B_{12}，葉酸《ようさん》）	赤血球《せっけっきゅう》の合成《ごうせい》	肉《にく》や魚《さかな》（ビタミン B_{12}） ほうれん草《そう》やレバー（葉酸《ようさん》）
カルシウム	交感神経《こうかんしんけい》の活動《かつどう》をおさえる	牛乳《ぎゅうにゅう》，小魚《こざかな》，大豆製品《だいずせいひん》など
ビタミンD	カルシウムの吸収《きゅうしゅう》を助《たす》ける	卵類《たまごるい》，魚介類《ぎょかいるい》，きのこ類《るい》など
ビタミンA	カルシウムを骨《ほね》にする	緑黄色野菜《りょくおうしょくやさい》など
ビタミンC	交感神経《こうかんしんけい》の活動《かつどう》をおさえる	パプリカ，ブロッコリー，フルーツ類《るい》

コーヒーブレイク

Column COFFEE BREAK

注目《ちゅうもく》の成分《せいぶん》，アミノ酸《さん》「ギャバ」

GABA（ギャバ）は，植物《しょくぶつ》や動《どう》物《ぶつ》の体内《たいない》に存在《そんざい》する，天然《てんねん》アミノ酸《さん》の一《ひと》つです。

私《わたし》たちは，日々《ひび》さまざまなストレスにさらされています。**GABAは，脳内《のうない》では抑制系《よくせいけい》の神経伝達物《しんけいでんたつぶっ》質《しつ》としてはたらき，ドーパミンなど興奮系《こうふんけい》の神経伝達物質《しんけいでんたつぶっしつ》の過剰《かじょう》分泌《ぶんぴつ》をおさえることで体《からだ》をリラックスさせる作用《さよう》があります。**

脳内《のうない》では十分《じゅうぶん》な量《りょう》のGABAがつくられていますが，ストレスに対《たい》抗《こう》するためにつねに消費《しょうひ》されています。ストレスが長期化《ちょうきか》するとGABAの量《りょう》が不足《ふそく》し，ストレスに対抗《たいこう》できなくなります。また，年《ねん》齢《れい》とともに体内《たいない》でつくられるGABAの量《りょう》も減《へ》っていきます。

GABAは，私《わたし》たちが口《くち》にするさまざまな食品《しょくひん》に含《ふく》まれています。発芽玄米《はつがげんまい》，野菜《やさい》や果物《くだもの》，納豆《なっとう》やキムチなどの発酵食品《はっこうしょくひん》にもGABAが多《おお》く含《ふく》まれています。

しかし残念《ざんねん》ながら，GABAが含《ふく》まれている食品《しょくひん》を食《た》べても，脳内《のうない》のGABAはほとんどふえません。脳内《のうない》のGABAをふやすには，GABAの材料《ざいりょう》を摂取《せっしゅ》したうえで，体内《たいない》でつくりだすしかないのです。GABAの材料《ざいりょう》は，アミノ酸《さん》の一種《いっしゅ》であるグルタミン酸《さん》です。グルタミン酸《さん》は，昆布《こんぶ》，トマト，チーズ，みそなどに多《おお》く含《ふく》まれています。

玄米《げんまい》などに多《おお》く含《ふく》まれる「GABA（ギャバ）」

GABAは，体《からだ》のストレス対策《たいさく》に欠《か》かせない成分《せいぶん》です。GABAは発芽玄米《はつがげんまい》など多《おお》くの食品《しょくひん》に含《ふく》まれますが，脳内《のうない》のGABAをふやすには，GABAの材料《ざいりょう》であるグルタミン酸《さん》を摂取《せっしゅ》して，体《たい》内《ない》でつくりだす必要《ひつよう》があります。

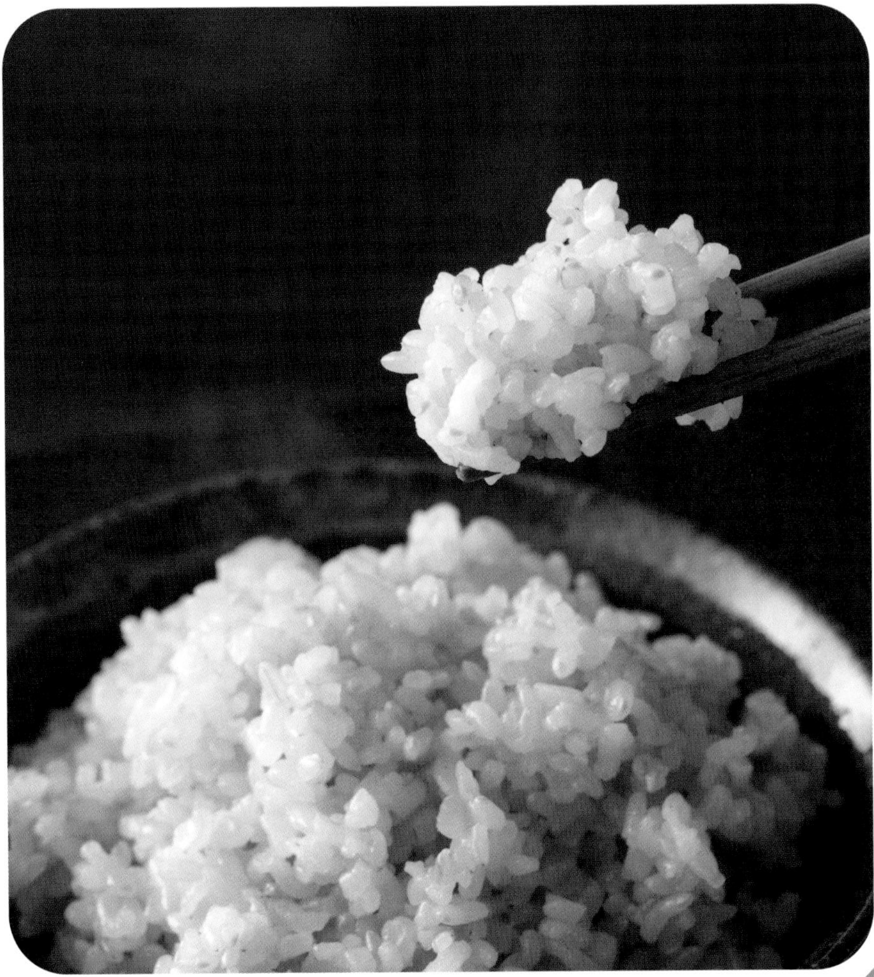

読書《どくしょ》には，一定《いってい》の ストレス解消《かいしょう》 効果《こうか》がある

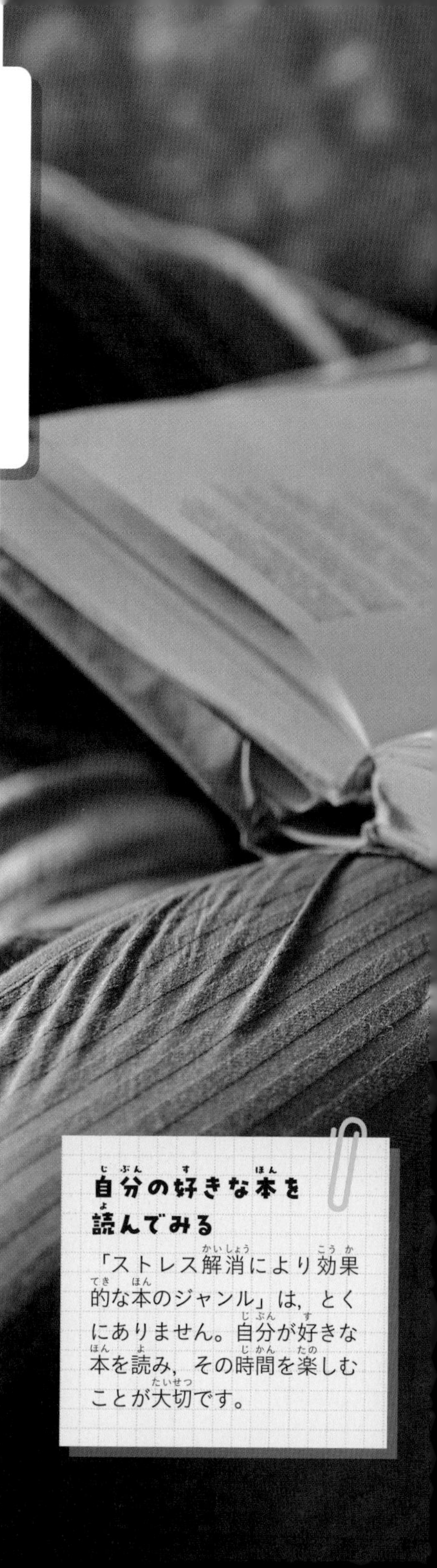

読書《どくしょ》には，ストレスを軽減《けいげん》させる効果《こうか》があるといいます。**2009年《ねん》，イギリスのサセックス大学《だいがく》のコンサルタント会社《がいしゃ》が「1日《にち》わずか6分間《ぶんかん》の読書《どくしょ》で，ストレスが68％軽減《けいげん》する」とした研究成果《けんきゅうせいか》を発表《はっぴょう》し※1，話題《わだい》になりました。**

読書《どくしょ》をすることで想像力《そうぞうりょく》がかきたてられると，不安《ふあん》をおさえる脳《のう》の前頭葉領域《ぜんとうようりょういき》が刺激《しげき》されます。物語《ものがたり》の世界《せかい》に没入《ぼつにゅう》することで不安《ふあん》やストレスを感《かん》じている日常《にちじょう》から解放《かいほう》され，ストレスによる心拍数《しんぱくすう》の上昇《じょうしょう》や筋肉《きんにく》の緊張《きんちょう》が緩和《かんわ》されると考《かんが》えられています。

アメリカ心理学会《しんりがっかい》の調査《ちょうさ》でも，読書《どくしょ》に一定《いってい》のストレス解消効果《かいしょうこうか》があることが科学的《かがくてき》に認《みと》められています。また，読書《どくしょ》をする人《ひと》は，読書《どくしょ》をしない人《ひと》よりも平均寿命《へいきんじゅみょう》が2年長《ねんなが》いとする研究報告《けんきゅうほうこく》もあります※2。

なお，読書《どくしょ》が苦手《にがて》な人《ひと》が無理《むり》やり読書《どくしょ》をしても，効果《こうか》は得《え》られません。大事《だいじ》なのは読書《どくしょ》をすることでリラックスすることです。

自分《じぶん》の好《す》きな本《ほん》を読《よ》んでみる

「ストレス解消《かいしょう》により効果《こうか》的《てき》な本《ほん》のジャンル」は，とくにありません。自分《じぶん》が好《す》きな本《ほん》を読《よ》み，その時間《じかん》を楽《たの》しむことが大切《たいせつ》です。

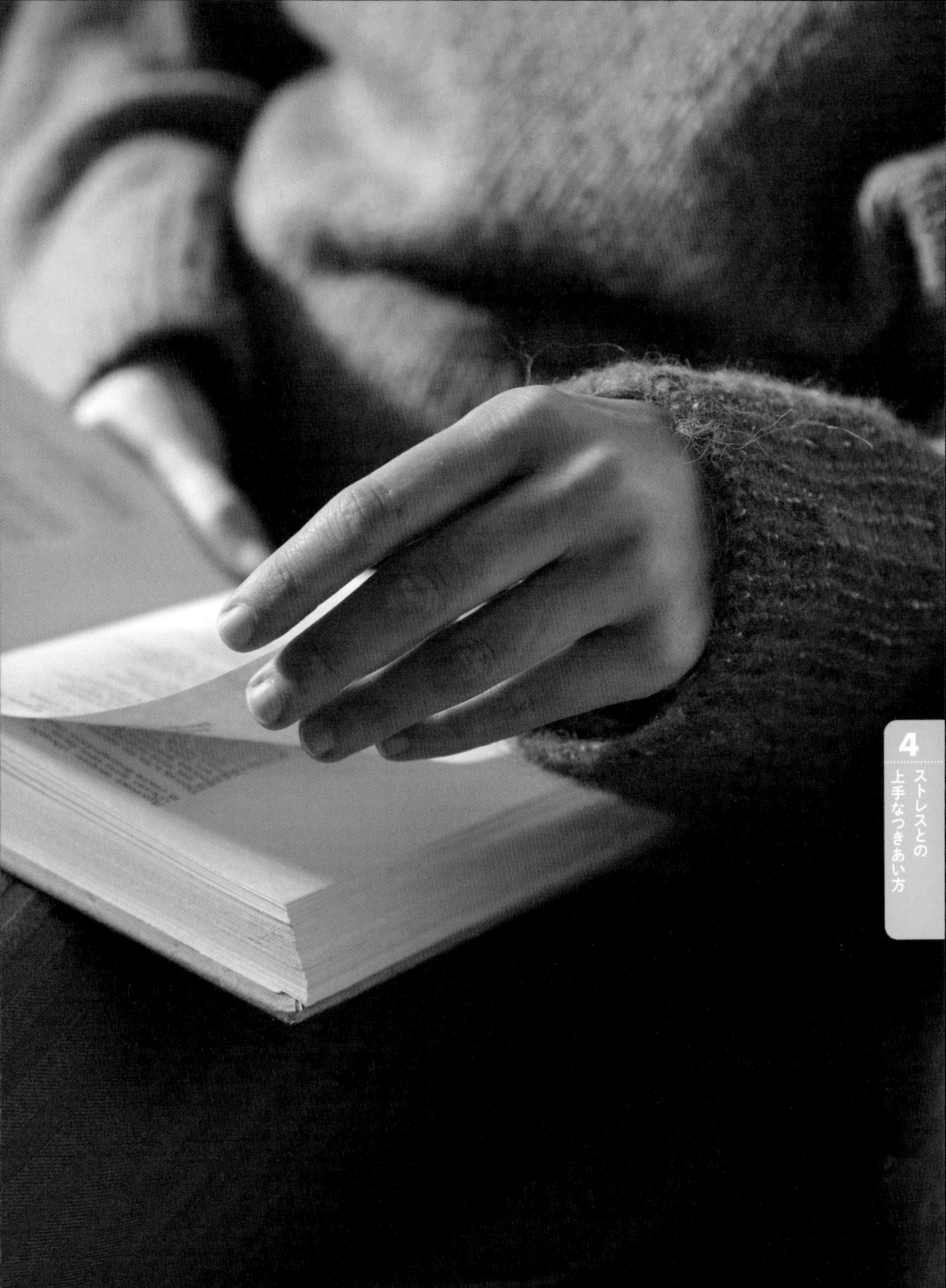

※1：Reading 'can help reduce stress'. The Telegraph. 30 March 2009.
※2：Bavishi A, et al. A chapter a day: Association of book reading with longevity. Soc Sci Med. 2016; 164: 44-48.

香《かお》りが感情《かんじょう》を刺激《しげき》し,気持《きも》ちを落《お》ちつかせる

ストレス解消《かいしょう》には,“香《かお》り”がとても効果的《こうかてき》だといわれています。人間《にんげん》の五感《ごかん》(視覚《しかく》,嗅覚《きゅうかく》,聴覚《ちょうかく》,触覚《しょっかく》,味覚《みかく》)の中《なか》で嗅覚《きゅうかく》だけが,「進化的《しんかてき》に古《ふる》い脳《のう》」とよばれる大脳辺縁系《だいのうへんえんけい》を直接《ちょくせつ》刺激《しげき》することができます。嗅覚《きゅうかく》は,複雑《ふくざつ》な情報《じょうほう》分析《ぶんせき》を行《おこな》う前《まえ》に直接《ちょくせつ》,私《わたし》たちの感《かん》情《じょう》を刺激《しげき》することができるのです。

2020年《ねん》にアメリカのウェストバージニア大学《だいがく》で看護師《かんごし》を対象《たいしょう》に行《おこな》われた研究《けんきゅう》では,「精油《せいゆ》を付着《ふちゃく》させたカードを4～8時間《じかん》着用《ちゃくよう》して勤務《きんむ》したあとに,ストレスが約《やく》50%減少《げんしょう》した」と報告《ほうこく》されています※1。精油《せいゆ》とは,植物《しょくぶつ》の香《かお》り成分《せいぶん》を抽出《ちゅうしゅつ》したエッセンシャルオイルのことです。

香《かお》りの種類《しゅるい》ごとのストレス緩和《かんわ》効果《こうか》については,さまざまな研究《けんきゅう》が行《おこな》われています。レモンやオレンジなどの柑橘系《かんきつけい》の香《かお》りには,抑《よく》うつ気分《きぶん》や不安《ふあん》などを軽減《けいげん》する効《こう》果《か》があります。ミントなどの爽快《そうかい》感《かん》のある香《かお》りも,抑《よく》うつ気分《きぶん》を軽《けい》減《げん》させます。

ラベンダーやカモミールの香《かお》りには,副交感神経《ふくこうかんしんけい》を刺激《しげき》し,体温《たいおん》や血圧《けつあつ》を下《さ》げて体《からだ》をリラックスさせる効果《こうか》があります。それに加《くわ》え,脳波《のうは》の一《ひと》つであるα波《は》を増加《ぞうか》させる効果《こうか》があることも報告《ほうこく》されています※2。α波《は》は,心身《しんしん》ともにリラックスした状態《じょうたい》のときに多《おお》くあらわれることが知《し》られています。

※1：Marian E. Reven ME, et al. West Virginia University Oncology Nurses Don Aromatherapy Patches: A Pilot Feasibility Study. The International Journal of Professional Holistic Aromatherapy. 2020; 8: 7-15.

※2：由留木裕子,鈴木俊明.ラベンダーの香りと神経機能に関する文献的研究.関西医療大学紀要. 2012; 6: 109-115.

精油《せいゆ》の利用方法《りようほうほう》

マッサージオイルに精油《せいゆ》を混《ま》ぜて行《おこな》うマッサージ，精油《せいゆ》を数滴《すうてき》入《い》れた足湯《あしゆ》，アロマディフューザー（香《かお》りを拡散《かくさん》させる器具《きぐ》）を用《もち》いた香《かお》りの蒸気《じょうき》の拡散《かくさん》など，精油《せいゆ》にはさまざまな利用法《りようほう》があります。マッサージや足湯《あしゆ》などに精油《せいゆ》を使用《しよう》すると皮膚《ひふ》からも吸収《きゅうしゅう》され，血管《けっかん》の拡張《かくちょう》・収縮《しゅうしゅく》や抗菌《こうきん》などの作用《さよう》があるといいます。

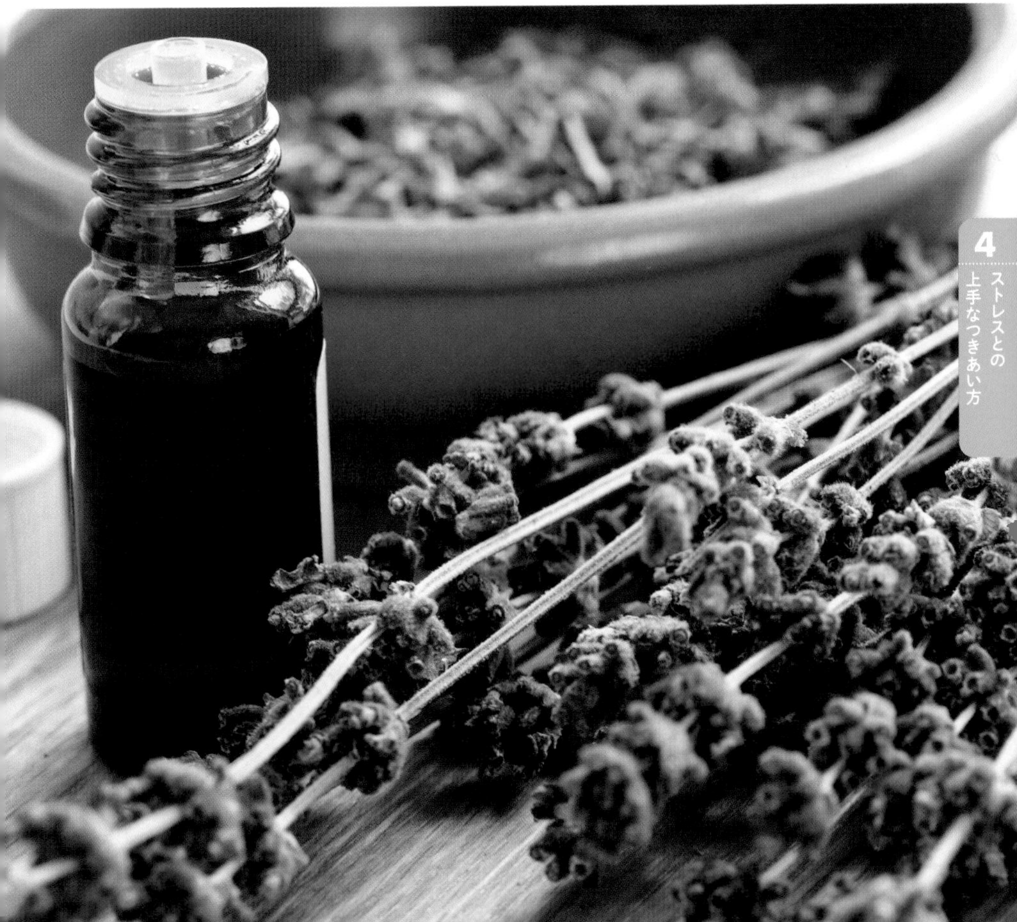

リラックス効《こう》果《か》をもたらす「1/fゆらぎ」

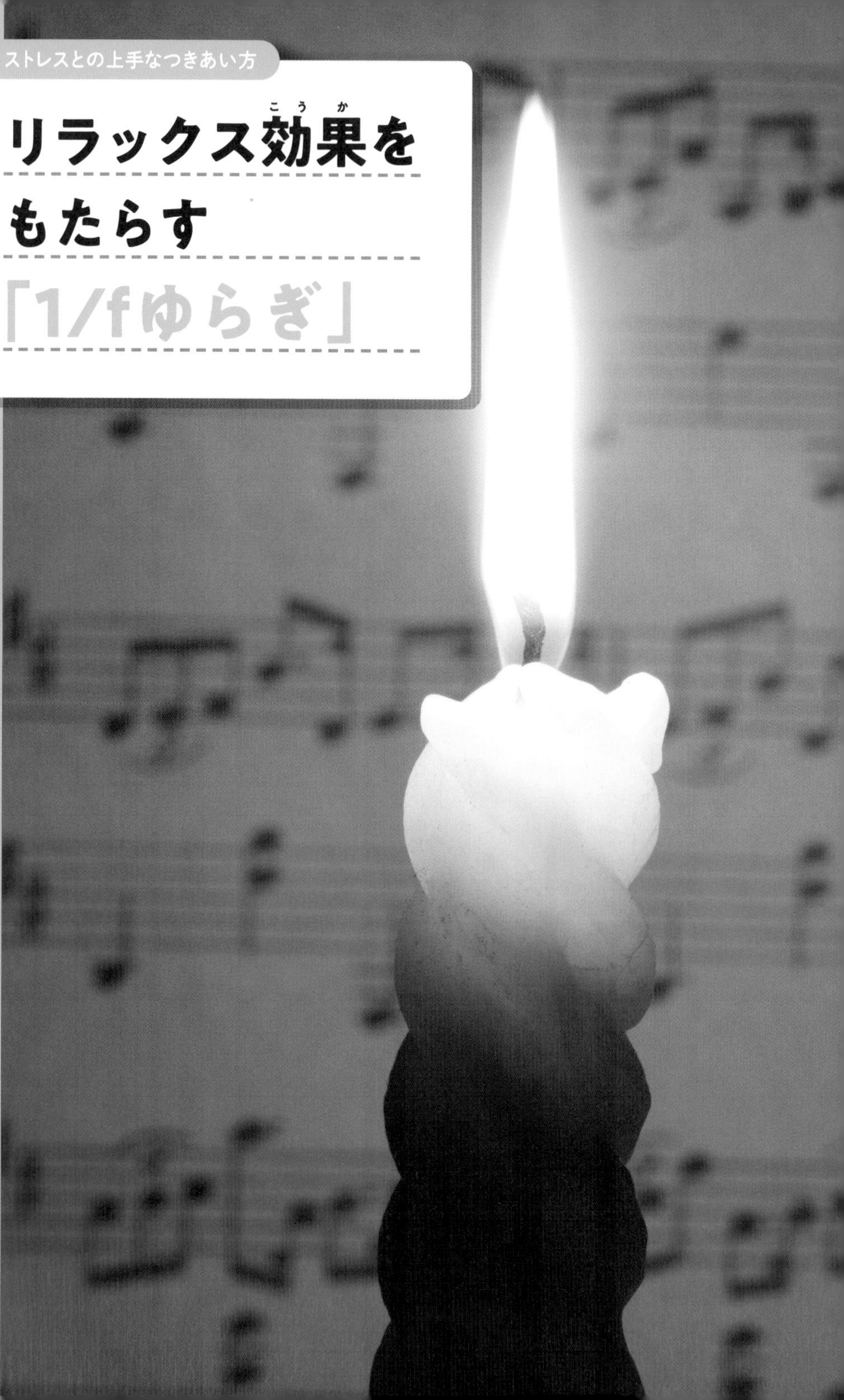

雨《あめ》の音《おと》や森《もり》の中《なか》で聞《き》く小鳥《ことり》のさえずりはとても心地《ここち》よく聞《き》こえ，気持《きも》ちが癒《いや》されます。

東京《とうきょう》理科大学《りかだいがく》名誉教授《めいよきょうじゅ》の武者《むしゃ》俊光《としみつ》博士《はくし》の研究《けんきゅう》※1によると，自然界《しぜんかい》の環境音《かんきょうおん》には「1/fゆらぎ」というゆらぎ（動揺《どうよう》）の法則《ほうそく》があります。規《き》則的《そくてき》な音《おと》のくりかえしではなく，規《き》則的《そくてき》な音《おと》の中《なか》に不規則的《ふきそくてき》な音《おと》がランダムに混《ま》ざることで，調和《ちょうわ》し，心地《ここち》よい響《ひび》きとなるのです。

人間《にんげん》の心拍《しんぱく》や脳波《のうは》（α波《は》）がもつリズムは，1/fゆらぎと同《おな》じリズムを刻《きざ》んでいるといいます。それゆえに，聴覚《ちょうかく》や視覚《しかく》などを通《つう》じて1/fゆらぎを感《かん》じると安心感《あんしんかん》や癒《いや》しを得《え》たり，集中力《しゅうちゅうりょく》がアップしたりする効果《こうか》があると考《かんが》えられています。

1/fゆらぎの効果《こうか》は，さまざまな研《けん》究《きゅう》で有効性《ゆうこうせい》が確認《かくにん》されています。2017年《ねん》に発表《はっぴょう》された論文《ろんぶん》では，ストレスを受《う》けているときに1/fゆらぎを含《ふく》む音楽《おんがく》を聴《き》くと，大脳《だいのう》の前頭前《ぜんとうぜん》皮質《ひしつ》における「酸素化《さんそか》ヘモグロビン（Oxy-Hb）」の濃度《のうど》が低下《ていか》すると報《ほう》告《こく》されています※2。Oxy-Hbの濃度《のうど》の低下《ていか》とは，神経細胞《しんけいさいぼう》の活動《かつどう》がおさえられていることを意味《いみ》します。つまり，**1/fゆらぎの音《おと》を聞《き》くことで，脳《のう》がストレスを受《う》けている状態《じょうたい》から，徐々《じょじょ》にリラックスした状態《じょうたい》に変化《へんか》していくことがわかったのです**。

炎《ほのお》の揺《ゆ》れにも1/fゆらぎが

1/fゆらぎは音《おと》だけではなく，炎《ほのお》の揺《ゆ》れにも含《ふく》まれています。キャンドルや焚《た》き火《び》の炎《ほのお》をぼんやり眺《なが》めていると心《こころ》が癒《いや》されるのは，そのためです。

※1：武者利光，北原和夫．1/f ゆらぎの物理．応用物理．1989; 58: 1688-1695.
※2：佐藤苑子 ほか．ストレス緩和のための聴覚・嗅覚刺激が前頭前皮質に及ぼす影響．科学・技術研究．2017; 6: 25-30.

負《ふ》の思考《しこう》をリセットする「マインドフルネス」

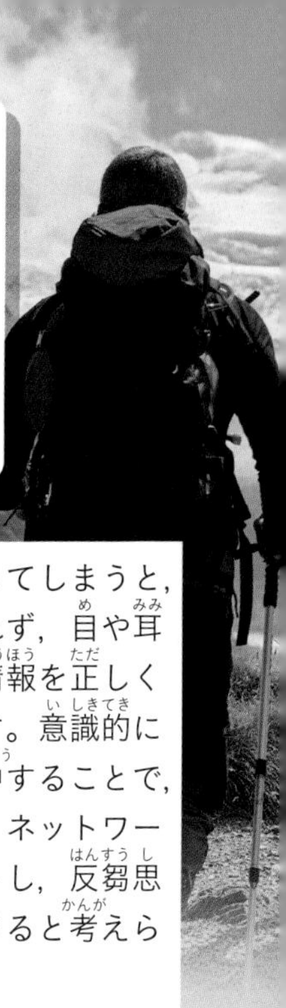

呼《こ》吸《きゅう》や筋肉《きんにく》の動《うご》き，その瞬間《しゅんかん》に体験《たいけん》していることに集中《しゅうちゅう》する「マインドフルネス」は, ストレスを軽減《けいげん》する手法《しゅほう》として世界的《せかいてき》に研究《けんきゅう》が進《すす》められています。

ストレスを感《かん》じるようなネガティブな思考《しこう》をくりかえすことを，「反芻思考《はんすうしこう》」といいます。反芻思考《はんすうしこう》がおきているとき，脳内《のうない》では「デフォルト・モード・ネットワーク」とよばれる活動《かつどう》がおきていると考《かんが》えられています。デフォルト・モード・ネットワークとは，無意識《むいしき》に生《しょう》じている，脳《のう》の特定《とくてい》の部位《ぶい》にある神経細胞《しんけいさいぼう》を中心《ちゅうしん》とした脳活動《のうかつどう》のことです（右《みぎ》の図《ず》）。

反芻思考《はんすうしこう》を止《と》める方法《ほうほう》として，現在《げんざい》の自分《じぶん》の体《からだ》の状態《じょうたい》に意識《いしき》を集中《しゅうちゅう》させるマインドフルネスは，非常《ひじょう》に効果的《こうかてき》だと考《かんが》えられています。

反芻思考《はんすうしこう》におちいってしまうと，ほかのことを考《かんが》えられず，目《め》や耳《みみ》などから入《はい》ってくる情報《じょうほう》を正《ただ》しく認識《にんしき》できなくなります。意識的《いしきてき》に自分《じぶん》の体《からだ》の状態《じょうたい》に集中《しゅうちゅう》することで，デフォルト・モード・ネットワークを強制的《きょうせいてき》にリセットし，反芻思考《はんすうしこう》を止《と》めることができると考《かんが》えられています。

現在《げんざい》の体《からだ》の状態《じょうたい》に意識《いしき》を集中《しゅうちゅう》する

右《みぎ》の図《ず》は，「デフォルト・モード・ネットワーク」が広《ひろ》がるイメージです。内側前頭前皮質《ないそくぜんとうぜんひしつ》と後部帯状皮質《こうぶたいじょうひしつ》を中心《ちゅうしん》に，脳全体《のうぜんたい》に広《ひろ》がっています。

マインドフルネスによって現在《げんざい》の体《からだ》の状態《じょうたい》や目《め》の前《まえ》でおきていることに意識《いしき》を集中《しゅうちゅう》すると，脳《のう》を反芻思考《はんすうしこう》の状態《じょうたい》からリセットできると考《かんが》えられています。登山《とざん》のように周囲《しゅうい》のようすに意識《いしき》を向《む》ける運動《うんどう》には，マインドフルネスと同《おな》じような効果《こうか》があると考《かんが》えられています。

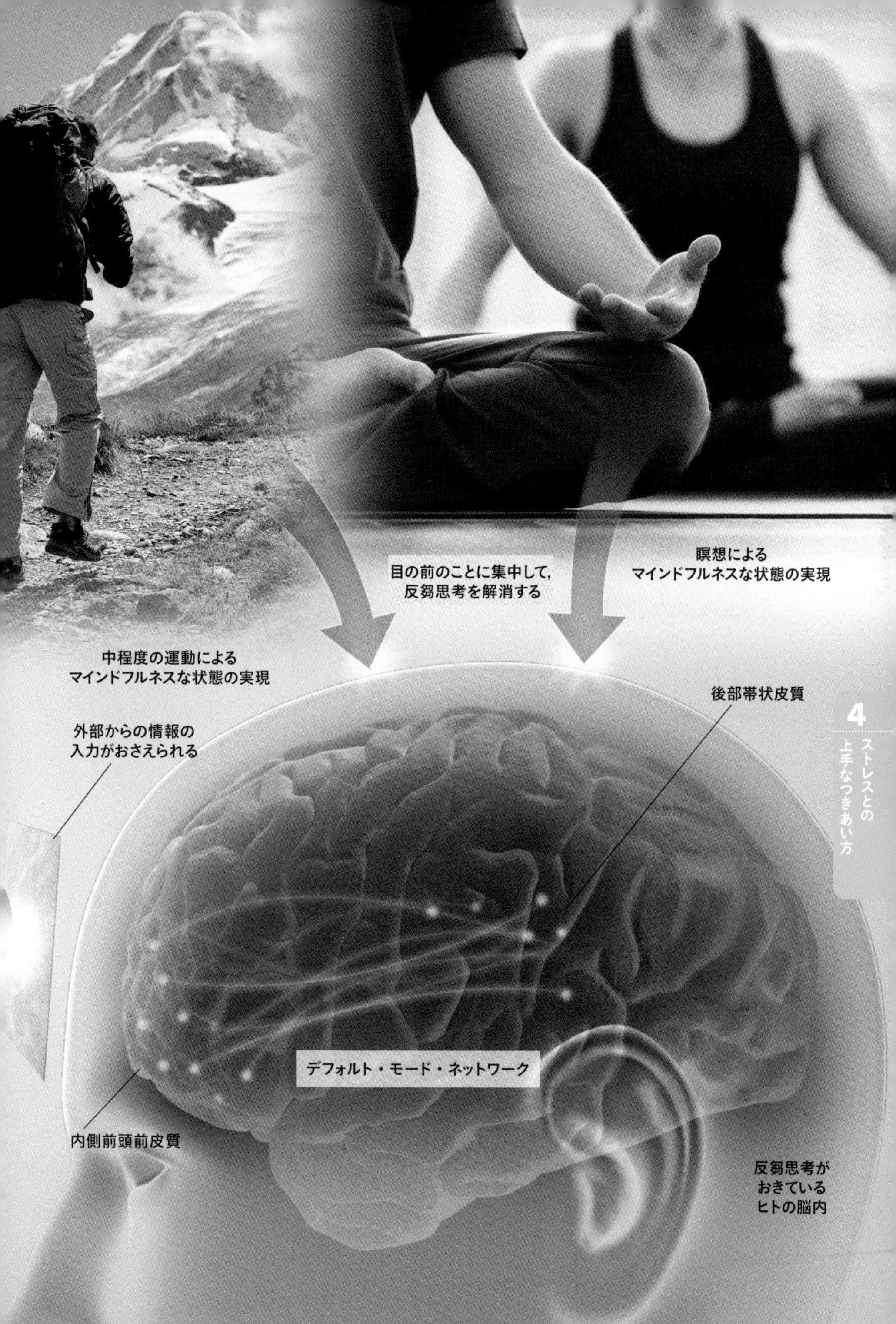
目の前のことに集中して，
反芻思考を解消する
瞑想による
マインドフルネスな状態の実現
中程度の運動による
マインドフルネスな状態の実現
後部帯状皮質
外部からの情報の
入力がおさえられる
デフォルト・モード・ネットワーク
内側前頭前皮質
反芻思考が
おきている
ヒトの脳内

コーヒーブレイク

COFFEE BREAK

温泉《おんせん》に入《はい》ったニホンザルはストレス物質《ぶっしつ》が減少《げんしょう》

長《なが》野県北部《のけんほくぶ》にある地獄谷温泉《じごくだにおんせん》では，冬《ふゆ》になると露天風呂《ろてんぶろ》に入《はい》るニホンザルがあらわれ，観光客《かんこうきゃく》に人気《にんき》です。京都大学霊長類《きょうとだいがくれいちょうるい》研究所《けんきゅうじょ》の研究《けんきゅう》チームは，ニホンザルの入浴行動《にゅうよくこうどう》について2014年《ねん》にくわしい調査《ちょうさ》を行《おこな》いました。

春季《しゅんき》（4～6月《がつ》）と冬季《とうき》（10～12月《がつ》）の計《けい》17週《しゅう》にわたり，年齢《ねんれい》や群《む》れの中《なか》での地位《ちい》などがかたよらないように選《えら》んだ5～24歳《さい》のメス12頭《とう》の行動《こうどう》を観察《かんさつ》し，気温《きおん》の変化《へんか》や入浴《にゅうよく》の有無《うむ》，温泉《おんせん》に入《はい》っていた時間《じかん》などを記録《きろく》しました。

さらに，観察中《かんさつちゅう》に排《はい》せつがあれば，そのつどふんを採取《さいしゅ》して，その中《なか》に含《ふく》まれる「グルココルチコイド（糖質《とうしつ》コルチコイド）」という物質《ぶっしつ》の濃度《のうど》を測定《そくてい》しました。この物質《ぶっしつ》の血中濃度《けっちゅうのうど》（およびふん中濃度《ちゅうのうど》）は，サルがストレスを受《う》けると増加《ぞうか》することが知《し》られています。いわゆる「ストレスホルモン」です。

調査《ちょうさ》の結果《けっか》，ニホンザルは気温《きおん》が低《ひく》いときほどよく温泉《おんせん》に入《はい》っていました。そして，入浴《にゅうよく》がみられた週《しゅう》に採取《さいしゅ》されたふんは，そうでない週《しゅう》のものにくらべて，グルココルチコイド濃度《のうど》が平均《へいきん》で約《やく》20%低《ひく》いことがわかりました。つまり，サルも温泉《おんせん》によってストレスを解消《かいしょう》することが明《あき》らかになったのです。

この効果《こうか》は冬季《とうき》のみで，春季《しゅんき》にはみられなかったといいます。暖《あたた》かい春《はる》は，温泉《おんせん》であたたまることのメリットが小《ち》さいためだと考《かんが》えられています。

地獄谷《じごくだに》の温泉《おんせん》につかるニホンザル

地獄谷野猿公苑《じごくだにやえんこうえん》の露天風呂《ろてんぶろ》につかるニホンザル。地獄谷温泉《じごくだにおんせん》では冬《ふゆ》の積雪《せきせつ》が1メートルにも達《たっ》します。ヒト以外《いがい》でこのような環境《かんきょう》にくらす霊長類《れいちょうるい》はほかになく，「スノーモンキー」ともよばれます。

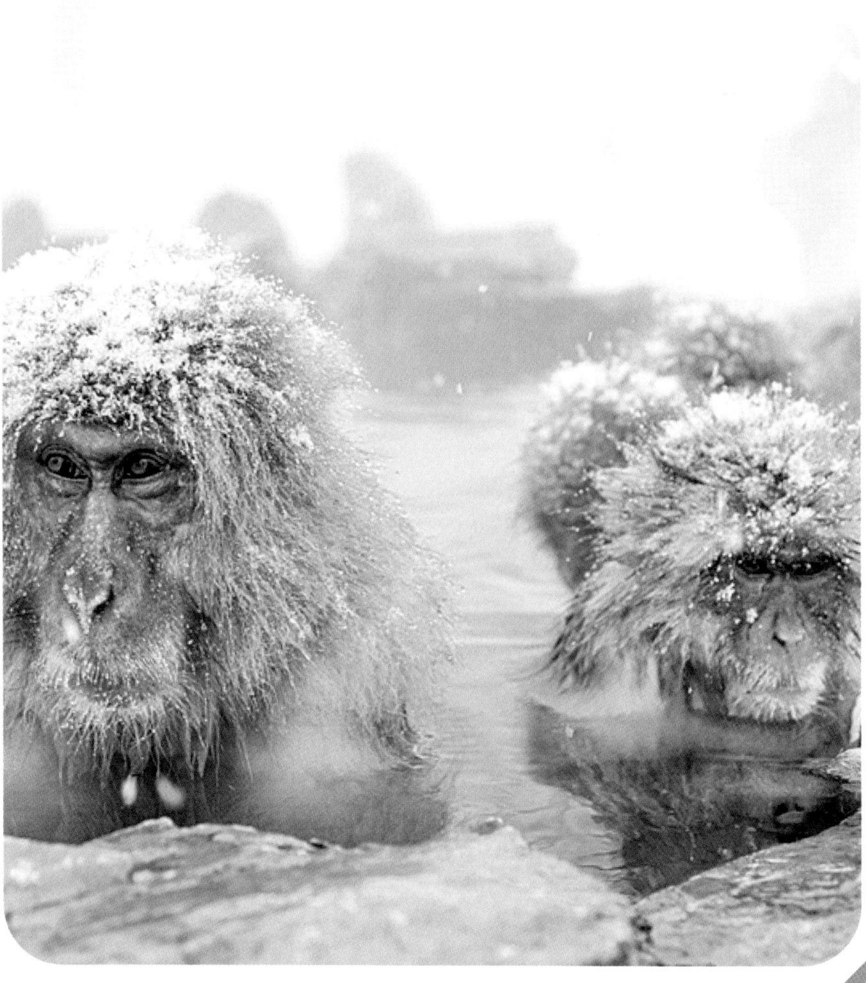

用語集《ようごしゅう》

HSP

Highly Sensitive Person《ハイリー・センシティブ・パーソン》の頭文字《かしらもじ》をとった呼称《こしょう》。「とても繊細《せんさい》な人《ひと》」と訳《やく》される。音《おと》，におい，光《ひかり》などの刺激《しげき》に敏感《びんかん》で，細《こま》かいことが気《き》になる，他人《たにん》の気持《きも》ちに影響《えいきょう》を受《う》けすぎる，といった特徴《とくちょう》がある。病気《びょうき》ではなく生《う》まれつきの気質《きしつ》で，約《やく》5人《にん》に一人《ひとり》がHSPだといわれている。

アタッチメント

発達心理学《はったつしんりがく》の用語《ようご》で，「愛着《あいちゃく》」と訳《やく》される。乳幼児期《にゅうようじき》に形成《けいせい》される，親《おや》などの養育者《よういくしゃ》との間《あいだ》に築《きず》かれる情緒的《じょうちょてき》な結《むす》びつき。

エンドルフィン

脳内《のうない》の「報酬系《ほうしゅうけい》」とよばれる場所《ばしょ》に多《おお》く分布《ぶんぷ》するホルモン。鎮痛効果《ちんつうこうか》や気分《きぶん》の高揚《こうよう》・幸福感《こうふくかん》などが得《え》られるため，「幸《しあわ》せホルモン」「脳内《のうない》モルヒネ」ともよばれる。

オキシトシン

妊娠《にんしん》・出産時《しゅっさんじ》に増加《ぞうか》するため，「愛情《あいじょう》ホルモン」ともよばれるホルモン。相手《あいて》への信頼度《しんらいど》を高《たか》める，ストレスホルモン（コルチゾール）の濃度《のうど》を下《さ》げる，などのはたらきがある。

カウンセラー

広義《こうぎ》では「助言者《じょげんしゃ》・相談者《そうだんしゃ》」をさすが，一般的《いっぱんてき》に心理《しんり》カウンセラーを示《しめ》すことが多《おお》い。心理《しんり》カウンセラーの役割《やくわり》は，人《ひと》の悩《なや》みや相談事《そうだんごと》に対応《たいおう》し，本人《ほんにん》が解決《かいけつ》や理解《りかい》に至《いた》るための支援《しえん》を行《おこな》うこと。

獲得免疫《かくとくめんえき》

体《からだ》に侵入《しんにゅう》してきた病原体《びょうげんたい》などを記憶《きおく》して，後天的《こうてんてき》に“獲得《かくとく》”した免疫《めんえき》。B細胞《さいぼう》，キラーT細胞《さいぼう》，ヘルパーT細胞《さいぼう》，制御性《せいぎょせい》T細胞《さいぼう》，ナチュラルキラーT細胞《さいぼう》は，獲得免疫《かくとくめんえき》ではたらく免疫細胞《めんえきさいぼう》である。

キラーストレス

動脈硬化《どうみゃくこうか》や心筋梗塞《しんきんこうそく》など，突然死《とつぜんし》をまねく病気《びょうき》を引《ひ》きおこすストレス。

コーピング

ストレスに対処《たいしょ》するための行動《こうどう》。ストレスの原因《げんいん》をさぐり，具体的《ぐたいてき》な行動《こうどう》をおこすことで問題《もんだい》を解決《かいけつ》させる「問題焦点型《もんだいしょうてんがた》コーピング」と，問題《もんだい》の見方《みかた》や発想《はっそう》を変《か》える，話《はなし》を聞《き》いてもらう，気晴《きば》らしをするなどで怒《いか》りや不安《ふあん》をしずめる「情動焦点型《じょうどうしょうてんがた》コーピング」がある。

コルチゾール

ストレスを感《かん》じると，副腎《ふくじん》の表面《ひょうめん》にある副腎皮質《ふくじんひしつ》から分泌《ぶんぴつ》されるホルモン。血流《けつりゅう》に乗《の》って全身《ぜんしん》に拡散《かくさん》し，免疫機能《めんえききのう》の低下《ていか》などを引《ひ》きおこす。「ストレスホルモン」とよばれる。

自然免疫《しぜんめんえき》

生《う》まれたときから“自然《しぜん》”にそなわっている免疫《めんえき》。マクロファージ，樹状細胞《じゅじょうさいぼう》，顆粒球《かりゅうきゅう》などは，自然免疫《しぜんめんえき》ではたらく免疫細胞《めんえきさいぼう》である。

自律神経《じりつしんけい》

交感神経《こうかんしんけい》と副交感神経《ふくこうかんしんけい》からなり，この二《ふた》つがバランスを保《たもつ》ことで体《からだ》の状態《じょうたい》を一定《いってい》に保《たも》つ。ストレスを感《かん》じると交感神経《こうかんしんけい》が活性化《かっせいか》し，全身《ぜんしん》が興奮状態《こうふんじょうたい》になる。一方《いっぽう》，副交感神経《ふくこうかんしんけい》には体《からだ》を落《お》ちつかせ，内臓《ないぞう》の活動《かつどう》をうながすはたらきがある。

心身症《しんしんしょう》

ストレスをきっかけに生《しょう》じる症状《しょうじょう》のうち，精神疾患《せいしんしっかん》にともなう症状《しょうじょう》を除《のぞ》いたもの。

心的外傷後《しんてきがいしょうご》ストレス障害《しょうがい》（post traumatic stress disorder：PTSD)

トラウマになる出来事《できごと》に直面《ちょくめん》したあと，その体験《たいけん》の記憶《きおく》が自分《じぶん》の意志《いし》とは関係《かんけい》なくフラッシュバックのように思《おも》いだされ，不安《ふあん》や緊張《きんちょう》が高《たか》まるなどで日常生活《にちじょうせいかつ》に支障《ししょう》をきたす疾患《しっかん》。

ストレス

もともとは物体表面《ぶったいひょうめん》に加《くわ》えられる圧力《あつりょく》を示《しめ》す物理《ぶつり》用語《ようご》だったが，1930年代《ねんだい》から人間《にんげん》に当《あ》てはめて使《つか》われるようになった。「ストレッサー」と「ストレス反応《はんのう》」の，両方《りょうほう》の意味《いみ》が含《ふく》まれる。

ストレス障害《しょうがい》

ストレスを受《う》けている状態《じょうたい》が長《なが》くつづき，脳《のう》や臓《ぞう》器《き》にさまざまな症状《しょうじょう》があらわれ，自力《じりき》での回復《かいふく》が困難《こんなん》になった状態《じょうたい》。

ストレス反応《はんのう》

外部《がいぶ》からの刺激《しげき》（ストレッサー）によって，心理《しんり》面《めん》，身体面《しんたいめん》，行動面《こうどうめん》などにあらわれる生体反応《せいたいはんのう》。

ストレス・マネジメント

ストレスへの対策《たいさく》および，ストレスと上手《じょうず》につきあっていくための方法《ほうほう》。

ストレッサー

身体《しんたい》にあらわれる症状《しょうじょう》の原因《げんいん》となる刺激《しげき》のこと。寒冷《かんれい》や放射《ほうしゃ》などによる「物理的《ぶつりてき》ストレッサー」，化学物質《かがくぶっしつ》や酵素《こうそ》などによる「化学的《かがくてき》ストレッサー」，感染《かんせん》や炎症《えんしょう》などによる「生物的《せいぶつてき》ストレッサー」，怒《いか》りや不安《ふあん》などによる「心理的《しんりてき》ストレッサー」に分《わ》けられる。

セロトニン

日光《にっこう》を浴《あ》びることで分泌《ぶんぴつ》されるホルモン。怒《いか》りやあせりなどのマイナス感情《かんじょう》をおさえ，精神《せいしん》が安定《あんてい》して幸福感《こうふくかん》を得《え》やすくなることから，「幸《しあわ》せホルモン」とよばれている。

トラウマ

その人《ひと》の生命《せいめい》や存在《そんざい》をおびやかすような，衝撃的《しょうげきてき》な出来事《できごと》によって生《しょう》じた心《こころ》の傷《きず》。

バイオフィードバック

心拍数《しんぱくすう》や血圧《けつあつ》，筋肉《きんにく》の緊張《きんちょう》など，自覚《じかく》や制御《せいぎょ》がむずかしい体《からだ》の生理的反応《せいりてきはんのう》を測定《そくてい》し，画像《がぞう》や音《おと》といった自覚《じかく》できる状態《じょうたい》に変換《へんかん》して患者本人《かんじゃほんにん》にフィードバックすることで，体内《たいない》の状態《じょうたい》を意識的《いしきてき》に調整《ちょうせい》することを可能《かのう》とする技術《ぎじゅつ》。

不安《ふあん》

脳《のう》がもたらす脅威《きょうい》の予測《よそく》に対《たい》してストレスを感《かん》じること。

扁桃体《へんとうたい》

恐怖《きょうふ》や不安《ふあん》など，ネガティブな感情《かんじょう》の中枢《ちゅうすう》としてはたらく脳《のう》の部位《ぶい》。個体《こたい》の維持《いじ》や種《しゅ》の保存《ほぞん》といった基本的《きほんてき》な生命活動《せいめいかつどう》をになう「大脳辺縁系《だいのうへんえんけい》」に含《ふく》まれる。

ホメオスタシス（恒常性維持《こうじょうせいいじ》）

体《からだ》の外《そと》から受《う》ける環境《かんきょう》や内部《ないぶ》の変化《へんか》にかかわらず，体《からだ》の状態《じょうたい》をつねに一定《いってい》に保《たも》つ機能《きのう》。自律神経《じりつしんけい》系《けい》，内分泌系《ないぶんぴつけい》，免疫系《めんえきけい》からなる。

ホルモン

血管《けっかん》を通《とお》って特定《とくてい》の器官《きかん》や細胞《さいぼう》に影響《えいきょう》をあたえる物質《ぶっしつ》の総称《そうしょう》。

マインドフルネス

現在《げんざい》の体《からだ》の状態《じょうたい》や，目《め》の前《まえ》でおきていることに意《い》識《しき》を集中《しゅうちゅう》することで，ストレスにつながるネガティブ思考《しこう》のくりかえし（反芻思考《はんすうしこう》）をリセットする手法《しゅほう》。

メラトニン

夜間《やかん》に多《おお》く分泌《ぶんぴつ》され，体内時計《たいないどけい》にはたらきかけて自然《しぜん》な眠《ねむ》りを誘《さそ》うホルモン。「睡眠《すいみん》ホルモン」ともよばれる。

免疫《めんえき》

体内《たいない》に侵入《しんにゅう》した細菌《さいきん》やウイルス，異常《いじょう》な細胞《さいぼう》などを認識《にんしき》し，排除《はいじょ》して体《からだ》を守《まも》る防御《ぼうぎょ》システム。

おわりに

これで「ストレスの取扱《とりあつかい》説明書《せつめいしょ》』はおわりです。

私《わたし》たちがストレスを感《かん》じる理由《りゆう》にはじまり，ストレスを感知《かんち》する脳《のう》のしくみと体《からだ》への反応《はんのう》，ストレスによって引《ひ》きおこされる病《びょう》気《き》とその治療法《ちりょうほう》，そして科学的《かがくてき》に効果《こうか》が認《みと》められているストレス軽減法《けいげんほう》などをみてきました。喜《よろこ》ばしい出来事《できごと》もストレスにつながるなど，興味深《きょうみぶか》いことが多《おお》かったのではないでしょうか。

ストレスの原因《げんいん》は多岐《たき》にわたり，また感《かん》じ方《かた》には個人差《こじんさ》があるため，完全《かんぜん》に取《と》り除《のぞ》く方法《ほうほう》は残念《ざんねん》ながらありません。まずはストレスを感《かん》じている状況《じょうきょう》を受《う》け入《い》れ，自分《じぶん》に合《あ》ったストレス解消法《かいしょうほう》をみつけながら，上手《じょうず》につきあっていくしかないのです。

アメリカの心理学会《しんりがっかい》は，ストレス対策《たいさく》として①ストレスの原因《げんいん》をさける，②笑《わら》い，③家族《かぞく》や友人《ゆうじん》のサポートを得《え》る，④運動《うんどう》，⑤瞑想《めいそう》を推奨《すいしょう》しています。これらの科学的《かがくてき》な理由《りゆう》や具体的《ぐたいてき》な実《じっ》践法《せんほう》を本書《ほんしょ》でも紹介《しょうかい》しました。さっそく試《ため》してみてください。

この本《ほん》がストレスを理解《りかい》し，自分《じぶん》の心《こころ》や体《からだ》と向《む》き合《あ》うきっかけになりましたら，とてもうれしく思《おも》います。

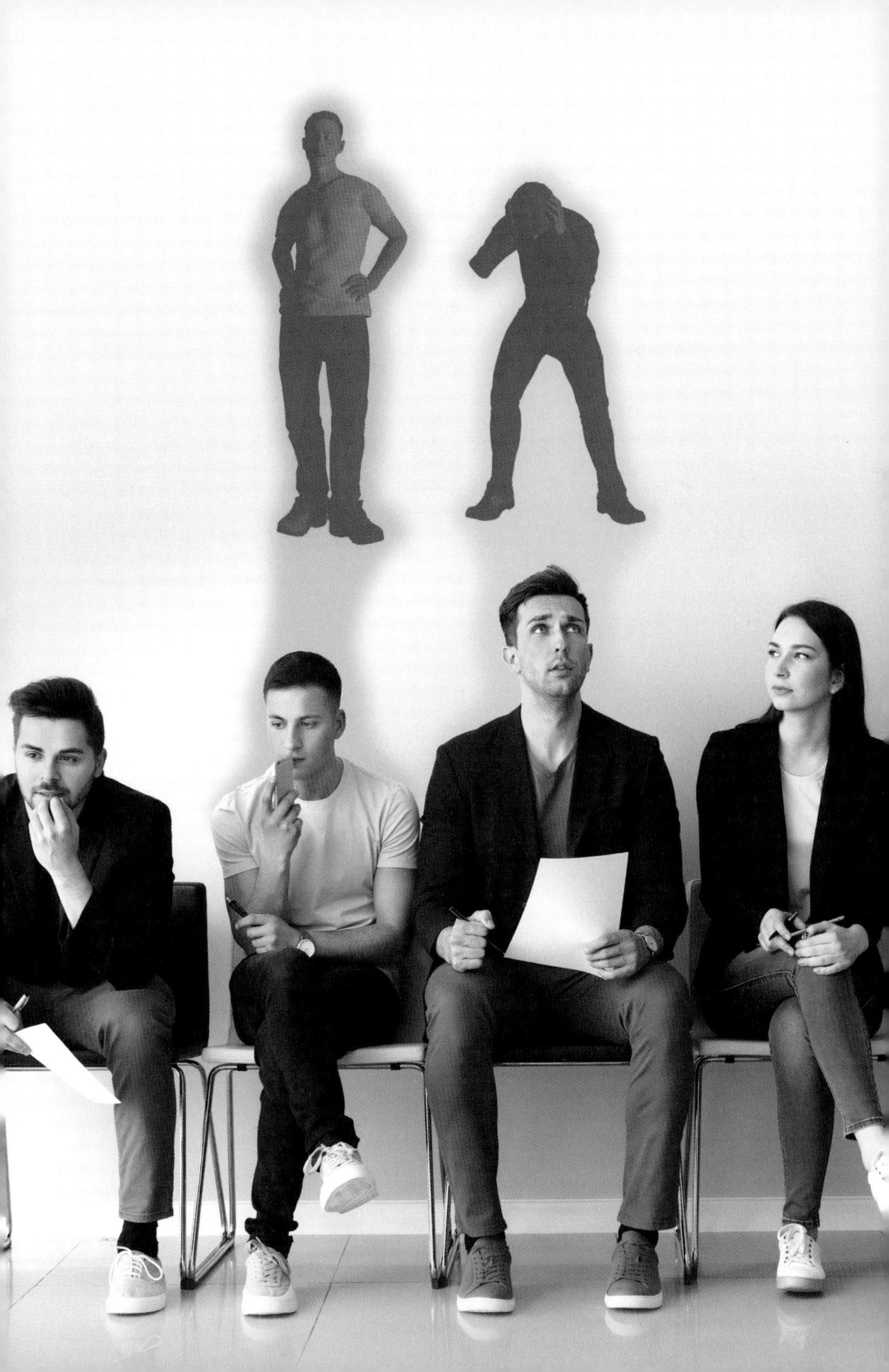

超《ちょう》絵《え》解《かい》本《ぼん》

ヒトの脳《のう》はこんなにすごい!

スマホ脳《のう》と運動脳《うんどうのう》

科学《かがく》の力《ちから》で脳《のう》のパフォーマンスを高《たか》める

A5判《はん》・144ページ　1480円《えん》（税込《ぜいこみ》）　好評発売中《こうひょうはつばいちゅう》

スマートフォン（スマホ）は，現代社会《げんだいしゃかい》に欠《か》かせないアイテムです。しかし，便利《べんり》で魅力的《みりょくてき》な機能《きのう》が「スマホ依存《いぞん》」を生《う》みだし，問題《もんだい》になっています。

私《わたし》たちがスマホに魅了《みりょう》され，手放《てばな》せなくなっている理由《りゆう》については，脳科学《のうかがく》で説明《せつめい》できます。大切《たいせつ》なのはスマホを否定《ひてい》することではなく，スマホと脳《のう》の特性《とくせい》を知《し》り，科学的《かがくてき》に正《ただ》しく使《つか》うことです。この本《ほん》では，スマホが脳《のう》にあたえる影響《えいきょう》などを最新研究報告《さいしんけんきゅうほうこく》をもとに紹介《しょうかい》します。

また，脳《のう》と運動《うんどう》の関係《かんけい》にも着目《ちゃくもく》し，脳《のう》が運動《うんどう》を制御《せいぎょ》するしくみ，運動《うんどう》によって脳《のう》が活性化《かっせいか》する可能性《かのうせい》にもせまります。さらに，最新脳科学《さいしんのうかがく》で明《あき》らかになった私《わたし》たちの意思《いし》決定《けってい》や行動《こうどう》の秘密《ひみつ》，脳《のう》のしくみから生《う》まれたAIの動向《どうこう》なども紹介《しょうかい》しています。

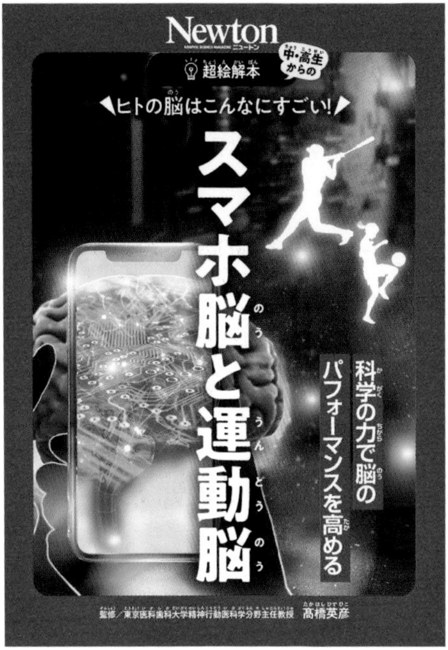

スマホが
脳《のう》におよぼす影響《えいきょう》とは

脳《のう》が運動《うんどう》をコントロールし
運動《うんどう》が脳《のう》をきたえる

脳科学《のうかがく》の研究《けんきゅう》が
AIやテクノロジーを
発展《はってん》させた!

Staff

Editorial Management	中村真哉
Cover Design	秋廣翔子
Design Format	村岡志津加（Studio Zucca）
Editorial Staff	上月隆志，佐藤貴美子

Photograph

8-9	tadamichi/stock.adobe.com
9	Pixel-Shot/shutterstock.com
12	buritora/stock.adobe.com
13	polkadot/stock.adobe.com
14-15	naka/stock.adobe.com
16-17	Pixel-Shot/shutterstock.com
18-19	tadamichi/stock.adobe.com
25	AUFORT Jérome/stock.adobe.com
29	Courtney Haas/peopleimages.com/stock.adobe.com
31	Nicholas Felix/peopleimages.com/stock.adobe.com
32-33	BillionPhotos.com/stock.adobe.com
35	ipopba/stock.adobe.com
37	Prostock-studio/stock.adobe.com
38-39	Václav Mach/stock.adobe.com
41	setsuna/stock.adobe.com
43	Nothing1223/stock.adobe.com
52-53	ipopba/stock.adobe.com
56-57	metamorworks/stock.adobe.com，PlatooStock/stock.adobe.com
63	taa22/stock.adobe.com
66-67	Microgen/stock.adobe.com
70-71	amnaj/stock.adobe.com
74-75	Pixel-Shot/stock.adobe.com
76-77	Juuroku.16/stock.adobe.com
79	Martinan/stock.adobe.com
81	Liza5450/stock.adobe.com
83	Khunatorn/stock.adobe.com
86-87	taa22/stock.adobe.com
92-93	Monet/stock.adobe.com
98-99	one/stock.adobe.com
101	kei907/stock.adobe.com
103	Milatas/stock.adobe.com
105	【認知的再評価型】Antonioguillem/stock.adobe.com，【情動処理型】pressmaster/stock.adobe.com，【気晴らし型】Andrey Popov/stock.adobe.com
108-109	fufupix/stock.adobe.com
110-111	tuiphotoengineer/stock.adobe.com
112-113	Kanazawa photo base/stock.adobe.com
113	rai/stock.adobe.com
115	Jacob Lund/stock.adobe.com
116-117	Studio Romantic/stock.adobe.com
118-119	Drazen/stock.adobe.com
120-121	kei907/stock.adobe.com
122	alfa27/stock.adobe.com
124-125	MANAMI Y Photography/stock.adobe.com
127	Hagi/stock.adobe.com
128-129	Syda Productions/stock.adobe.com
131	Elenathewise/stock.adobe.com
132-133	Li Ding/stock.adobe.com
134-135	【登山】Vitalii Matokha/Shutterstock.com【瞑想】ZephyrMedia/shutterstock.com
137	onemu/shutterstock.com
141	Pixel-Shot/shutterstock.com

Illustration

表紙カバー	Newton Press
表紙	Newton Press
2	Newton Press
9～11	Newton Press
14-15	Newton Press
17	Newton Press
21～23	Newton Press
26-27	Newton Press
34-35	Newton Press（【分子モデル】credit ①，【肺，腎臓，血管】credit ②をそれぞれ加筆改変）
37	奥本裕志
39	黒田清桐
40	Newton Press（credit ②を加筆改変）
44～47	Newton Press
48-49	青木 隆
50-51	月本事務所（AD：月本佳代美 3D 監修：田内かほり）
53	Newton Press
54-55	Newton Press（【分子モデル】credit ①，【肺，腎臓，血管】credit ②をそれぞれ加筆改変）
59	Newton Press（【分子モデル】credit ①を加筆改変）
60	Newton Press
62-63	Newton Press
65	Newton Press
69	Newton Press
71～73	Newton Press
84-85	Newton Press
88～91	Newton Press
95～97	Newton Press
100-101	Newton Press
106-107	Newton Press
109	Newton Press
123	Newton Press
134-135	Newton Press
141	Newton Press
credit ①	PDBID HCY，ePMV(Johnson,G.T. and Autin, L., Goodsell, D.S., Sanner, M.F., Olson, A.J.(2011). ePMV Embeds Molecular Modeling intoProfessional Animation Software Environments. Structure19, 293-303)，PubChem（Kim S, Chen J, Cheng T,Gindulyte A, He J, He S, Li Q, Shoemaker BA, ThiessenPA, Yu B, Zaslavsky L, Zhang J, Bolton EE. PubChem2019)，MSMS molecular surface(Sanner, M.F., Spehner,J.-C., and Olson, A.J. (1996) Reduced surface: an efficientway to compute molecular surfaces. Biopolymers, Vol.38,(3),305-320))
credit ②	BodyParts3D, Copyright© 2008 ライフサイエンス統合データベースセンター licensed by CC 表示ー継承 2.1 日本”（http://lifesciencedb. jp/bp3d/info/license/index.html）

監修者略歴：

大平英樹／おおひら・ひでき

名古屋大学大学院情報学研究科 心理・認知科学専攻 心理学 教授。博士（医学）。1962年，岐阜県生まれ。東京大学文学部卒業。専門は実験心理学，認知神経科学。研究テーマは，意思決定に関する脳と身体のメカニズム。著書に『感情心理学・入門』がある。

超《ちょう》絵《え》解《かい》本《ぼん》

脳科学《のうかがく》でここまでわかった! ストレスと体《からだ》の関係《かんけい》

心《こころ》と体《からだ》はこんなに繊細《せんさい》! ストレスの取《とり》扱《あつかい》説《せつ》明《めい》書《しょ》

本書は主に，ニュートン別冊『脳科学で解き明かす ストレスと脳の取扱説明書』の一部記事を抜粋し，大幅に加筆・再編集したものです。

2023年12月25日発行

発行人　高森康雄
編集人　中村真哉
発行所　株式会社 ニュートンプレス
〒112-0012東京都文京区大塚3-11-6
https://www.newtonpress.co.jp
電話 03-5940-2451

© Newton Press 2023　Printed in Taiwan

ISBN978-4-315-52766-7